北京高等教育精品教材
北京大学口腔医学教材
住院医师规范化培训辅导教材

口腔颌面部解剖学

Oral and Maxillofacial Anatomy

（第3版）

主　编　蔡志刚　张　伟
副主编　王晓霞　许向亮
编　　委（按姓名汉语拼音排序）
　　　　蔡志刚　北京大学口腔医学院
　　　　崔念晖　北京大学口腔医学院
　　　　杜昌连　武汉大学医学院
　　　　傅开元　北京大学口腔医学院
　　　　郭　莲　上海交通大学口腔医学院
　　　　何三纲　武汉大学口腔医学院
　　　　胡开进　空军军医大学口腔医学院
　　　　雷　杰　北京大学口腔医学院
　　　　彭　歆　北京大学口腔医学院
　　　　皮　昕　武汉大学医学院
　　　　王晓霞　北京大学口腔医学院
　　　　许向亮　北京大学口腔医学院
　　　　张　伟　北京大学口腔医学院
　　　　赵士杰　北京大学口腔医学院
　　　　周治波　北京大学口腔医学院
编写秘书　梁　节

北京大学医学出版社

KOUQIANG HEMIANBU JIEPOUXUE

图书在版编目（CIP）数据

口腔颌面部解剖学 / 蔡志刚，张伟主编. —3 版
. —北京：北京大学医学出版社，2022.1
ISBN 978-7-5659-2244-2

Ⅰ.①口… Ⅱ.①蔡…②张… Ⅲ.①口腔科学—人
体解剖学—医学院校—教材 Ⅳ.① R322.4

中国版本图书馆 CIP 数据核字（2020）第 144730 号

口腔颌面部解剖学（第 3 版）

主　　编：蔡志刚　张　伟
出版发行：北京大学医学出版社
地　　址：（100191）北京市海淀区学院路 38 号　北京大学医学部院内
电　　话：发行部 010-82802230；图书邮购 010-82802495
网　　址：http://www.pumpress.com.cn
E - m a i l：booksale@bjmu.edu.cn
印　　刷：北京信彩瑞禾印刷厂
经　　销：新华书店
责任编辑：王孟通　　责任校对：靳新强　　责任印制：李　啸
开　　本：850 mm×1168 mm　1/16　印张：15.25　字数：430 千字
版　　次：2022 年 1 月第 3 版　2022 年 1 月第 1 次印刷
书　　号：ISBN 978-7-5659-2244-2
定　　价：65.00 元

北京大学口腔医学教材编委会名单

第 3 版序

八年制口腔医学教育是培养高素质口腔医学人才的重要途径。2001 年至今，北京大学口腔医学院已招收口腔医学八年制学生 765 名，培养毕业生 445 名。绝大多数毕业生已经扎根祖国大地，成为许多院校和医疗机构口腔医学的重要人才。近 20 年的教学实践证明，口腔医学八年制教育对于我国口腔医学人才培养、口腔医学教育模式探索以及口腔医疗事业的发展做出了重要贡献。

人才培养离不开优秀的教材。第 1 轮北京大学口腔医学长学制教材编撰于 2004 年，于 2014 年再版。两版教材的科学性和实用性已经得到普遍的认可和高度评价。自两轮教材发行以来，印数已逾 50 万册，成为长学制、本科五年制及其他各学制、各层次学生全面系统掌握口腔医学基本理论、基础知识、基本技能的良师益友，也是各基层口腔医院、诊所、口腔科医生的参考书、工具书。

近年来，口腔医学取得了一些有益的进展。数字化口腔医学技术在临床中普遍应用，口腔医学新知识、新技术和新疗法不断涌现并逐步成熟。第 3 轮北京大学口腔医学教材在重点介绍经典理论知识体系的同时，注意结合前沿新理念、新概念和新知识，以培养学生的创新性思维和提升临床实践能力为导向。同时，第 3 轮教材新增加了《口腔药物学》和《口腔设备学》，使整套教材体系更趋完整。在呈现方式上，本轮教材采用了现代图书出版的数字化技术，这使得教材的呈现方式更加多元化和立体化；同时，通过二维码等方式呈现的视频、动画、临床案例等数字化素材极大地丰富了教材内容，并显著提高了教材质量。这些新型编写方式的采用既给编者们提供了更多展示教材内容的手段，也提出了新的挑战，感谢各位编委在繁忙的工作中，适应新的要求，为第 3 轮教材的编写所付出的辛勤劳动和智慧。

八年制口腔医学教材建设是北京大学口腔医学院近八十年来口腔医学教育不断进步、几代口腔人付出巨大辛劳后的丰硕教育成果的体现。教材建设在探索中前进，在曲折中前进，在改革中前进，在前进中不断完善，承载着成熟和先进的教育思想和理念。大学之"大"在于大师，北京大学拥有诸多教育教学大师，他们犹如我国口腔医学史上璀璨的群星。第 1 轮和第 2 轮教材共汇聚了 245 名口腔医学专家的集体智慧。在第 3 轮教材修订过程中，又吸纳 75 名理论扎实、业务过硬、学识丰富的中青年骨干专家参加教材编写，这为今后不断完善教材建设，打造了一支成熟稳定、朝气蓬勃、有开拓进取精神和自我更新能力的创作团队。

教育兴则国家兴，教育强则国家强。高等教育水平是衡量一个国家发展水平和发展潜力的重要标志。党和国家对高等教育人才培养的需要、对科学知识创新和优秀人才的需要就是我们的使命。北京大学口腔医院（口腔医学院）将更加积极地传授已知、更新旧知、开掘新知、探索未知，通过立德树人不断培养党和国家需要的人才，加快一流学科建设，实现口腔医学高等教育内涵式发展，为祖国口腔医学事业进步做出更大的贡献！

在此，向曾为北京大学口腔医学长学制教材建设做出过努力和贡献的全体前辈和同仁致以最崇高的敬意！向长期以来支持口腔医学教材建设的北京大学医学出版社表示最诚挚的感谢！

俞光岩　郭传瑸
2020 年 6 月

第 2 版序

2001 年教育部批准北京大学医学部开设口腔医学（八年制）专业，之后其他兄弟院校也开始培养八年制口腔专业学生。为配合口腔医学八年制学生的专业教学，2004 年第 1 版北京大学口腔医学长学制教材面世，编写内容包括口腔医学的基本概念、基本理论和基本规律，以及当时口腔医学的最新研究成果。近十年来，第 1 版的 14 本教材均多次印刷，在现代中国口腔医学教育中发挥了重要作用，反响良好，应用范围广泛：兄弟院校的长学制教材、5 年制学生的提高教材、考研学生的参考用书、研究生的学习用书，在口腔医学的诸多教材中具有一定的影响力。

社会的发展和科技的进步使口腔医学发生着日新月异的变化。第 1 版教材面世已近十年，去年我们组织百余名专家启动了第 2 版教材的编写工作，包括占编委总人数 15% 的院外乃至国外的专家，从一个崭新的视角重新审视长学制教材，并根据学科发展的特点，增加了新的口腔亚专业内容，使本套教材更加全面，保证了教材质量，增强了教材的先进性和适用性。

说完教材，我想再说些关于八年制教学，关于大学时光。同学们在高考填报志愿时肯定已对八年制有了一定了解，口腔医学专业八年制教学计划实行"八年一贯，本博融通"的原则，强调"加强基础，注重素质，整体优化，面向临床"的培养模式，目标是培养具有口腔医学博士专业学位的高层次、高素质的临床和科研人才。同学们以优异成绩考入北京大学医学部口腔医学八年制，一定是雄心勃勃、摩拳擦掌，力争顺利毕业获得博士学位，将来成为技艺精湛的口腔医生、桃李天下的口腔专业老师抑或前沿的口腔医学研究者。祝贺你们能有这样的目标和理想，这也正是八年制教育设立的初衷——培养中国乃至世界口腔医学界的精英，引领口腔医学的发展。希望你们能忠于自己的信念，克服困难，奋发向上，脚踏实地地实现自己的梦想，完善人生，升华人性，不虚度每一天，无愧于你们的青春岁月。

我以一个过来人的经历告诉你们，并且这也不是我一个人的想法：人生最美好的时光就是大学时代，二十岁上下的年纪，汗水、泪水都可以尽情挥洒，是充实自己的黄金时期。你们是幸运的，因为北京大学这所高等学府拥有一群充满责任感和正义感的老师，传道、授业、解惑。你们所要做的就是发挥自己的主观能动性，在老师的教导下，合理支配时间，学习、读书、参加社团活动、旅行……"读万卷书，行万里路"，做一切有意义的事，不被嘈杂的外界所干扰。少些浮躁，多干实事，建设内涵。时刻牢记自己的身份：你们是现在中国口腔界的希望，你们是未来中国口腔界的精英；时刻牢记自己的任务：扎实学好口腔医学知识，开拓视野，提高人文素养；时刻牢记自己的使命：为引领中国口腔的发展做好充足准备，为提高大众的口腔健康水平而努力。

从现在起，你们每个人的未来都与中国口腔医学息息相关，"厚积而薄发"，衷心祝愿大家在宝贵而美好的大学时光扎实学好口腔医学知识，为发展中国口腔医学事业打下坚实的基础。

这是一个为口腔事业奋斗几十年的过来人对初生牛犊的你们——未来中国口腔界的精英的肺腑之言，代为序。

徐　韬

二〇一三年七月

第1版序

北京大学医学教材口腔医学系列教材编审委员会邀请我为14本8年制口腔医学专业的教材写一个总序。我想所以邀请我写总序，也许在参加这14本教材编写的百余名教师中我是年长者，也许在半个世纪口腔医学教学改革和教材建设中，我是身临其境的参与者和实践者。

1952年我作为学生进入北京大学医学院口腔医学系医预班。1953年北京大学医学院口腔医学系更名为北京医学院口腔医学系，1985年更名为北京医科大学口腔医学院，2000年更名为北京大学口腔医学院。历史的轮回律使已是老教授的我又回到北京大学。新中国成立后学制改动得频繁：1949年牙医学系为6年，1950年毕业生为5年半，1951年毕业生为5年并招收3年制，1952年改为4年制，1954年入学的为4年制，毕业时延长一年实为5年制，1955年又重新定为5年制，1962年变为6年制，1974年招生又决定3年制，1977年再次改为5年制，1980年又再次定为6年制，1988年首次定为7年制，2001年首次招收8年制口腔医学生。

20世纪50年代初期，没有全国统一的教科书，都是用的自编教材；到50年代末全国有三本统一的教科书，即《口腔内科学》《口腔颌面外科学》和《口腔矫形学》；到70年代除了上述三本教科书外增加了口腔基础医学的两本全国统一教材，即《口腔组织病理学》和《口腔解剖生理学》；80年代除了上述五本教科书外又增加《口腔正畸学》《口腔材料学》《口腔颌面X线诊断学》和《口腔预防·儿童牙医学》，《口腔矫形学》更名为《口腔修复学》。至此口腔医学专业已有全国统一的九本教材；90年代把《口腔内科学》教材分为《牙体牙髓病学》《牙周病学》《口腔黏膜病学》三本，把《口腔预防·儿童牙医学》分为《口腔预防学》和《儿童口腔病学》，《口腔颌面X线诊断学》更名为《口腔颌面医学影像诊断学》，同期还增设有《口腔临床药物学》《口腔生物学》和《口腔医学实验教程》。至此，全国已有14本统一编写的教材。到21世纪又加了一本《殆学》，共15本教材。以上学科名称的变更，学制的变换以及教材的改动，说明新中国成立后口腔医学教育在探索中前进，在曲折中前进，在改革中前进，在前进中不断完善。而这次为8年制编写14本教材是半个世纪口腔医学教育改革付出巨大辛劳后的丰硕收获。我相信，也许是在希望中相信我们的学制和课程不再有变动，而应该在教学质量上不断下功夫，应该在教材和质量上不断再提高。

书是知识的载体。口腔医学教材是口腔医学专业知识的载体。一套口腔医学专业的教材应该系统地、完整地包含口腔医学基本知识的总量，应该紧密对准培养目标所需要的知识框架和内涵去取舍和筛选。以严谨的词汇去阐述基本知识、基本概念、基本理论和基本规律。大学教材总是表达成熟的观点、多数学派和学者中公认的观点和主流派观点。也正因为是大学教材，适当反映有争议的观点、非主流派观点让大学生去思辨应该是有益的。口腔医学发展日新月异，知识的半衰期越来越短，教材在反映那些无可再更改的基本知识的同时，概括性介绍口腔医学的最新研究成果，也是必不可少的，使我们的大学生能够触摸到口腔医学科学前沿跳动的脉搏。创造性虽然是不可能教出来的，但是把教材中深邃的理论表达得深入浅出，引人入胜，激发兴趣，给予思考的空间，尽管写起来很难，却是可能的。这无疑有益于培养大学生的创造性思维能力。

本套教材共 14 本，是供 8 年制口腔医学专业的大学生用的。这 14 本教材为：《口腔组织学与病理学》《口腔颌面部解剖学》《牙体解剖与口腔生理学》《口腔生物学》《口腔材料学》《口腔颌面医学影像学》《牙体牙髓病学》《临床牙周病学》《儿童口腔医学》《口腔颌面外科学》《口腔修复学》《口腔正畸学》《预防口腔医学》《口腔医学导论》。可以看出这 14 本教材既有口腔基础医学类的，也有临床口腔医学类的，还有介于两者之间的桥梁类科目教材。这是一套完整的、系统的口腔医学专业知识体系。这不仅仅是新中国成立后第一套系统教材，也是 1943 年成立北大牙医学系以来的首次，还是实行 8 年制口腔医学学制以来的首部。为了把这套教材写好，教材编委会遴选了各学科资深的教授作为主编和副主编，百余名有丰富的教学经验并正在教学第一线工作的教授和副教授参加了编写工作。他们是尝试着按照上述的要求编写的。但是首次难免存在不足之处，好在道路已经通畅，目标已经明确，只要我们不断修订和完善，这套教材一定能成为北京大学口腔医学院的传世之作！

张震康

二〇〇四年五月

第3版前言

本教材作为口腔医学长学制学生学习用书，于2005年第1版面世，2014年第2版修订。出版期间，本教材被评为北京高等教育精品教材和北京大学优秀教材，体现了广大读者的认可与厚爱，也是对所有参与本书编写工作人员所付出辛勤努力的肯定与鼓励。本次改版是在以上两版教材的基础上增加了数字化展示内容修订而成。

口腔颌面部立体结构复杂，层叠毗邻变化细微，学习起来较为困难。为了更加便于读者理解，本次改版在原有彩色配图的基础上，充分发挥现代数字化技术与软件优势，从多层次、多角度展示不同解剖结构，相信能够给读者带来新的体验与帮助。

本教材进一步联系临床应用，将上一版"病例分析"中临床解析部分设为数字内容，为读者保留思考空间，以利于学习利用解剖知识解决临床问题的思路与方法。

皮昕、赵士杰二位前辈对本书前两版教材的编写工作做出了巨大贡献，在此我们表示深切的缅怀。出于传承发展的考虑，张震康教授与汪亚晴教授主动提出不再担任本版的编委，相关章节由傅开元、雷杰、许向亮老师等负责编写，在此向几位前辈为前两版教材所做的杰出贡献致以衷心的感谢。同时本版主编和副主编也有所调整，并新增了5位中青年编委，使编写队伍更加年轻化，以适应编者梯队建设和教材可持续发展的需要。参加本次教材编写者均为在口腔颌面头颈部解剖学和临床教学科研一线工作多年的专家教授，他们深厚的理论基础与丰富的实践经验，使本次改版更能体现出学科的进展。

再版教材编写受到北京大学口腔医学院有关领导的大力支持和指导，北京大学医学出版社给予热情帮助，在此一并表示由衷的感谢。本书数字化图片的制作过程中，梁节与丁梦坤医生做了大量工作，在此表示衷心感谢。

限于编写水平，疏漏、不足之处在所难免，敬请读者指正。

蔡志刚　张　伟

第 2 版前言

　　长学制口腔医学专业《口腔颌面部解剖学》第 2 版教材，是在第 1 版教材基础之上修订而成的。第 1 版教材使用 8 年以来，受到了广大师生的肯定。

　　再版修订作了如下调整：①在编写人员方面：为了集思广益，增添了数位中青年医学专家；②在教材内容方面：延续并更加突出了第 1 版教材的编写特色，强调叙述解剖概念准确、翔实，同时又紧密结合临床实践，充分发挥编者既富有教学经验又长期战斗在临床第一线的优势。为启发引导学生运用解剖学的基础知识来分析、回答临床诊断治疗中实际问题，进一步增加每一章后所附临床病例分析的数量，以求用生动的病例来解释、印证所学的解剖学理论知识，改变学生被动的学习状态，促使其参与到主动学习的过程中来，将枯燥的解剖学理论与活生生的临床病例结合起来，用解剖学的基本概念来诠释临床现象的本质及其治疗的机制。

　　参加本教材编写者为在口腔颌面解剖学和临床教学科研第一线工作多年的专家教授，他们分别是第四军医大学口腔医学院胡开进、上海交通大学口腔医学院郭莲、武汉大学医学院皮昕、杜昌连、武汉大学口腔医学院何三纲、北京大学医学部汪亚晴、北京大学口腔医学院张震康、赵士杰、傅开元、张伟、蔡志刚和许向亮。

　　再版教材编写得到北京大学口腔医学院有关领导的大力支持和指导，北京大学医学出版社给予热情帮助，在此一并表示由衷的感谢。

　　限于编写水平，疏漏、不足之处，敬请读者指正。

赵士杰　皮　昕

2013 年 9 月

目　录

第一章 绪 论

Introduction

一、什么是口腔颌面部解剖学 What is Oral and Maxillofacial Anatomy

人体解剖学可分为系统解剖学（systematic anatomy）、局部解剖学（topographic anatomy, regional anatomy）和断层解剖学（sectional anatomy）。系统解剖学是将人体九大器官功能系统的形态结构分别加以阐明论述。人体九大系统包括运动系统、消化系统、呼吸系统、泌尿系统、生殖系统、脉管系统、神经系统、内分泌系统和感觉器。局部解剖学是依人体的十大解剖分区，分别阐明论述各区域内器官的形态结构、层次及位置毗邻关系的学科。为适应临床医学的发展，逐渐形成了临床解剖学（clinical anatomy）以及由此派生出来的外科解剖学，及其相关分支专科（如心外科、胸外科、神经外科等）解剖学。随着先进科学技术的发展，医学检查手段不断更新，如计算机体层成像（computed tomography，CT）、磁共振成像（magnetic resonance imaging，MRI）等相继出现，可对人体进行连续断层检查，又促进了断层解剖学的发展。近年来，通过综合运用现代数字化技术与人体解剖结合，对人体不同层次建立起三维数字模型，实现人体数字化特征描述，已出现数字化虚拟人，可清晰地显示人体多种器官的三维结构，并可对各器官进行任意切割，达到多层次、多方式、高精度地表达人体结构的目的，为解剖学、医学影像诊断学、虚拟外科手术等多种学科的发展，提供了良好的便利条件。可以预测，今后解剖学还会不断有新的分支学科出现与发展。

只有熟知人体正常的解剖结构及与之相关的正常生理功能，才能识别异常结构与病理状态，并进而利用现代医疗手段恢复人体的正常结构与功能，即完成对疾病的正确诊断与治疗。因此，解剖学既是一门重要的医学基础课程，又是一门与临床医学密切相关、重要的桥梁课程，同时它还是促进医学不断发展、创新不可缺少的一门重要基础学科。

口腔颌面部解剖学（oral and maxillofacial anatomy）是研究正常人体口腔、颅颌面、颈部形态结构的科学。旨在较为详尽地阐明口腔、颅颌面、颈部各器官系统的形态结构，位置毗邻关系及其功能作用、临床意义，为学习其他基础医学及口腔临床医学课程奠定坚实的基础。口腔颌面部解剖学有两个特点，其一是此区域内的解剖结构极为复杂，不仅是因为此区域是生命中枢及许多重要的器官所在之处，还因为此区域范围相对狭小；其二是其所涉及的内容与多个临床学科密切相关，如临床口腔医学（特别是口腔颌面外科）、头颈部外科、耳鼻喉科、整形外科及神经外科等。

二、如何学习口腔颌面部解剖学 How to Study Oral and Maxillofacial Anatomy

（一）理论联系实际

口腔颌面部解剖学是在学习了系统解剖学的基础之上，对涉及口腔颌面部这一特定区域

1

内各个器官系统的结构、层次、彼此相互关系等内容进行较深入的阐明和讨论的一门学科。该区解剖结构十分复杂，是一门属于形态学范畴的学科。因此，要坚持理论与实践相结合，要在认真读教材的基础上，自觉将读教材与看图谱、看标本以及影像学和数字化人体解剖学紧密地结合，并有意识地把所学的解剖结构在自己身上或别人身上观察、触摸清楚。有时书本上复杂的文字描述，经看图或观察标本实物后便会恍然大悟。如若有亲自解剖尸体的机会，则更能有助于理解与记忆，特别是对解剖结构层次感与立体感的体会将会更深。随着科学技术的飞速发展，利用计算机技术，可获得更为清晰的高精度人体三维立体解剖结构图像，特别是本版教材加入的一些数字化资源将更加有助于对本学科知识的理解和掌握。除此之外，还应特别强调观察解剖标本，特别是尸体解剖的重要性，这是不可用其他手段来替代的。学习口腔颌面部解剖学的目的是为了应用。因此，除了以上将解剖理论知识与图、标本以及在活体上观察结合之外，还应与其他基础学科，如生理学、病理学、组织学等，以及临床知识进行适当的横向联系，使所学知识系统化，达到融会贯通。应该知道学科的划分是人为的，对于任何一种疾病的诊断与治疗所需要的知识，都不会仅仅限定在某一个学科范围之内。即便是在今后学习临床学科时，甚至在毕业后成为医生之后，也要强调自觉地将相应的解剖知识联系起来。只有这样，才能不断深化所学知识，更深刻地理解疾病的发生发展和诊断治疗方法的本质，并为培养创新能力打下坚实的基础。医学的发展离不开解剖学的发展；相反，医学的实践又不断给解剖学提出新的课题，促进解剖学的发展。

（二）正确认识结构与功能的辩证关系

口腔颌面部的形态结构与其功能密不可分、互为条件。有什么样的解剖结构，便会有与之相适应的生理功能；反之，要完成一定的生理功能，必然有与其相应的解剖结构。口腔颌面部解剖结构是完成其生理功能的物质基础，生理功能是其解剖结构的必然体现。因此，在学习中不但要认真掌握该区域解剖结构，还要理解其功能作用，只有这样才能更深刻地理解口腔颌面部解剖结构，有利于口腔临床医学的学习。人体结构的改变必然会导致相应功能的改变，而长期的功能变化也会使人体的结构发生变化。

（三）正确认识局部与整体的关系

口腔颌面部解剖学是按照口腔颌面部这个局部区域进行解剖学研究的。人体是一个由多个器官系统组成、在结构与功能上统一的整体。学习时可从局部或某一系统入手，但在学习中一定要注意各局部、各系统之间的相互关系及相互影响，认识到它们均为整体不可分割的一部分，在中枢神经系统的支配下，使人体达到高度的协调统一。只有这样，才能真正深刻认识与理解人体的解剖结构。

（蔡志刚　张　伟　赵士杰）

第二章 颅 骨

Cranium

颅骨位于脊柱的上方，共计23块，其中多数成对，少数为单块骨。除下颌骨和舌骨外，其余21块骨通过骨缝彼此牢固连接，不能移动。下颌骨与成对的颞骨形成可转动和滑动的颞下颌关节，这种连接方式，使下颌能参与复杂的口腔功能活动。

颅骨分为面颅骨和脑颅骨两部分，其中面颅骨共计15块（图2-1），构成面部框架，包括成对的鼻骨、泪骨、颧骨、上颌骨、腭骨、下鼻甲及单块的下颌骨、犁骨和舌骨。脑颅骨共有8块（图2-2），包括成对的颞骨、顶骨及单块的额骨、蝶骨、筛骨、枕骨，共同形成颅腔，以容纳和保护脑。（图2-3）

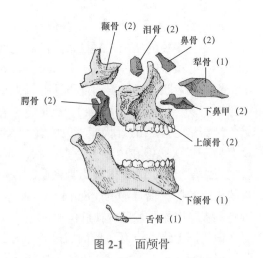

图 2-1　面颅骨

颅骨
（请扫描二维码
获取地址后使用
电脑加载并观察
立体模型）

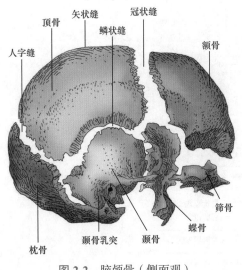

图 2-2　脑颅骨（侧面观）

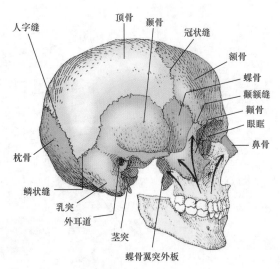

图 2-3　颅骨侧面观

3

第一节 脑 颅
Cerebral Cranium

脑颅构成颅的后上部，分为颅盖和颅底两部分，其分界线从后向前为枕外隆突、上项线、乳突根部、颞下嵴和眶上缘的连线。该连线以上为颅盖，以下为颅底。

一、脑颅整体观 Entire aspect of the cerebral cranium

（一）颅盖

颅盖（calvaria）呈穹窿状，分为内、外两面（图2-4）。

1. 外面 由额骨鳞部、左右顶骨和枕骨鳞部上项线以上部分所组成。各骨均以缝韧带相连结。随着年龄的增长，缝韧带逐渐骨化而消失。额骨与顶骨间有近于横行的冠状缝（coronal suture），两顶骨间为矢状缝（sagittal suture），枕鳞与左右顶骨的后缘连结成人字缝（lambdoid suture）。从冠状缝两端斜向前下达蝶骨大翼上缘，可见顶骨、蝶骨大翼、额骨、颞骨鳞部四骨结合处，该处即翼点（pterion）。冠状缝与矢状缝相交成冠矢点，矢状缝与人字缝交点为人字点。

颅盖诸骨连结的冠状缝、矢状缝、人字缝和鳞状缝，在颅骨外板呈锯齿状，颅骨X线平片上易于辨认；但在内板上为直线状，易与骨折线混淆。颅盖骨一般由外板、板障（diploe）和内板3层组成，外、内板为骨密质，板障为骨松质；但颞骨鳞部无板障层，板障内有许多网状的板障静脉，借导静脉（emissary vein）向外与头皮静脉、向内与颅内静脉窦相通，颅骨骨折时，板障出血是颅腔内血肿的来源之一。

额骨眶上缘上方有弓形的眉弓（superciliary arch），眉弓内侧深面为额窦。当额骨骨折时，可以影响额窦致颅内感染。眉弓间的区域为眉间，眉弓上的隆起称额结节。顶骨后方的最隆凸处为顶结节（parietal tuber），人字缝尖前上约3 cm近矢状缝处，有成对的顶骨孔（parietal

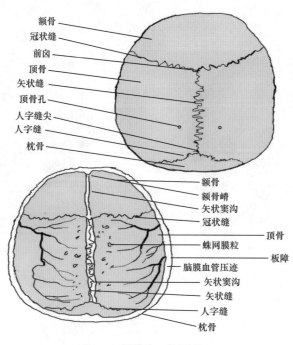

图2-4 颅盖内、外面观

foramina），有导静脉通过。

2.内面 颅盖内面凹凸不平，有与脑回、脑沟、蛛网膜颗粒及与脑膜血管相对应的压迹、沟和骨嵴。在正中线处有一自前向后的纵行沟，是矢状窦的压迹，称矢状窦沟（sagittal sulcus），向后止于枕内隆凸。矢状窦沟两旁有许多蛛网膜颗粒的压迹。在颅骨两侧内面，有脑膜中动脉及其分支的压迹，称脑膜中动脉沟。脑膜中动脉经棘孔入颅中窝，在顶骨前下角（翼点）处可走行于骨性管中。当颞骨骨折时可将其撕裂而出血，形成硬脑膜外血肿。

（二）颅底

颅底（base of skull）结构复杂，高低不平，现从内、外面观察分述如下。

1.外面观（图 2-5） 颅底外面观可分成三部分，前部较低，由硬腭和牙槽弓构成，余下部分经枕骨大孔前缘的横线，分为中部和后部。

（1）前部：由上颌骨（maxilla）腭突及腭骨水平板构成硬腭（骨腭），二者连接于十字缝（cruciform suture）。十字缝的前端有切牙孔，通过鼻腭神经、血管。硬腭后外侧平对第三磨牙处有腭大孔（greater palatine foramen），为腭前神经和腭大血管通过处。

颅底
（请扫描二维码
获取地址后使用
电脑加载并观察
立体模型）

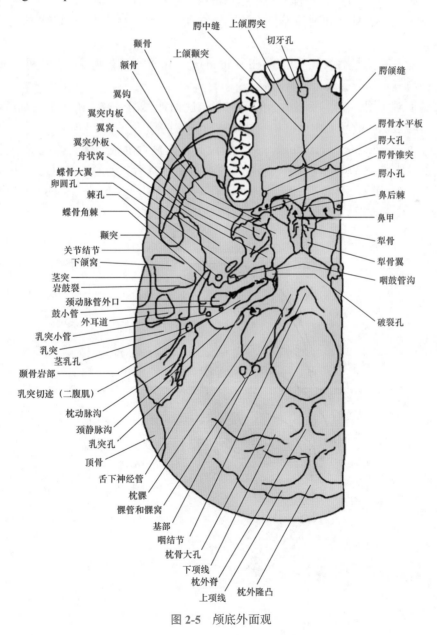

图 2-5 颅底外面观

（2）中部：位于硬腭后缘与枕骨大孔前缘的横线之间。有如下主要解剖结构：①鼻后孔（choanae），由犁骨后缘分为左右两半，其后为枕骨基底部（basioccipital bone）。②蝶骨翼突，鼻后孔两侧为蝶骨翼突，分为内侧板和外侧板，两板间夹有翼突窝（pterygoid fossa）。翼内板下端尖锐弯向外侧即翼钩（pterygoid hamulus），翼内板的根部有翼管（pterygoid canal）。③颞下窝顶部，由颞骨和蝶骨大翼的颞下面构成，颞下窝上方为颞窝。颞下窝经眶下裂（inferior orbital fissure）通眼眶，经翼上颌裂通翼腭窝。④卵圆孔和棘孔，蝶骨翼突外侧板根部后外有卵圆孔（foramen ovale），通过三叉神经下颌支和脑膜副动脉。卵圆孔后外有棘孔（foramen spinosum），脑膜中动脉和下颌神经脑膜支通过此孔至颅中窝。棘孔之后内有颈动脉管（carotid canal）外口，颈内动脉由此入颅，其前内有破裂孔（foramen lacerum）。棘孔之外侧有下颌窝。中部的后外侧部，有颈静脉孔（jugular foramen）和茎突。颈静脉孔为不规则裂孔，其前部容纳岩下窦，中间部有舌咽神经、迷走神经和副神经，后部有颈内静脉。⑤茎突（styloid process），在临床上是一个重要解剖标志，为颞骨鼓部下方伸出的锥形突起，指向下前方，正常长约 25 mm，超过此范围为茎突过长。茎突根部的后外方为茎乳孔（stylomastoid foramen），面神经由此孔穿出，孔内还有茎乳动脉。茎乳孔的后外方有乳突，颈内静脉、颈内动脉、舌咽神经、迷走神经和副神经，均位于茎突深面，故临床上茎突可作为保护上述神经、血管的标志。

（3）后部：正中为枕骨大孔（foramen magnum），孔前外侧有枕骨髁，最外侧有乳突，在后部后份正中与颅盖的分界线上有枕外隆凸。

2. 颅底内面观（图 2-6） 颅底内面的形态与脑底面外形相适应，由于脑底面的额叶最高，颞叶次之，小脑最低，故颅底内面也相应地形成阶梯状的颅前、中、后窝。

（1）颅前窝（anterior cranial fossa）：位置最高，由额骨眶板、筛骨筛板的小部分、蝶骨体上面的前部及蝶骨小翼构成，容纳大脑额叶。颅前窝与其后方的颅中窝以蝶骨小翼后缘、前床突及交叉沟前缘为界。颅底正中线自前而后有额嵴、盲孔（foramen caecum）、鸡冠（crista galli）等结构，筛板有近 20 个筛孔通鼻腔，有嗅神经根丝通过。

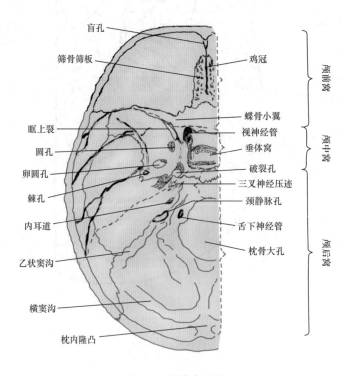

图 2-6　颅底内面观

（2）颅中窝（middle cranial fossa）：较颅前窝为低，容纳大脑颞叶及脑垂体等。颅中窝以蝶骨鞍背上缘及两侧颞骨岩部上缘与颅后窝为界。由蝶骨体的上面、蝶骨大翼的脑面、颞骨岩部的前面等部分构成。颅中窝又可分为中部和两外侧部。

1）中部：以呈马鞍形的蝶鞍（sella turcica）为中心，其凹陷的前部有横行的鞍结节（tuberculum sellae），将凹分成前方较浅的交叉沟和后方深凹的垂体窝（hypophysial fossa），交叉沟向两侧连视神经孔（optic foramen），通眼眶，为视神经及眼动脉所通过。中部两侧从前向后有三对突起：①前床突（anterior clinoid process），为蝶骨小翼后缘内侧端的突起。②中床突（middle clinoid process），为鞍结节外侧端的突起。③后床突（posterior clinoid process），为鞍背外上方呈结节状的突起。

2）外侧部：主要结构为一连串的孔、管、裂和压迹，从前向后依次为①眶上裂（superior orbital fissure），位于蝶骨大翼和小翼之间，向前通眶，主要有动眼、滑车、眼、展神经及眼上静脉等通过。②圆孔（foramen rotundum），位于眶上裂内侧端之后下，上颌神经由此向前到达翼腭窝。③卵圆孔（foramen ovale），位于圆孔之后，下通颞下窝，有下颌神经通过。④棘孔（foramen spinosum），位于卵圆孔的后外方，脑膜中动脉经此入颅，向前外行走，分为额、顶两支，其额支上升至翼点处，常走行于骨管内，最后分布于硬脑膜。⑤破裂孔（foramen lacerum），位于颞骨岩部尖和蝶骨体之间，卵圆孔内侧，颈内动脉经此入颅。⑥三叉神经压迹（trigeminal impression），在破裂孔后外，为颞骨岩部前面靠近尖端处，容纳三叉神经节的压迹，承托三叉神经半月节。

颅中窝蝶鞍两侧有海绵窦，该窦内有颈内动脉和展神经通过；窦外侧壁有动眼神经、滑车神经、眼神经和上颌神经穿行。眶上裂、圆孔、卵圆孔和棘孔排列在一条从前外经蝶骨体的外侧而到后外的弧线上。颅中窝切除凿骨线即循上述弧形线进行。

（3）颅后窝（posterior cranial fossa）：为三个颅窝中最深最大的一个，主要由枕骨内面和颞骨岩部的后面构成。容纳小脑、脑桥和延脑。窝的中央最低处有枕骨大孔，孔的前外侧缘上方有舌下神经管内口，舌下神经经此口、管出颅。舌下神经管内口的外上方为颈静脉孔（jugular foramen），与一从后外向前内行的乙状窦沟相连。颈静脉孔内有副神经、迷走神经、舌咽神经和颈内静脉穿过。颈静脉孔前上方有内耳门（internal acoustic porus），内有面神经、位听神经及内耳血管通过。

二、脑颅各骨游离观 Separate aspect of the bones of cerebral cranium

1. 额骨（frontal bone） 构成颅盖前部、眶顶大部及颅前窝底，分为垂直位呈贝壳形的额鳞（frontal squama）和呈水平位的眶部（orbital part）及鼻部（nasal part）。额骨外面眶上缘中点上方约 3 cm 处有额结节（frontal tuber），其下有弯曲的眉弓，眉弓内侧正中为突出而平滑的眉间，眉弓下方为弯曲的眶上缘，眶上缘中、内 1/3 交界处为眶上切迹（supraorbital notch）或孔，有眶上神经和血管通过。眶上缘外侧有突出而坚硬的颧突（zygomatic process）与颧骨连接。额骨鼻部位于两眶上缘之间。其下部为锯齿状的鼻切迹（nasal notch），与鼻骨相连，外侧与上颌骨额突和泪骨连接。

额骨眶部为薄而似三角形的骨板，形成眶顶之大部，中间为筛切迹（ethmoidal notch）。额骨眶面前外侧有一浅的泪腺窝，后缘与蝶骨小翼连接。额骨内部在中线两旁有两个不规则的额窦（frontal sinus），额窦发育与眉弓大小有关。

2. 顶骨（parietal bone） 为似四边形扁骨，位于颅顶的中部，左右各一，以矢状缝相连接，构成颅盖的大部分，分为二面、四缘、四角。外面凸而光滑，中央有顶结节（parietal tuber）、颞上线（superior temporal line）和颞下线（inferior temporal line）。内面有大脑沟回和脑膜中动脉沟。矢状缘与对侧顶骨相连；鳞缘（下缘）与蝶骨大翼、颞骨鳞部以及乳突相邻接；顶骨额缘与额骨连接成冠状缝；顶骨枕缘与枕骨相连形成人字缝。顶骨的前上角为额角，位于前囟点（bregma）；前下角为蝶角，位于额骨与蝶骨大翼之间；后上角为枕角，位于人字点（lambda）；后下角为钝的乳突角，与枕骨和颞骨乳突部连接。

3. 枕骨（occipital bone） 构成颅的后下部，围绕枕骨大孔，由枕骨鳞部、基底部和侧部组成。向后上膨大的是枕鳞（occipital squama），其外面中部凸起为枕外隆凸，内面有不规则的枕内隆凸、矢状嵴等结构。枕鳞上角与顶骨枕角连接，此处是后囟（posterior fontanelle）；枕鳞侧角内面有横沟。自枕骨大孔向前伸展的四边形骨板为基底部，成年后与蝶骨融合。枕骨大孔两侧是侧部，有枕髁（occipital condyle）与寰椎构成关节；髁的上前为舌下神经管（hypoglossal canal），有舌下神经通过；髁后有一髁窝，有时有髁管通过。髁的后半外侧有突出的颈静脉突（jugular process），为一方形板，突前有颈静脉切迹（jugular notch），在整个颅上围成颈静脉孔。

4. 蝶骨（sphenoid bone） 形似蝴蝶，分为体、大翼、小翼和翼突4部。整个蝶骨嵌入额骨、颞骨和枕骨之间，参与颅前、中窝、眶的外侧壁、鼻腔顶的后份，颞窝、颞下窝和翼腭窝等的构成。蝶骨前接额骨及筛骨，后连颞骨和枕骨，下接犁骨及腭骨（图2-7，图2-8）。

（1）蝶骨体（sphenoid body）（图2-7）：呈立方形，中含蝶窦，以中隔分为左右两半，蝶窦开口于体的前面。蝶骨体上面构成颅中窝的一部分，呈鞍形称为蝶鞍（sella turcica），其中部下凹为垂体窝容纳脑垂体。鞍前缘两侧有中床突，后为方形的鞍背，其上角为后床突。体外侧面与蝶骨大翼和翼突内侧板相连，体后面接枕骨，下面组成鼻腔顶的后份。

（2）蝶骨大翼（greater wing of sphenoid bone）：为三角形骨板，宽而坚固，于蝶骨体向两侧伸出。大翼有四面，即大脑面、眶面、颞面和颞下面，分别构成颅中窝底的侧份、眶外侧壁以及颞窝和颞下窝底。

1）大脑面：容纳大脑颞叶。近体处的前内侧有圆孔，上颌神经由此出颅，向前通翼腭窝；圆孔后外侧有卵圆孔，为下颌神经出颅处，向下通颞下窝；卵圆孔后外侧是棘孔，有脑膜中动脉通过。

2）颞面：为大翼外侧面，以颞下嵴与颞下面分开，构成颞窝的一部分。

3）颞下面：位于颞面下方，构成颞下窝的上壁。翼外肌上头起始于颞下面与颞下嵴。在颞下面可看到卵圆孔和棘孔。后端有突向下方的蝶骨角棘，为蝶下颌韧带的起点。

4）眶面：形成眶外侧壁。眶面边缘分别与额骨眶板、颧骨、上颌骨相邻接，下缘平滑，

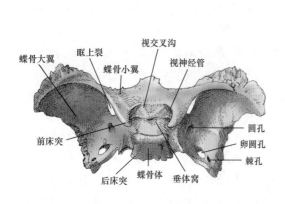

图2-7 蝶骨（上面）

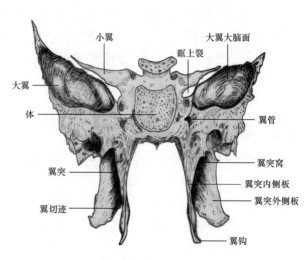

图2-8 蝶骨后面观

构成眶下裂的后外侧缘，翼腭窝借此通向眼眶，内有眶下动脉、上颌神经及眼下静脉经过。蝶骨大翼眶面内侧缘与蝶骨小翼、蝶骨体和额骨，共同围成三角形的眶上裂，裂内主要有动眼、滑车、眼、展神经及眼上静脉等通过。

（3）蝶骨小翼（lesser wing of sphenoid bone）：呈三角形，为蝶骨体前份向外侧突出的尖板。其后缘的内侧端突起为前床突。小翼以前根和后根与蝶骨体相连结，两根间是视神经孔（管），有视神经和眼动脉通过。

（4）翼突（pterygoid process）（图 2-8）：从体和大翼交界处垂直下降，分成内侧板、外侧板。翼突内侧板窄而长，下端向外弯曲成钩状的翼钩（pterygoid hamulus），有腭帆张肌腱呈直角绕过。翼突外侧板宽而薄，其外侧面构成颞下窝内侧壁的一部分，为翼外肌下头的起点；内侧面构成翼突窝外侧壁，有翼内肌的深头起始。翼突外侧板是上、下颌神经阻滞麻醉定位的骨性标志。

翼突内、外侧板的上部前面融合，下部分离形成翼切迹，内有腭骨锥突，内、外板向后分开，其间的窝称翼突窝。翼突上部前面与上颌体后面间的裂隙称翼突上颌裂（pterygomaxillary fissure），此裂与颞下窝、翼腭窝、眶下裂相交通，上颌动脉的末段经此裂进入翼腭窝；翼突下部前面与上颌体下部后面相接，形成翼突下颌缝又称翼颌连接。

5. 颞骨（temporal bone）（图 2-9，图 2-10） 介于蝶骨、顶骨与枕骨之间，参与颅底及颅腔侧壁的构成，分为鳞部、乳突、岩部、鼓板等四部分。

（1）鳞部（squamous part）：为薄状骨板，构成颞骨前上部，分为内、外两面（图 2-9）。

1）外面：又称颞面，构成颞窝的主要部分，下部以前根、后根向前方突出形成颧突，与颧骨颞突相连成颧弓；颧突上缘较薄，附以颞深筋膜；下缘呈短弓状，有咬肌起始；颧突前根起始处形成一短半圆柱状的关节结节，关节结节后方、鼓部前方有关节窝，为颞下颌关节的组成部分。关节窝顶部与颅中窝之间仅一薄骨板相隔，关节窝的前界为关节结节。关节结节后面向前下方倾斜，为关节结节后斜面，此处为功能区。关节窝的后界为鼓鳞裂和岩鳞裂。

2）内面：又称大脑面，邻接大脑颞叶，并有脑膜中动脉沟。下缘以岩鳞裂为界，与颞骨岩部分开。

（2）乳突部（mastoid part）：为颞骨的后份，此处有一尖朝下的圆锥形乳突，为胸锁乳突肌的附着处。

乳突内侧的深沟为乳突切迹，有二腹肌后腹起始。乳突部内面有一弯曲的乙状窦沟，沟与

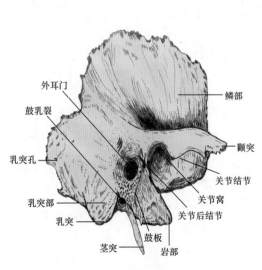

图 2-9 颞骨外面观

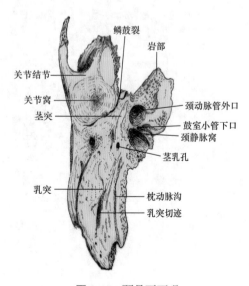

图 2-10 颞骨下面观

最内面乳突小房之间仅隔一层薄骨。颞骨乳突部的上前份含一较大不规则的腔，名乳突窦，向前经其前上部的乳突窦口通鼓室上隐窝。乳突窦顶与其前方的鼓室盖相连（鼓室盖位于颅中窝颞骨岩部前面弓状隆起的前外方）；乳突窦的前方邻面神经管的降部；乳突窦外侧壁为外耳道上三角（suprameatal triangle）；内侧壁前部为外侧半规管凸和面神经管凸；乳突窦向下与乳突小房相通（图2-10）。

（3）岩部（petrous part）（图2-11）：呈锥体形，又称颞骨锥体。岩部前面延续于鳞部，是颅中窝的一部分，有容纳三叉神经节的三叉神经压迹，其后有半规管形成的弓状隆起；岩部后面与乳突内面相连续，是颅后窝的前部，有内耳门。岩部下面有颈动脉管外口和颈静脉窝，岩尖有颈动脉管内口。岩部内有面神经管，起自内耳道底上部的面神经管口，初呈水平位向前外，再以直角弯向后外，然后垂直下行，终于茎乳孔，管内有面神经通过。

（4）鼓板（tympanic plate）：为一片弯曲骨板，构成外耳道的前壁、底和下后壁以及外耳门大部分边缘，鼓板后方与乳突之间的骨缝为鼓乳裂，鼓板前方与颞鳞之间为鼓鳞裂，其内侧因有岩部嵌入，将鼓鳞裂分为前方的岩鳞裂和后方的岩鼓裂。鼓板下缘形成鞘，包绕其后内侧细长的茎突，伸向前下方。茎突为茎突咽肌、茎突舌骨肌、茎突舌肌、茎突下颌韧带和茎突舌骨韧带的起始处。茎突与乳突之间有茎乳孔，面神经由此出颅。

6. 筛骨（ethmoid bone）（图2-12）　为脆弱的含气骨，呈立方形，位于颅底前部，构成眶内侧壁、鼻中隔、鼻腔顶和鼻腔外侧壁。筛骨在额状切面上呈"巾"字形，分为水平有孔的筛板、正中的垂直板和两个外侧的迷路。

（1）筛板（cribriform plate）：位于额骨筛切迹内，构成鼻腔顶的大部，筛板上有许多小孔为筛孔（ethmoidal foramen），为嗅神经根丝所通过，筛板正中向上突起成三角形的鸡冠（crista galli），大脑镰附于其薄而弯曲的后缘。

（2）垂直板（perpendicular plate）：从筛板正中垂直向下，形成鼻中隔上部，参与分隔鼻腔成左右两半。

（3）筛骨迷路（ethmoidal labyrinths）：由前、中、后3群壁薄的筛小房组成。筛骨迷路内含筛窦，迷路的内侧面突出形成上、中鼻甲。筛骨迷路上与额骨眶板、下与上颌骨和腭骨眶突、前与泪骨、后与蝶骨连接。

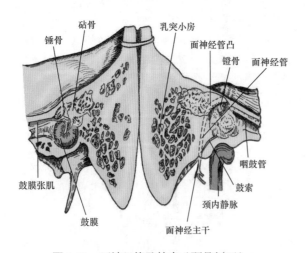

图2-11　面神经管及鼓索（颞骨剖面）

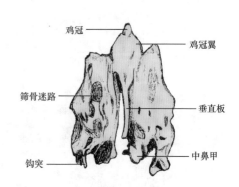

图2-12　筛骨前面观

第二节 面 颅
Facial Cranium

面颅位于颅脑的前下方，与脑颅相连接，构成面部框架，支持和保护眼眶、鼻腔、口腔等相关结构。除下颌骨及舌骨外，所有面颅骨均由骨缝紧密相连，不能移动。面颅骨由 15 块不规则骨组成，其中成对的有上颌骨、颧骨、鼻骨、泪骨、腭骨和下鼻甲；单一骨有下颌骨、犁骨、舌骨。

一、面颅整体观 Entire aspect of the facial cranium

面颅位于颅的较突出部位，可从正、侧面进行观察（图 2-13A，B，C，D）。

（一）面颅正面观

正面观察面颅，成对的眼眶位于骨性鼻腔前口梨状孔的外上方。同时能见到上、下颌骨及颌骨间的牙列。

1. 眶（orbit）（图 2-14） 眶由 7 块骨组成，其中面颅骨有上颌骨、颧骨、腭骨和泪骨；颅脑骨有额骨、筛骨和蝶骨。眶容纳眼球及相关肌肉、血管、神经和结缔组织。眶内侧壁与矢状面互相平行，而外侧壁与内侧壁成 45° 角，因此眶的最宽处是前部的眶缘，最窄处是后部的眶尖，其截面为锥体状。

眶可分成眶基底（眶口）、眶上壁（顶）、眶下壁（底）、眶外侧壁、眶内侧壁及眶尖。

（1）眶基底：或称眶缘（orbital margin），由额骨、颧骨和上颌骨组成。眶上缘由额骨构成，于内、中 1/3 交界处有眶上孔（或眶上切迹），有眶上神经和血管通过；眶内侧缘大部和

颅
（请扫描二维码
获取地址后使用
电脑加载并观察
立体模型）

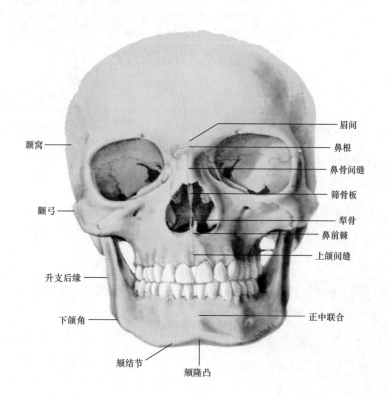

图 2-13A　颅的正面观

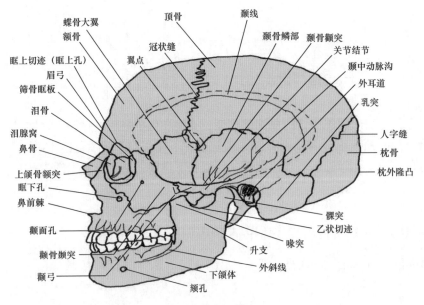

图 2-13B 颅的侧面观

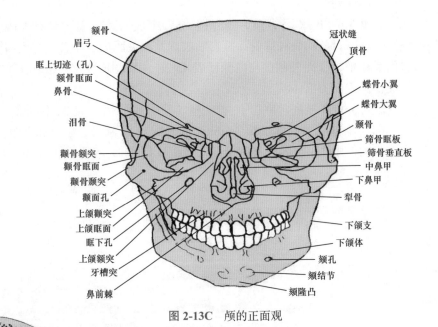

图 2-13C 颅的正面观

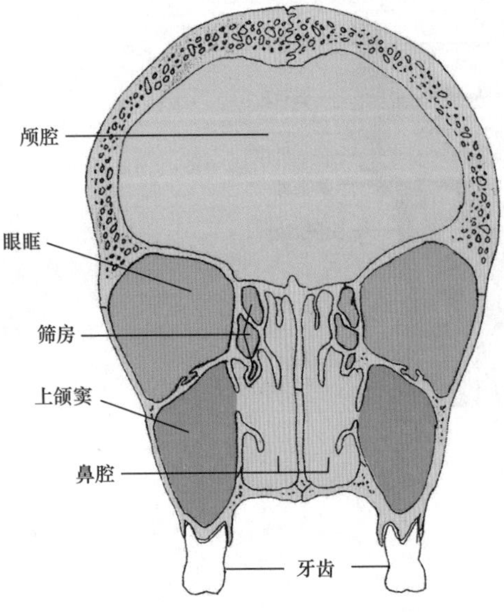

图 2-13D 颅的冠状剖面

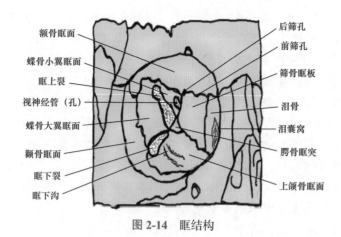

额骨眶面
蝶骨小翼眶面
眶上裂
视神经管（孔）
蝶骨大翼眶面
颧骨眶面
眶下裂
眶下沟

后筛孔
前筛孔
筛骨眶板
泪骨
泪囊窝
腭骨眶突
上颌骨眶面

图 2-14　眶结构

眶下缘内侧大部由上颌骨额突构成；眶下缘外侧部和眶外侧缘大部由颧骨构成。

（2）眶上壁：由额骨眶部和蝶骨小翼的小部分构成，前内侧有小的滑车凹（trochlear fovea），为眼上斜肌的滑车附着；前外侧有较大的泪腺窝（lacrimal fossa），容纳泪腺。

（3）眶下壁：又称眶底（orbital floor），由上颌骨、腭骨、颧骨组成。在眶下壁中部有眶下沟（infraorbital groove），经过眶下管出眶下孔（infraorbital foramen），有眶下神经、血管通过。眶底后外有眶下裂，眶经眶下裂与翼腭窝及颞下窝相通。

（4）眶外侧壁：由颧骨额突和蝶骨大翼构成。眶顶与外侧壁在前部融合，后部分开成眶上裂与颅中窝交通，并有动眼、滑车、展神经及三叉神经的眼支、眼上静脉通过。眶外侧壁和眶下壁间的裂隙称眶下裂，由蝶骨大翼、上颌骨、腭骨、颧骨形成，有三叉神经上颌支、颧神经、眶下血管等通过，并有眼下静脉经眶下裂通翼丛。

（5）眶内侧壁：由上颌骨、泪骨、筛骨、蝶骨的小部分组成。近眶内侧缘有泪囊窝，由上颌骨额突和泪骨共同形成，它与下外方的鼻泪管（nasolacrimal canal）相通。眶内侧壁筛额缝处分别有筛前孔和筛后孔，通过同名血管和神经。

（6）眶尖（orbital apex）：靠近眶上裂内侧端。尖端向后，有一圆形口通颅腔，称视神经孔（optic foramen），通过视神经、眼动脉和颈动脉神经丛。

2. 骨性鼻腔（cavum nasi ossei）　位于面颅中部，由面颅骨中的上颌骨、腭骨、犁骨、泪骨和下鼻甲及颅脑骨中的额骨、筛骨、蝶骨构成，上邻颅底，下邻口腔，两侧邻筛窦、眶和上颌窦。骨性鼻中隔由筛骨垂直板和犁骨构成。骨性鼻腔前口为犁状孔，后方经鼻后孔通鼻咽部。

骨性鼻腔与额窦、筛窦、蝶窦和上颌窦等鼻旁窦相通（图 2-15），每侧鼻腔由顶、底、外侧壁和内侧壁构成。

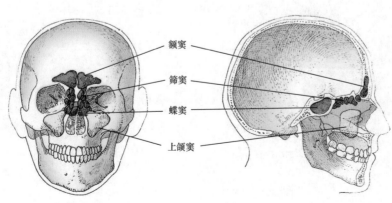

额窦
筛窦
蝶窦
上颌窦

图 2-15　鼻旁窦

（1）鼻腔顶：分前、中、后三部。前部由额骨鼻棘和鼻骨组成；中部是筛骨筛板，筛板有筛孔通颅前窝，筛板的许多小孔有嗅神经通过；后部由蝶骨体的前下面形成。

（2）鼻腔底：由上颌骨的腭突及腭骨水平部组成。在腭正中缝的前端与两侧尖牙的连线交点上，上颌中切牙之腭侧有切牙孔，其中有鼻腭神经通过。

（3）鼻腔内侧壁：鼻腔内侧壁即鼻中隔（nasal septum）（图2-16），在中线处将鼻腔分成左右两半。骨性鼻中隔由前上方的筛骨垂直板和后下方的犁骨组成。蝶骨、上颌骨、腭骨参与构成鼻中隔的小部分。骨性鼻中隔前方接鼻中隔软骨。鼻中隔可有偏斜，常见之处在犁筛缝。

（4）鼻腔外侧壁（图2-17，图2-18）：由前向后为上颌骨、泪骨、筛骨、腭骨、蝶骨翼内板和下鼻甲形成。结构复杂，包括鼻甲（conchae）、鼻道（meatus）和鼻旁窦（paranasal sinus）开口。筛骨迷路内侧壁有上鼻甲和中鼻甲突向鼻腔。鼻甲之间为鼻道：①上、中鼻甲间为上鼻道；②中、下鼻甲间为中鼻道；③下鼻甲与鼻腔底间为下鼻道。

上鼻甲后端与蝶骨之间的窄小间隙为蝶筛隐窝（sphenoethmoidal recess），蝶窦开口于此；上鼻道有后筛窦开口；上鼻道后部有蝶腭孔通翼腭窝。中鼻道有额窦、前筛窦、中筛窦和上颌窦开口（具体位置关系是：中鼻道侧壁上有半月裂孔，裂孔向前通漏斗。额窦经漏斗、半月裂

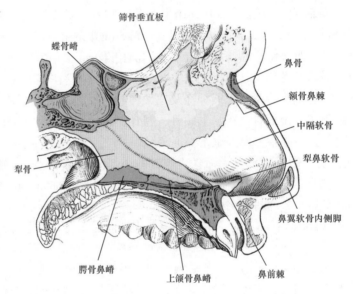

图 2-16　鼻中隔结构

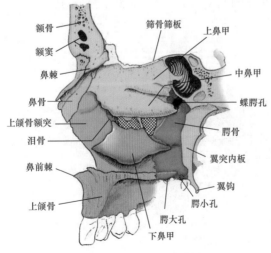

图 2-17　鼻腔（右侧）外侧壁

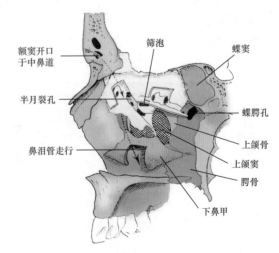

图 2-18　鼻腔（右侧）侧壁

孔开口于中鼻道；半月裂孔的前端有前筛窦开口；半月裂孔的后份有上颌窦开口；中鼻道中份还有中筛窦开口）；下鼻道的前部有泪管开口。

骨性鼻腔的交通较广泛，经筛孔通颅前窝；经蝶腭孔至翼腭窝；由切牙管经切牙孔通口腔；经梨状孔开口于软骨鼻腔；经鼻后孔达鼻咽部。上鼻道通蝶窦和后筛窦；中鼻道通额窦、前、中筛窦和上颌窦；下鼻道经鼻泪管通眶。

3. 上、下颌骨及牙列 正面观察面颅，除眶及骨性鼻腔外，还能见到上颌骨的前面和部分下颌骨体的外面及牙列的前部。由于上、下牙列处于牙尖交错𬌗，故仅能见到骨性口腔的前壁及外侧壁，即上、下颌骨的牙槽突及牙列。

（二）面颅侧面观

侧面观察面颅，主要可见颞下窝、翼腭窝和颧弓（图 2-19）。

1. 颞下窝（infratemporal fossa）（图 2-20） 位于颧弓下方的深面，前壁为上颌骨体的颞下面和颧骨后面；上壁为蝶骨大翼的颞下面（含卵圆孔和棘孔）、蝶骨颞下嵴及部分颞鳞部；内壁为蝶骨翼突外侧板和翼上颌裂（位于蝶骨翼突与上颌体后面之间）；颞下窝向前经眶下裂通眶；向上经卵圆孔和棘孔通颅中窝；向内经翼上颌裂通翼腭窝；向下外方开放。

2. 翼腭窝（pterygopalatine fossa） 位于眶尖的下方，略呈锥体形，主要由上颌骨、腭骨和蝶骨翼突围成。该窝前壁为上颌骨体后面的上内侧部；上壁为蝶骨大翼；后壁为翼突根和邻近的蝶骨大翼；内壁为腭骨垂直板；外壁即翼上颌裂。翼腭窝的前、后、内侧壁逐渐靠拢形成翼腭管（pterygopalatine canal，又称腭大管）。翼腭窝向前经眶下裂通眶；向后上经圆孔通颅中窝；向内经蝶腭孔通鼻腔；向后经翼管（位于翼突根部）通破裂孔；向外经翼上颌裂通颞下窝。向下经翼腭管出腭大孔通口腔。因而翼腭窝是通向眼眶、鼻腔、口腔、颅中窝、颅底及颞下窝的交通要道。翼腭窝内有上颌神经、翼腭神经节、上颌动脉的终末支。

3. 颧弓（zygomatic arch） 由颧骨颞突和颞骨颧突组成，形成面部的骨性隆凸，其下缘有咬肌起始，并有颞深筋膜附着于颧弓的内、外面。

二、面颅各骨游离观 Separate aspect of the bones of facial cranium

（一）上颌骨

上颌骨（maxilla）位于面中部，左右各一，它与颧骨、额骨、蝶骨、鼻骨、犁骨、泪

面颅
（请扫描二维码
获取地址后使用
电脑加载并观察
立体模型）

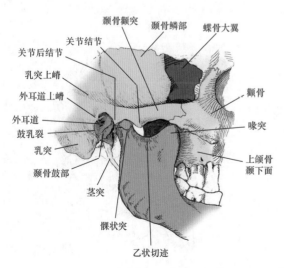

图 2-19 面颅侧面观（颞窝、颞下窝）

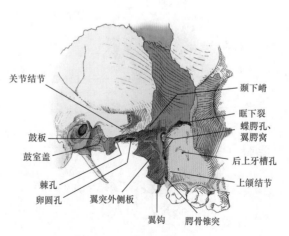

图 2-20 颞下窝周围结构

骨、腭骨等邻接，构成眼眶底部、口腔顶部、鼻腔侧壁和底部、颞下窝和翼腭窝、翼上颌裂及眶下裂。

上颌骨可分为一体和四突（图 2-21 ~ 23）。

1. 上颌体（body of maxilla） 略呈锥体形，分为前、后、上、内四面，上颌体内有上颌窦。

（1）前面（图 2-21）：又称脸面。内界鼻切迹（nasal notch），后界颧突及颧牙槽嵴，上界眶下缘，下界牙槽突。前面内侧有深凹的鼻切迹，向下止于尖端的突起，与对侧尖端的突起共同形成鼻前棘（anterior nasal spine）。上颌切牙之上有浅的切牙窝（incisive fossa）。切牙窝外侧较深的窝，称为尖牙窝（canine fossa），尖牙肌起始于此。尖牙窝一般位于前磨牙根尖的上方，与上颌窦仅有薄骨板相隔，行上颌窦手术时常由此处进入窦腔。尖牙窝上方有一椭圆形的眶下孔位于眶下缘中点下方约 0.5 cm 处，孔内有眶下神经、血管通过。眶下孔向后上外方通入眶下管（infraorbital canal），眶下孔是眶下神经阻滞麻醉的进针部位。

（2）后面：又称颞下面，朝向后外，构成颞下窝及翼腭窝的前壁。其下部有较粗糙的隆起，称为上颌结节（maxillary tuberosity），为翼内肌浅头的起点。上颌结节上方有数个小骨孔，称牙槽孔。牙槽孔为牙槽管的开口，向下导入上颌窦后壁，有上牙槽后神经、血管通过。行上牙槽后神经阻滞麻醉时，麻醉药物即注入牙槽孔周围。上颌体后面与前面的移行处有颧牙槽嵴，可在面部或口腔前庭触及，是上牙槽后神经阻滞麻醉的重要标志。

（3）上面：又称眶面，此面平滑、呈三角形，构成眶底的大部。其前缘是眶缘的一部分，后缘形成眶下裂前缘的大部分，中部有眶下沟，向前、内、下通眶下管，并以眶下孔开口于上颌体的前面。眶下管长约 1.5 cm，临床在行眶下管麻醉时，若进针过深，可伤及眼球，应引起注意。眶下管前段发出一牙槽管，向下经上颌窦前外侧壁，通过上牙槽前神经、血管。眶下管的后段亦发出一牙槽管，经上颌窦的前外侧壁，有上牙槽中神经通过。

（4）内面（图 2-22）：又称鼻面，参与形成鼻腔外侧壁。后上方有三角形的上颌窦裂孔通向鼻腔。裂孔之前有一深沟向上与泪沟延续，参与鼻泪管的形成。此面后缘中部有向前下方的沟与蝶骨翼突和腭骨垂直部相接，共同构成翼腭管。翼腭管长约 3.1 cm，通过腭降动脉及腭神经。临床上经翼腭管可行上颌神经阻滞麻醉。

（5）上颌窦（maxillary sinus）：为上颌骨内的锥体形腔，可分为一底、一尖及前、后、上、下四壁。窦尖圆钝伸向颧突；窦底是鼻腔外侧壁；窦前壁为上颌体的前面；窦后壁为体的后面，内有牙槽管通行，通过上牙槽后血管和神经。上颌窦与颞下窝及翼腭窝仅一薄骨壁相隔，故上颌窦肿瘤可穿破此骨壁而达颞下窝；窦下壁最低处约在鼻腔底以下约 1.25 cm；窦上壁为眶面，

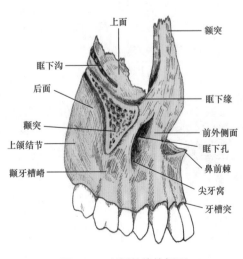

图 2-21 上颌骨前外侧面

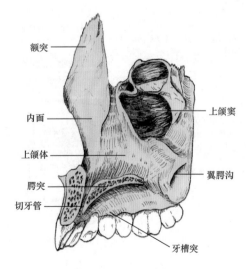

图 2-22 上颌骨内侧面

故眶底发生爆裂性骨折时眶内容物可进入上颌窦。上颌窦腔大小不等，甚至同一颅骨的两侧也不相等。上颌窦开口在中鼻道。

2. 四突　上颌骨的四突为额突、颧突、腭突和牙槽突。

（1）额突（frontal process）：位于上颌体的内上方，鼻骨和泪骨之间。额突尖与额骨连接，其前缘与鼻骨、后缘与泪骨相接，其外侧面组成眶内缘及鼻背的一部分，内侧面形成鼻腔侧壁的上份。额突参与泪沟的构成。在上颌骨骨折累及鼻腔和眶底时，复位操作应注意保证鼻泪管的通畅。

（2）颧突（zygomatic process）：是前面、颞下面、眶面汇集的一锥状突起，向外上与颧骨相接，向下至第一磨牙处形成颧牙槽嵴（zygomaticoalveolar ridge），将前面与颞下面分开。

（3）腭突（palatine process）：在上颌骨内侧面下部水平向内侧突出，与对侧上颌骨腭突在中线相接，形成腭中缝（midpalatal suture），构成鼻腔底部和硬腭的大部分。腭突后缘呈锯齿状与腭骨水平部相接。腭突的下面略凹陷形成腭穹窿，构成硬腭的前 3/4。该面的不少小孔，有小血管通过。后外侧近牙槽突处，有纵行的沟，通过腭大血管及腭前神经。前端在上颌中切牙的腭侧、腭中缝与两侧尖牙连线的交点上有切牙孔（incisive foramen）或称腭前孔，向上后通入切牙管（incisive canal），管内有鼻腭神经、血管通过。在麻醉鼻腭神经时，麻醉药物可注入切牙孔或切牙管内。

（4）牙槽突（alveolar process）（图 2-23）：又称牙槽骨，呈弓形，为上颌骨包围牙根周围的突起部分，后端较宽。牙槽突有内、外骨板，均为骨密质。内、外骨板间夹以骨松质。牙槽突容纳牙根的部分称牙槽窝（alveoli or tooth socket），其形态、大小、数目和深度与牙根相适应。其中以上颌尖牙的牙槽窝最深，上颌第一磨牙的牙槽窝最大。包被于牙周膜外围的牙槽窝周壁称为固有牙槽骨，其上有许多小骨孔，又称筛状板或筛板，因其骨质致密，X 线片上呈现一白色线状影像，包绕在牙周膜周围，故又称之为硬板。牙槽窝的游离缘称牙槽嵴（alveolar ridge），两牙之间的牙槽突称牙槽间隔（interdental septa），多根牙诸牙根之间的牙槽突称牙根间隔（interradicular septa）。

上颌骨牙槽突与腭骨水平部共同构成腭大孔，有腭前神经和腭大血管通过。该孔一般位于上颌第三磨牙腭侧牙槽嵴顶至腭中缝连线的中点。在覆盖黏骨膜的硬腭上，腭大孔的表面标志则为上颌第三磨牙腭侧牙龈缘至腭中缝连线的中、外 1/3 的交点上，距硬腭后缘约 0.5 cm。

3. 上颌骨的形态结构特点及其临床意义　上颌骨牙槽突的唇颊侧骨板比腭侧者薄，并有许多小孔通向骨松质。临床行上颌牙、牙龈、牙槽突治疗或手术时，可采用局部浸润麻醉。在拔除前牙时，向唇侧用力则阻力较小。上颌第一磨牙颊侧骨板因有颧牙槽嵴而厚度增加，上颌第三磨牙牙根远中面的牙槽突骨质比较疏松。拔除上颌牙时应注意用力的方向。

牙槽突是骨骼系统中变化最为显著的部分，其变化与牙的发育、萌出、脱落、咀嚼功能及牙移动等均有关系。该变化反映骨生成与骨破坏这一骨组织的改建过程，临床上根据牙槽突的这一生物学特性，对错位牙施以适当的力，促使其向正常位置移动，从而达到牙列整齐并建立正常咬合关系的目的。

上颌骨内含上颌窦，周围多为腔、窝，该骨与额、筛、蝶、鼻、泪、颧、腭、下鼻甲、犁诸骨以骨缝相连，并在承受咀嚼压力明显处骨质增厚，形成下自上颌骨牙槽突上达颅底的 3 对支柱（图 2-24）。①尖牙支柱（canine buttress）：又称鼻额支柱（nasofrontal buttress）。主要承受尖牙区的咀

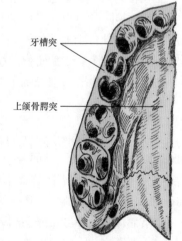

牙槽突

上颌骨腭突

图 2-23　上颌骨腭突及牙槽突

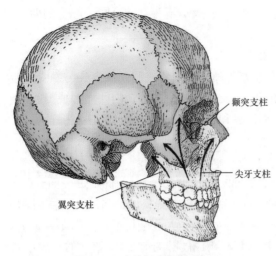

颧突支柱

尖牙支柱

翼突支柱

图 2-24　支柱及支架结构

嚼压力，起于上颌尖牙区的牙槽突，上行沿梨状孔外缘及眶内缘经额突至额骨。②颧突支柱（zygomatic buttress）：主要承受第一磨牙区的咀嚼压力，起于上颌第一磨牙区的牙槽突，沿颧牙槽嵴上行达颧骨后分为两支。一支沿颧骨额突经眶外缘，在眶上缘外侧端至额骨；另一支向外后经颧弓至颅底。③翼突支柱（pterygoid buttress）：又称翼上颌支柱（pterygomaxillary buttress），主要承受磨牙区的咀嚼压力，由蝶骨翼突与上颌骨牙槽突的后端连接而成。3 对支柱间有横行的连接支架，如眶上弓、眶下弓、鼻骨弓等，这些结构使上颌骨及其邻骨能承受较大的咀嚼压力，并可将外力沿各骨接合处和腔窦骨壁弥散消失；但遇暴力，多波及邻骨，甚至伤及颅脑，导致严重后果。Le Fort（1901）将上颌骨骨折线分为 3 型：①从梨状孔下部经牙槽突底部、上颌结节上方至蝶骨翼突，即上颌骨 Le Fort Ⅰ型骨折线。②通过鼻骨经眶内下、眶底、颧骨下方或颧上颌缝至蝶骨翼突，即上颌骨 Le Fort Ⅱ型骨折线。③通过鼻骨、泪骨、眶底、颧骨上方至蝶骨翼突，即上颌骨 Le Fort Ⅲ型骨折线。上述骨折线多经上颌骨及其与邻骨连接的骨缝处或腔窦骨壁及梨状孔等薄弱处，可见上颌骨及其邻近结构的特点与该骨骨折有密切的关系。

上颌骨骨折后的骨折片可向各方移位，波及腔窦者，还可出现皮下气肿和血肿，但损伤后的血肿或炎症分泌物较下颌骨易于引流。由于上颌骨大部分为表情肌附着，因而骨折的移位程度远较以咀嚼肌附着为主的下颌骨为轻。

上颌窦为上颌骨内的锥体形腔，其上壁为眶面，眶下壁的爆裂性骨折时，可导致眼球下移、复视等症状；眶内容物可进入上颌窦；上颌窦后壁与颞下窝及翼腭窝仅一薄骨壁相隔，上颌窦肿瘤可穿破此骨壁而达颞下窝；上颌窦下壁与上颌第二前磨牙、磨牙各根尖之间隔以较薄或较厚的骨板，甚至仅覆盖以黏膜，其中以上颌第一磨牙根尖距上颌窦底壁最近，其次为上颌第二磨牙。上述各牙的牙源性感染可累及上颌窦，引起上颌窦炎症。临床拔除上述各牙及摘除断根时，应先行摄片，观察牙根的解剖位置及与上颌窦下壁的关系，设计手术方案，避免将断根推入上颌窦内造成上颌窦瘘。此外，在行上颌窦手术时，应避免伤及牙根尖。

上颌骨的血液供应极为丰富，既接受骨内上牙槽动脉的血供，又接受来自上牙槽后动脉、眶下动脉、腭降动脉以及蝶腭动脉等分布于颊、唇、腭侧黏骨膜等软组织的血供，其抗感染能力强，故上颌骨骨髓炎远较下颌骨为少，且多局限，上颌骨骨折愈合亦较下颌骨迅速。但手术或外伤后出血较多。上颌骨淋巴引流较广，包括咽后、下颌下及颈深淋巴结群。上颌骨部位皮肤、黏膜的感觉由三叉神经的上颌神经支配。

（二）下颌骨

下颌骨（mandible）位于面部下 1/3，其后上方的髁突（关节头）与颞骨的关节窝，参与颞下颌关节的构成，是面骨中唯一通过关节能活动的骨。下颌骨分为水平部和垂直部。水平部称为下颌体，垂直部称为下颌支，下颌体下缘与下颌支后缘相连接的转角处称为下颌角（mandibular angle）。

1. 下颌体（mandibular body）　呈弓形，分内外两面、上下两缘（牙槽突和下颌体下缘）。
（1）外面（图 2-25）：中线处可见正中联合（symphysis），是胚胎时期左右两侧下颌骨借纤维软骨融合处，在出生一年左右形成骨性联合。此联合下部，左右各有一隆起，颏隆凸称为颏结节（mental tubercle）。在前磨牙之间或第二前磨牙的下方，下颌体上、下缘之间略偏上方处有颏孔（mental foramen），孔内有颏神经、血管通过。从颏结节经颏孔之下向后上延至下颌支前缘的骨嵴，称为外斜线（external oblique line），有降下唇肌及降口角肌附着。外斜线之下有颈阔肌附着。

下颌骨
（请扫描二维码获取地址后使用电脑加载并观察立体模型）

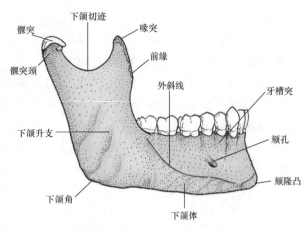

图 2-25 下颌骨外侧观

出生时下颌管靠近下缘，颏孔位于下颌第一乳磨牙的下方，方向直接朝前。2～3岁时，颏孔方向改为朝向后上。当恒牙萌出后，下颌管稍位于下颌舌骨线之上，而颏孔已居成人的位置。成人颏孔位于下颌体上、下缘中部偏上，颏孔多朝向后、上、外方，经颏孔行颏神经麻醉时应注意进针方向，此时下颌管几乎与下颌舌骨线平行。老年人或牙列缺失者因牙槽突萎缩吸收，下颌管和颏孔位置相对上移，接近上缘。

（2）内面（图 2-26）：与外斜线相对应，自第三磨牙后部向前延伸到正中线下端有一骨嵴称为内斜线（internal oblique line）或下颌舌骨线（mylohyoid line），有下颌舌骨肌起始。内斜线的后端有翼下颌韧带附着。内斜线前端之上，近中线处有上下两对突起，分别称为上颏棘（upper mental spine）和下颏棘（lower mental spine）。上颏棘为颏舌肌的起点，下颏棘为颏舌骨肌的起点。内斜线将下颌体内面分为上、下两部分。内斜线上方，颏棘两侧有三角形的舌下腺窝（sublingual fossa），与舌下腺相邻；内斜线下方，中线两侧近下颌体下缘处凹陷称为二腹肌窝（digastric fossa），为二腹肌前腹的起点。二腹肌窝后上方有轻度凹陷的下颌下腺窝（submandibular fossa）与下颌下腺相邻。

（3）牙槽突：与上颌骨牙槽突相似形成牙槽弓，但下颌骨牙槽突内、外骨板均为较厚的骨密质，尤其是磨牙区，很少有小孔通向骨松质。下颌切牙、尖牙唇侧牙槽窝骨板较舌侧为薄，前磨牙的颊、舌侧骨板厚度相近。下颌磨牙因其牙体倾向牙槽突的舌侧，同时颊侧有外斜线使其骨质增厚。在下颌拔牙或行牙槽手术时，除切牙区可采用浸润麻醉外，一般均采用阻滞麻醉。

（4）下颌体下缘（inferior border of mandibular body）：又称下颌下缘，外形圆钝，为下颌骨骨质最致密处，在相当于第二磨牙下方的下缘有切迹称角前切迹。下颌体下缘常作为下颌下区手术切口的标志，并作为颈部的上界。

2. 下颌支（ramus of mandible） 又称下颌升支，左右各一，为几乎垂直的长方形骨板，分为二突、二面和四缘。

（1）二突

1）髁突（condylar process）：又称髁状突或关节突。髁突上端有关节面，经关节盘与颞骨关节窝相对应。髁突关节面上有一横嵴，将关节面分为前斜面和后斜面。髁突之

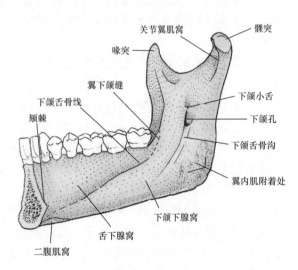

图 2-26 下颌骨内侧观

下是较窄的下颌颈（neck of mandible）（髁突颈），前后稍扁，内侧部前面有一凹陷，称为关节翼肌窝，为翼外肌下头附着处；下颌颈外侧方有颞下颌外侧韧带附着，外有腮腺覆盖。下颌颈内侧与耳颞神经和上颌动脉相邻。髁突是下颌骨的主要生长中心之一，如该处在发育完成之前受到损伤或破坏，将影响下颌骨的生长发育，导致牙颌面畸形。

2）喙突（coracoid process）：又称肌突或冠状突，呈扁三角形，其后与髁突之间有下颌切迹（mandibular notch），又称乙状切迹。此处有咬肌血管、神经通过。喙突边缘和内侧面有颞肌附着，外侧有向下附着于下颌支的咬肌前部覆盖。颧弓骨折时可压迫喙突，影响下颌运动，导致张口受限。

（2）二面

1）内面（图2-26）：其中央略偏后上方处有下颌孔（mandibular foramen），呈漏斗状，开口朝向后上方，此孔进入下颌管，向前下弯曲经下颌体到颏孔。下颌孔约相当于下颌磨牙的咬合平面，女性或儿童则位置较低。下颌孔前内侧为一薄三角形的骨片即下颌小舌（mandibular lingula）所覆盖，为蝶下颌韧带附着处。在下颌孔的前上方，有下颌隆凸，是由喙突和髁突分别往后下方和前下方汇合而成的骨嵴。此处由前向后有颊神经、舌神经和下牙槽神经越过。孔的后上方有下颌神经沟，下牙槽神经、血管通过此沟进入下颌孔。下颌神经沟的位置相当于下颌磨牙拾平面上方约1 cm处。行下牙槽神经阻滞麻醉经口内注射时，为了使针尖避开下颌小舌的阻挡，接近下牙槽神经，注射器针尖应到达下颌孔上方约1 cm处。从下颌小舌之后向前下降为下颌舌骨沟（mylohyoid groove），并沿内斜线的下方向前延伸，沟内有下颌舌骨肌神经、血管经过。下颌小舌的后下方骨面比较粗糙，称为翼肌粗隆，为翼内肌的附着处。

2）外面（图2-25）：外面的下方骨面较粗糙，称为咬肌粗隆，有咬肌附着。外面的上中部骨面略有突起或明显突起，称为下颌支外侧隆突。该突相当于下颌支内侧，下颌孔前或后4.7 mm，下颌孔上缘上方0.9～16.2 mm处。行下颌支手术时（如正颌手术），可以下颌支外侧隆突为标志，保护下颌支内侧的下牙槽神经、血管。

（3）四缘：下颌支上缘薄为下颌切迹；下缘与后缘相遇成下颌角（mandibular angle），此处有茎突下颌韧带附着。后缘厚而圆钝，自髁突延伸到下颌角，与腮腺相接触；前缘上部薄，与喙突连续，下部厚，外侧与外斜线连接。

下颌骨表层为骨密质，内部为骨松质，骨松质在一定部位按一定的规律排列成具有加固其内部结构的应力轨道。如在下颌骨牙槽窝底部周围，骨松质包绕该处并斜向后上，通过下颌支到达髁突，形成牙力轨道，咀嚼力即通过这一轨道传至颅底。咀嚼肌收缩产生的力，直接作用于下颌骨，逐渐形成肌力轨道，此轨道一部分见于下颌角区，另一部分从喙突延至下颌体。在下颌体前部，两侧骨小梁彼此交错几乎呈直角，从一侧的下颌下缘至对侧的牙槽突，以增加抗力。

3. 下颌骨的形态结构特点及其临床意义　下颌骨的下颌颈、下颌角、颏孔区、正中联合等处在结构上较为薄弱，为下颌骨骨折好发处。当然骨折发生还要取决于所受外力的程度、方向和性质等综合因素。下颌骨有强壮的咀嚼肌附着，由于咀嚼肌的牵拉方向不同，常使骨折块发生移位，导致咬合错乱，有时还可能使舌后坠，引起呼吸困难甚至窒息。在咀嚼肌附着的前下角处有浅沟，为面动脉压迹，有时可在此处压迫面动脉，以暂时减少颌面损伤引起的大出血。

下颌管是下颌支内骨松质间的骨密质管道，有着重要的临床意义。该管自下颌孔向前下行，然后在下颌体内牙槽窝之下水平前行，有许多小管与牙槽窝相通，该管容纳下牙槽神经和血管，其分支进入牙根和牙槽窝，最后在第二前磨牙根下或前磨牙根之间下方，下颌管分为颏管和切牙管，颏管与颏孔相接，有颏神经、血管通过。切牙管在切牙之下为下颌管的继续。下颌孔至下颌第一磨牙区，下颌管内壁由下颌骨内板构成，而上、下、外壁与骨松质邻接。其位置关系：下颌管距下颌骨内板要比外板近，距下颌支前缘比后缘近（除下颌孔及其下方1～2 mm外），距下颌体下缘要比牙槽嵴近。但在下颌磨牙区，下颌管比较接近磨牙根尖，尤其是下颌第三磨牙根尖。从下颌第一磨牙至下颌第二前磨牙区，下颌管从后内侧斜向前外侧，开口于颏孔。因此，在行下颌骨手术以及拔牙时应注意下颌管的位置关系，以免损伤下牙槽神经。

下颌骨血运比上颌骨较差，主要由下牙槽动脉供应。上颌动脉、翼肌动脉、面横动脉、咬肌动脉、下颌舌骨肌动脉、面动脉、舌动脉也参与供应，但各动脉多为终末支，且骨膜血管细小，血管虽多，血运仍差。同时，下颌骨骨面有咀嚼肌附着和致密的筋膜包被，因而下颌骨骨髓炎不易穿破骨板引流，故下颌骨骨髓炎较上颌骨多且严重，并可沿着下颌管扩散。下颌骨骨折的愈合也较上颌骨慢。下颌骨的淋巴引流至下颌下及颈深淋巴结群。该骨受下牙槽神经支配。

（三）鼻骨

鼻骨（nasal bone）（图 2-27）似梯形，位于颜面中部，左右鼻骨并列于上颌骨额突之间，参与构成鼻背。鼻骨有 2 面和 4 缘。

鼻骨上缘窄而厚，与额骨鼻部连接；下缘宽而薄，构成梨状孔的上缘，并与鼻侧软骨连接；外侧缘邻接上颌骨额突；内侧缘上部厚，与对侧共同形成向后突出的垂直嵴和一小部分鼻中隔，从上而下与额骨鼻棘、筛骨垂直板和鼻中隔软骨连接。

鼻骨外面横向凸、直向凹，中央有一小的静脉孔；内面横向凹，有筛前神经纵沟。

鼻骨下部较薄且向前突出，易受损伤发生骨折，骨折的部位常在其下 1/3 处。成人两侧鼻骨连接紧密，骨折多为双侧同时发生；儿童鼻骨间有明显的缝隙，骨折可仅发生于一侧。

（四）颧骨

颧骨（zygomatic bone）（图 2-28）位于眶的外下方，左右各一，近似菱形。为上颌骨与脑颅骨之间的主要支架，它形成面部的隆起、眶外侧壁、眶底、颞窝、颞下窝的一部分，并参与颧弓的构成，对面部外形起重要作用。

颧骨由体部和 3 个突起构成。

体部坚硬有 3 面：颊面隆突朝前外，其内上部有一小孔名颧面孔，有颧面神经及血管通过，该孔有时缺如；颞面凹陷向后内，为颞窝的前外侧壁，颞面也有一孔为颧颞孔，有颧颞神经通过；眶面平滑内凹，构成眶的外下壁，中部有两孔称颧眶孔，引导神经血管到颧面孔和颧颞孔。

3 个突起：上颌突向内下方，与上颌骨的颧突相连接；额蝶突向上，邻接额骨颧突和蝶骨大翼；颞突向后，与颞骨颧突相接构成颧弓（zygomatic arch），其连接处有颧颞缝（zygomaticotemporal suture）。

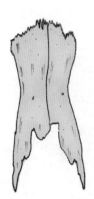
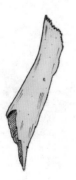

图 2-27 鼻骨

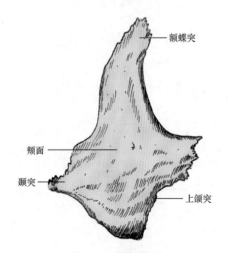

图 2-28 颧骨颊面

颧骨与周围骨的邻接关系：前上缘光滑凹陷形成眶；下外侧缘、前下缘与上颌骨连接；后上缘弯曲与额突后缘和颧弓上缘连续；后下缘粗糙，有咬肌起始；后内缘成齿状，上与蝶骨大翼、下与上颌骨眶面连接。

颧骨与颧弓均位于面部较突起的部位，易受损伤发生骨折。颧骨骨折往往引起颧骨向下、后、内移位，导致其突起的外形消失。颧弓骨折常发生在其中段，使其中部塌陷。颧骨、颧弓骨折时，骨折片可压迫颞肌或使喙突运动障碍，出现张口困难。

（五）腭骨

腭骨（palatine bone）（图 2-29）为成对"L"形骨板，位于鼻腔后部、上颌骨与蝶骨翼突之间，参与构成鼻腔底和侧壁、腭、眶底、翼腭窝和眶下裂。腭骨分为水平与垂直两部分。①水平部：构成鼻腔底的后部、硬腭的后 1/4，其前缘与上颌骨腭突连接，两侧后缘内侧共同形成鼻后棘，外侧缘与垂直板连续，并有一明显的沟与上颌骨牙槽突共同构成腭大孔，向上通翼腭管，内侧缘在中线处与对侧相连，形成鼻嵴后部。②垂直部：构成鼻腔的后外侧壁，其外侧面有翼腭沟与上颌体内面和蝶骨翼突前面的沟，共同形成翼腭管。垂直部上缘有蝶突（sphenoidal process）和眶突（orbital process），两突间的凹陷为蝶腭切迹，蝶腭切迹与蝶骨体的下面合成蝶腭孔（sphenopalatine foramen），此孔连接翼腭窝和上鼻道后部，通蝶腭血管和鼻后上神经。在水平部与垂直部的连接处有锥突（pyramidal process），锥突后面的中部构成翼突窝底，为翼内肌的起始处。

（六）下鼻甲

下鼻甲（inferior nasal conchae）（图 2-30）骨质薄而弯曲，附着于上颌骨体的鼻面，分 2面、2 缘和 2 端。内侧面凸，有许多孔和纵行的血管沟；外侧面凹，形成下鼻道的一部分。上缘不规则，分 3 区：前与上颌骨鼻甲嵴连接，后与腭骨鼻甲嵴连接，中部有 3 个突起，即泪突、上颌突和筛突。泪突参与构成鼻泪管（nasolacrimal canal），上颌突参与构成上颌窦内侧壁，筛突连接筛骨钩突。下缘厚，呈海绵状。下鼻甲两端逐渐缩细。

（七）泪骨

泪骨（lacrimal bone）（图 2-31）薄而不规则，是颅骨中最小、最易碎的骨，位于眶内侧壁的前份，有 2 面和 4 缘：外侧面有隆起的泪后嵴，嵴的前方为泪沟（lacrimal hamulus），与上

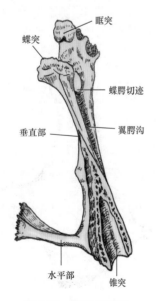

图 2-29　腭骨后面观

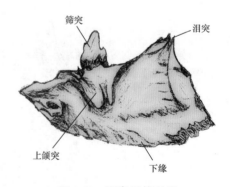

图 2-30　下鼻甲外面观

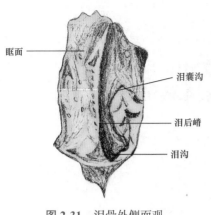

图 2-31 泪骨外侧面观

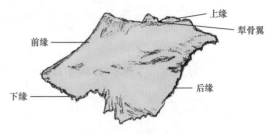

图 2-32 犁骨侧面观

颌骨额突共同构成泪囊窝（fossa for the lacrimal sac）；内侧面前下区是中鼻道的一部分，后上与筛骨连接，参与形成筛前小房；泪骨前缘与上颌骨额突连接；后缘与筛骨眶板连接；上缘与额骨连接；下缘与上颌骨眶面连接。

（八）犁骨

犁骨（vomer）（图 2-32）位于鼻腔正中，薄而扁平，为斜方形的骨板，组成鼻中隔的后下部，分为 2 外侧面和 4 缘：两外侧面上有斜向前下的鼻腭神经血管沟；上缘接蝶骨；下缘与上颌骨和腭骨鼻棘连接；前缘与筛骨垂直板相连；后缘游离，为鼻后孔的内侧界。

（九）舌骨

舌骨（hyoid bone）（图 2-33）呈"U"形，为颈部的重要骨性标志，该骨位于甲状软骨上方，下颌骨后下方，借茎突舌骨韧带连于茎突尖。舌骨中部为舌骨体，左右成对的长突称为大角，短突为小角。

舌骨体为舌骨中部近似椭圆形的扁骨板，可在颈前部皮下扪及，与下颌角处于同一水平。舌骨体上部有颏舌骨肌附着，前面下部有下颌舌骨肌、下内侧有胸骨舌骨肌、外侧有肩胛舌骨肌附着，舌骨体后面借甲状舌骨膜与会厌分开。舌骨大角自舌骨体的外侧端突向后上方，渐细，终止于一结节。其上缘一般与舌动脉起始部在同一水平，为舌骨舌肌的起始处。舌骨小角起于舌骨体和大角的连接处，为小的圆锥状突起，有茎突舌骨韧带附着。甲状舌管囊肿的发生常见于舌骨体上下。临床上舌骨大角是寻找或结扎舌动脉的重要解剖标志。

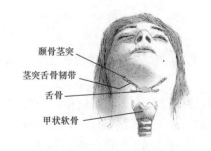

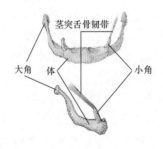

图 2-33 舌骨及解剖位置

舌骨
（请扫描二维码获取地址后使用电脑加载并观察立体模型）

（张 伟 郭 莲 皮 昕）

复习思考题及病例分析
Review Questions and Case Analysis

一、复习思考题 Review questions

1. 试述脑颅和面颅各骨的名称。
2. 何谓翼点？说明其临床意义。
3. 试述颅底外面的分区和各区的主要解剖结构。
4. 茎突有何临床意义？
5. 从前向后依次描述颅中窝外侧部主要的裂、孔、管、沟的位置和名称及穿行其内的结构。
6. 试述穿过颅后窝各孔的解剖结构。
7. 简述颞下颌关节窝的解剖境界和组成。
8. 描述颞下窝及翼腭窝的解剖境界和交通。
9. 简述眶下管的走行及其临床意义。
10. 试述上颌窦的解剖形态及其与上颌前磨牙和磨牙的位置关系。
11. 何谓上颌骨三大支柱？简述其功能。
12. 试述下颌骨的薄弱部位。
13. 简述翼腭管的构成、交通及腭大孔的位置。
14. 简述颧骨的主要解剖形态。

二、病例分析 Case analysis

1. 男性，37 岁，因车祸送来急救。检查发现：双侧眶周围皮下淤血，形成"熊猫眼"，鼻腔内流淡粉红色液体，嗅觉障碍。从解剖学角度分析，为何出现上述症状？

2. 女性，27 岁，骑车时被卡车撞伤，曾有昏迷–短暂清醒–再昏迷史。入院检查：右颞部皮下血肿，意识障碍，呕吐，血压升高，脉搏减慢，脉压增大，心率呼吸减慢，双侧瞳孔不等大，同侧对光反射减弱，分析此症状及造成此症状的原因。

3. 男性，22 岁，学生，因球砸伤左侧部，患者张口受限 1 cm 左右，左颧面部肿胀，皮下出血，压痛存在，口内咬合关系良好，X 线提示颧弓"M"型骨折，如何解释该患者症状和体征？

4. 女性，35 岁，肥胖体型。因右上颌侧切牙和尖牙根端囊肿手术作眶下神经阻滞麻醉口外法注射。术者在鼻翼外侧 1 cm 处刺入皮肤直达骨面后向上后方向深入，始终未及眶下孔，经反复调整位置后，突然感阻力消失，然患者感眼球刺痛，随即拔出针头。请问术者操作是否正确，如何解释患者反应？

5. 女性，18 岁，因下颌高度不足、面部不对称而求治。询问病史，幼儿时期曾有右侧中耳炎反复发作史近 5 年，检查：上下颌比例失调，面下 1/3 过短，呈"鸟嘴样"畸形，口内咬合关系异常，牙列拥挤，X 线测量右下颌过短，试从解剖学角度分析此临床体征。

6. 男性，45 岁，左上颌第一磨牙残冠根尖周反复发炎，要求拔除。术者在仔细检查、摄片后，在局部麻醉下行分根挺拔，不料，在颊侧远中根上挺取根时突感落空感，随即牙槽窝内空虚，擤鼻时漏气。试从解剖学角度分析可能的原因及今后应注意的事项。

7. 女性，22 岁，因发热、左下颌磨牙后区肿痛伴开口受限 1 周就诊。检查：左颊软组织明显肿胀。左下颌第三磨牙阻生，其远中软组织红肿、触痛，可见少量溢脓。左下颌第一磨牙颊侧口腔前庭沟变浅，有波动感，切开后有较多脓液流出。试用解剖因素解释上述临床现象。

8. 男性，12 岁，因不慎跌倒，下颌颏部左侧着地 3 小时来院就诊。检查：张口轻度受限，下颌颏部左侧有一 2 cm 长软组织挫裂伤，右侧耳屏前压痛明显。X 线检查：右侧下颌骨髁突颈部骨折。试分析产生的原因。

第二章　病例
分析参考答案

9. 女性，45 岁，右下颌第一磨牙根管治疗后出现下唇麻木，试从解剖角度分析如何避免此类问题的发生。

（张　伟　郭　萍）

第三章 颞下颌关节

Temporomandibular Joint

人体的运动系统包括骨、关节和肌肉 3 个主要部分。骨与骨连接的部分称为关节，关节是人体运动的枢纽。

关节按连接的组织不同分为纤维连接和滑膜连接两种，如下肢远端的胫腓关节为纤维连接（fibrous joint），膝关节为滑膜连接（synovial joint）。按连接的方式不同分为直接连接和间接连接，如诸颅骨、诸椎体之间为直接连接，借助于纤维结缔组织、软骨或骨组织将骨与骨直接相连；而膝关节、颞下颌关节为间接连接，借助于一个空隙将骨与骨相连。按运动类型不同分为不动关节（如诸颅骨间的骨缝）、微动关节（如椎体之间）和活动关节。人体大部分骨的连接是间接连接的滑膜连接，如膝关节、髋关节、肘关节和颞下颌关节等。

人体关节还可以按组成关节的骨块数目、关节面的形态、关节运动轴的多少以及运动方式进行分类。

人体关节分类

颞下颌关节（temporomandibular joint，TMJ）是颅面部唯一能活动的关节，其体积虽小，犹如指间关节大小，然而却是人体最为复杂的关节之一。这是由于它行使着复杂的生理功能，逐渐演化所致。在咀嚼运动时，一天多达数千次，咀嚼力可高达数百牛顿，因此颞下颌关节是一个负重关节。而同时，人类特有的、如此丰富的语言表达过程，喜怒哀乐情感的表达过程，瞬息万变，需要颞下颌关节的活动非常灵活。稳定性和灵活性是矛盾的，而颞下颌关节的关节面形态，关节盘构造，韧带、关节囊的特点，以及肌群等运动机制，使得颞下颌关节在既稳定又灵活中高度协调统一。颞下颌关节存在关节腔，腔内覆盖滑膜，以间接连接方式将一个下颌髁突和另一个颞骨关节面连接组成单关节。复杂的功能使两个关节面既不属于典型的球窝关节，又不属于典型的杵臼关节或屈戌关节，而是三者的变形，有着多个运动轴，属于左右联动的活动关节。

颞下颌关节是全身最易罹患疾病的关节之一。在全身关节中，颞下颌关节在无外力情况下半脱位和脱位发生率最高，颞下颌关节紊乱病在全身关节疾病中也是患病率较高者之一。随着我国高速公路及交通工具的快速发展，交通事故数量明显上升，而口腔颌面部创伤中下颌骨外伤、骨折占首位，由此直接或间接造成的颞下颌关节创伤性疾病也明显上升，成为口腔科常见疾病之一。

无论是颞下颌关节半脱位、脱位、颞下颌关节紊乱病，还是颞下颌关节外伤等，都是口腔颌面部常见病、多发病。这些疾病最多的症状是疼痛和开口困难，包括开口受限，甚至不能开口，严重影响咀嚼功能、语言功能及工作和生活质量。熟悉和掌握颞下颌关节解剖生理，不仅对从事诊治颞下颌关节病的专科医师十分重要，而且对口腔医学其他分支学科的专科医师也是非常重要的。牙体牙髓科医师在进行牙体充填修复外形时，如果充填物过高，形成𬌗干扰，就可能诱发颞下颌关节紊乱病；牙周科医师对创伤𬌗及食物嵌塞进行调𬌗治疗，如果调磨不当，达不到平衡的功能性咬合关系，也将对颞下颌关节产生不利影响；口腔修复科医师修复牙列缺损和牙列缺失，在恢复或重建牙尖交错𬌗的治疗中，也会影响颞下颌关节的功能，甚至可以改变正常颞下颌关节的解剖关系；口腔正畸科医师在矫治各类错𬌗畸形时，可改变下颌髁突在颞下颌关节窝中的位置，有的还会造成医源性颞下颌关节病；口腔颌面肿瘤医师在切除上下颌骨后重建𬌗功能，正颌外科医师在手术矫治各类牙颌面畸形时，都必须考虑不影响颞下颌关节的正常解剖生理。

综上所述，口腔医学专业的学生必须全面掌握颞下颌关节的解剖结构及其生理意义。

第一节　颞下颌关节的演化与胚胎发育
Evolution and Embryonic Development of TMJ

一、颞下颌关节的演化 Evolution of TMJ

颞下颌关节是随着人类的演化，由低级到高级逐渐形成的。口腔解剖结构上从无关节发展到有颌关节；从低等软骨鱼类的不能活动的颌关节发展为可以活动的原始颌关节（下颌关节）；从水生脊椎动物的原始颌关节到登陆后进化为哺乳动物的新型颌关节，即颞下颌关节。在功能上，从原始颌关节的口腔只是捕捉食物，演化为新型颌关节——颞下颌关节的口腔，具有咀嚼食物的功能，形成真正的咀嚼器官。从哺乳动物的颞下颌关节进化为高级人类的颞下颌关节，其功能也从咀嚼食物演变成具有复杂语言和复杂表情的最高级的活动。

（一）颞下颌关节的形成

水生动物登陆后，硬骨鱼类演化为两栖类、爬行类，进而从爬行类离开地面进化为哺乳类动物。为了保持体温的恒定，哺乳类动物需要更多的食物，需要有咀嚼食物的功能，此时原始关节上颌骨腭方软骨的方骨和下颌骨麦克尔软骨的关节骨逐渐退化，演变为中耳的砧骨和锤骨。此时，头骨出现鳞骨并逐渐增大，麦克尔软骨前部继发形成齿骨，并逐渐向后端向上发展成下颌升支，两者逐渐接近，最后下颌升支和鳞骨在上颌骨后方形成新型的颌关节，即颞下颌关节（图3-1）。从演化的背景可知，颞下颌关节和中耳的听小骨有密切关系。

由于生存环境不同和食物性质不同，各哺乳动物的颞下颌关节的结构也不完全相同。如食草动物的颞骨关节窝和下颌髁突的接触面相当平坦，适应下颌作侧方运动，便于食草时的研磨动作（图3-2）。而食肉动物的颞骨关节窝深凹，包绕整个下颌骨髁突呈杵臼关系，适应于食肉时下颌的屈戍运动（图3-3），有力地作切割撕裂和穿凿食物时的开闭口动作。人类是杂食动物，因此人类的颞下颌关节结构是食草动物和食肉动物的进化和变异。

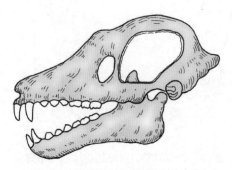

图3-1　哺乳类动物的颞下颌关节

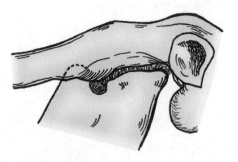

图3-2　食草动物的颞下颌关节，关节窝与髁突接触平坦

（二）现代人类颞下颌关节的演变

现代人类颞下颌关节的演变主要是由于：①直立使头部从水平悬吊改为垂直位；②脑颅的扩张；③食物由生变熟、由粗变细，咀嚼功能减弱，牙颌器官退缩。反映在颞下颌关节结构的变化有：

1.关节结节的出现　由于大脑的扩张，颅脑增高而变短，使关节窝前后方向向上压缩，关节窝前方出现关节结节，同时关节后结节逐渐减弱，说明颞下颌关节功能区由后向前移动，髁突向前活动范围增大。

2.关节窝前后径加大　曾祥龙等报告，距今约50万年的北京猿人关节窝的前后径为18.8 mm。距今5000～6000年前的宝鸡华县新石器时代人关节窝前后径平均为22.3 mm。而现代人关节窝前后径平均为24.5 mm，说明现代人髁突向前活动范围进一步增大，颞下颌关节活动更灵活。

3.下颌髁突变细小　曾祥龙报告，距今5000～6000年前中国新石器时代人下颌髁突长8.5 mm，宽20.7 mm，而现代中国人下颌髁突长6.15 mm，宽18.75 mm，下颌髁突变小变细，髁突关节面面积减小。

4.关节窝大于髁突　猿类关节窝大小与髁突大小是一致的。随着人类的进化，关节窝前后径加大，而髁突逐渐变小，出现关节窝明显大于髁突。据测量，现代人类颞下颌关节的关节窝的体积是下颌髁突的2倍，说明现代人类颞下颌关节有更大的活动灵活性。

5.下颌髁突内外径横轴斜向背侧　从关节窝顶部看，大猩猩髁突内外径横轴的走向与颅底长轴垂直，到北京猿人则略向背侧，而现代人则更加明显（图3-4）。这种改变被认为是颞下颌关节由单纯的铰链运动至较大侧方运动的一种适应性改建。

了解颞下颌关节演化，可以看到形态和功能的辩证统一。解剖结构形态来源于功能需要，不可能存在没有解剖结构基础的功能。从中也可理解为什么颞下颌关节是全身关节中在没有外力下发生半脱位和脱位最多的关节。

二、颞下颌关节的胚胎发育 Embryonic Development of TMJ

（一）颞下颌关节的胚胎发育过程

人的颞下颌关节在胚胎发育过程（the process of embryonic development of TMJ）中可以见到人类颞下颌关节演化的缩影和痕迹。约在胚胎8周后，出现麦克尔软骨，并可见到其后部的

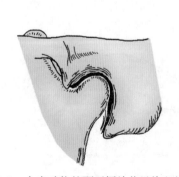

图3-3　食肉动物的颞下颌关节呈杵臼关系

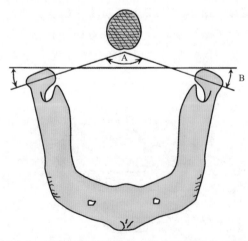

图3-4　现代人类两侧髁突内外径连线相交于背侧的枕骨大孔前缘

A为枕骨大孔前缘夹角；B为水平角

软骨性锤骨和砧骨。约在胚胎4个月时，形成由锤骨和砧骨组成的原始颌关节（图3-5）。继之，在原始颌关节旁出现由颞骨和下颌髁突组成的颞下颌关节（图3-6）。然后，下颌骨髁突逐渐生长发育，锤骨和砧骨成为中耳的听小骨，麦克尔软骨逐渐退化消失，其中部演变为韧带组织，成为蝶下颌韧带和锤前韧带（图3-7）。由此可见，在胚胎期间，颞下颌关节和中耳相通，一直延续到胚胎后期。鼓鳞裂发育形成后才把中耳与关节分开。临床上许多颞下颌关节紊乱病伴有耳症被解释为与这一胚胎解剖结构有关。

（二）颞下颌关节的发育特征

构成颞下颌关节的两个骨和肢体关节不同。肢体关节是由一个胚基发育形成，而颞下颌关节是由两个不同的胚基，即颞胚基和髁胚基发育形成。髁胚基发育早于颞胚基，形成髁突、关节盘、翼外肌及关节下腔和关节囊（图3-8）。颞胚基发育形成关节窝、关节结节、关节盘、

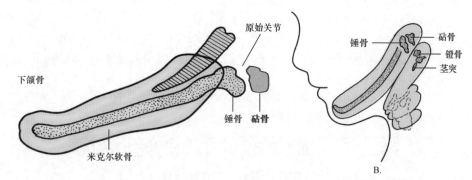

图 3-5 胚胎 8 周～4 个月
A 显示下颌骨、麦克尔软骨和原始颌关节；B 麦克尔软骨后部出现软骨性锤骨和砧骨

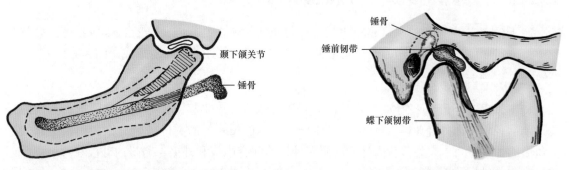

图 3-6 在原始颌关节旁出现颞下颌关节

图 3-7 蝶下颌韧带和锤前韧带

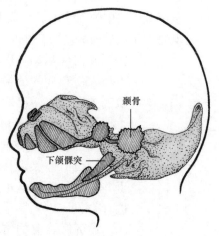

图 3-8 胚胎 8 周后，颞骨和下颌髁突向对应的位置接近，形成将来的颞下颌关节

翼外肌及关节上腔和关节囊。两个胚基在发育过程中有一定的距离，处于相对应的位置。按不同的时期，朝着对方的位置生长，相互接近。据徐樱华研究，约在胚胎4个月时颞下颌关节的结构已完全分化，此时下颌髁突开始骨化，关节盘已形成，并且可看到有完整的关节上腔和关节下腔。胚胎5个月时，关节窝出现。胚胎8个月时关节结节开始形成。在临床上所见到的关节窝和髁突的大小很不协调的现象，可能是上述原因所致。

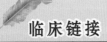

临床链接

颞下颌关节胚胎发育的临床意义

了解颞下颌关节的演化和胚胎发育的过程及时限，对先天性畸形的发生如第一鳃弓综合征（first branchial arch syndrome）、耳-上颌骨发育不全综合征（ear-maxillary hypoplasia syndrome）、耳-下颌骨发育不全综合征（ear-mandibular hypoplasia syndrome），以及一些颞下颌关节紊乱病出现耳症，儿童化脓性中耳炎引起颞下颌关节强直等的解剖因素、发病机制和体征的分析有重要意义。

第二节　颞下颌关节的解剖结构
Anatomic Structures of TMJ

一、颞下颌关节的组成 Components of TMJ

颞下颌关节由下颌髁突（mandibular condyle）、颞骨关节面（articular surface）、关节盘（articular disc）、关节囊（articular capsule）和关节诸韧带（ligament）组成（图3-9）。

（一）下颌髁突

1. 下颌髁突外形　下颌髁突是下颌支上部延伸的一个突起，外形略呈椭圆形，其内外径长，前后径短（内外径15～24 mm，前后径5～10 mm）。髁突内外侧分别为稍稍突起的呈三角形的骨粗糙面，为关节盘内外侧的附着处，称髁突内极和外极，通过内外极在髁突顶面连成一隆起的骨嵴称横嵴，把髁突分为前后两个斜面（图3-10）。前斜面窄，约6 mm，是负重区。后斜面宽而平，约9 mm，不是负重区。从冠状面看，横嵴略呈"人"字形，把髁突顶面分为内外两个斜面。外侧斜面在下颌侧方运动中为工作侧，是负重区。内侧斜面在下颌侧方运动中为非工作侧，不是负重区。以横嵴为交点的前后斜面夹角小，和牙尖斜度协调一致，便于作下颌前伸运动。以横嵴为交点的内外侧斜面夹角较大，和牙列的横拾曲线协调一致，便于做下颌侧方运动。两侧髁突横嵴的连线向内向后相交于枕骨大孔前缘成145°～160°夹角，与水平角约成20°（图3-4）。这种外形结构对防止侧方运动时侧方脱位有意义。从髁突顶面看髁突的内侧略大于并高于外侧，这可能与减轻髁突的外侧面的负重有关。

2. 下颌髁突的结构　颞下颌关节是一个负重关节，下颌髁突的结构遵循生物力学原理，轻巧

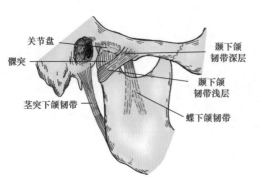

图3-9　颞下颌关节组成

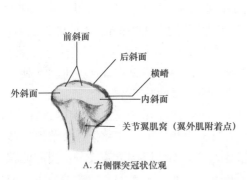

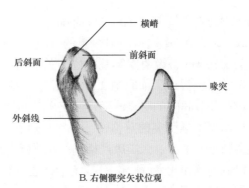

下颌骨（髁突）（请扫描二维码获取地址后使用电脑加载并观察立体模型）

A. 右侧髁突冠状位观　　B. 右侧髁突矢状位观

图 3-10　髁突的外形

而抗力强。在咀嚼运动承受压力时，产生的压力和张力由牙颌区经牙力轨道（dental trajectory）和肌力轨道至髁突关节面，使其骨质得到加强。髁突本身就是下颌支后缘延伸到末端的膨大和张开。这一结构可提供最大的关节头面积，使关节面单位面积承受的压力最小，同时也保证了髁突作为下颌运动的支点更为稳定，也为翼外肌的附着提供宽阔的基础。髁突四周有 4 条骨质加强线：①髁突内外极向后汇合，呈"Y"形至下颌支后缘；②髁突外极在下颌支外侧向下延伸至下颌外斜线；③髁突外极前方形成中央嵴再向前延伸至下颌切迹；④髁突内极向前向下形成骨加强的嵴称下颌颈嵴（ridge of mandibular neck），再延伸至下颌内斜线。在下颌颈嵴和中央嵴之间有明显的骨凹陷，称翼肌凹，为翼外肌附着处。上述 4 条髁突骨质加强结构犹如一个椭圆形桌面下的 4 条腿，支撑着来自桌面的压力（图 3-11）。

　　髁突和下颌支之间骨质收缩变细的部分称髁颈，是下颌骨骨折好发部位，可理解为是一个保护颅底的安全阀装置。髁突和颈部之间多呈前倾状，使髁突辐辏向前，这一结构使来自咀嚼食物的压力不直接向上传到关节窝顶，而是传力于关节结节的后斜面。

　　3. 下颌髁突软骨　下颌髁突骨表面覆盖一层纤维组织和纤维软骨，这和人体其他滑膜关节覆盖的透明软骨不同。纤维软骨不仅具有抗压力而且还有良好的抗剪力，以适应咀嚼食物时下颌侧方运动。纤维软骨在髁突前斜面负重区较厚，在后斜面非负重区较薄。纤维软骨在镜下由浅入深分 4 层：①关节表面带，又称关节纤维带（fibrous articular zone），由致密的结缔组织组成。②增殖带（proliferative zone），为许多密集的小细胞分化为软骨母细胞和软骨细胞。此层是髁突软骨生长中心，对髁突生长、改建、修复起重要作用。③肥大带（hypertrophy cartilage zone），在成年人，此带有许多软骨细胞，又称纤维软骨带（zone of fibrocartilage）。在青少年，细胞分泌软骨基质然后细胞肥大，老年人此带很薄甚至消失。④钙化软骨带（calcified cartilage），软骨逐渐钙化，故又称软骨内成骨带（zone of endochondral ossification）。有学者认为下颌髁突软骨相似于四肢长骨的骨骺带，其不同之处是四肢长骨骨骺在生长发育停止后完全骨化不再有生长潜力，而下颌髁突软骨有终生生长潜力，以年轻人为活跃，随着年龄增加而减弱。这一组织结构是对牙列、咬合不断改变的适应性改建的需要。

　　下颌髁突软骨是儿童下颌骨生长发育中心之一。其向上、外、后的增长，决定了下颌支的高度和两侧下颌支之间的宽度（图 3-12）。由于外伤等各种因素损伤了此带，可影响下颌骨的正常发育。

　　4. 下颌髁突在关节窝的位置　一般认为，在正中𬌗位（centric occlusion，CO），

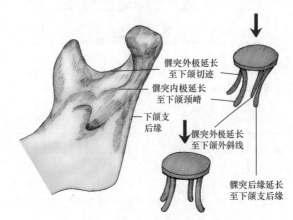

髁突外极延长至下颌切迹
髁突内极延长至下颌颈嵴
下颌支后缘
髁突外极延长至下颌外斜线
髁突后缘延长至下颌支后缘

图 3-11　髁突骨质 4 条加强结构

又称牙尖交错𬌗位（intercuspal position）时，髁突的正常位置是位于关节窝中央。张震康对 100 例正常颞下颌关节许勒位 X 线片测量的数据为，关节前间隙平均为 2.06 mm，上间隙为 2.80 mm，后间隙为 2.30 mm，说明髁突基本位于关节窝中央（表 3-1）。近年来，采用口腔颌面锥形束 CT 的测量结果也类似，前间隙 2.29 mm，上间隙 3.26 mm，后间隙 2.38 mm。而颞下颌关节紊乱病多数有关节间隙的明显改变，髁突多是向后移位，关节后间隙变窄。

5. 两侧下颌髁突的对称性　正常两侧下颌髁突大小、形态、在关节窝内的位置是否对称，文献资料报告不一。张震康严格选择正常颞下颌关节 100 侧，进行许勒位、关节侧位体层、下颌开口后前位和改良颅底位 X 线测量，选择的标准为：①无任何颞下颌关节病史和症状；②开口度、开口型正常，无关节弹响和杂音；③牙列整齐，上下第一磨牙为中性𬌗关系，前牙覆盖不超过 3 mm，覆𬌗的深度为上切牙切缘不超过下切牙唇面的 1/3；④牙弓、颌骨、颅面间关系协调。测量的结果显示左右侧髁突的形态、长度、宽度、前后径、垂直角、水平角以及在关节窝内的位置都是对称的（表 3-1）。这一结果对临床诊断疾病有意义。分析那些报告两侧髁突不对称的文献资料，可能是选择的标准不严格，其中包括了一些可能存在颞下颌关节紊乱病患者的资料。因为在人群中颞下颌关节紊乱病的患病率很高，有许多无症状、体征。

（二）颞骨关节面

　　一般球窝关节或杵臼关节都是由一个突起的关节头和相应的一个凹面的关节窝组成的，而颞下颌关节不完全相同。在关节头相应的凹面由两个部分组成，即一个关节窝和一个关节结节，这两个部分称颞骨关节面。

1. 关节窝　关节窝（articular fossa）（图 3-13）容纳下颌髁突，粗看似横卵圆形，内侧部

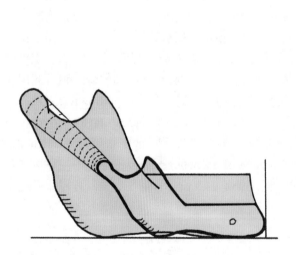

图 3-12　髁突作为下颌骨生长中心之一，在生长发育时向上、向后生长

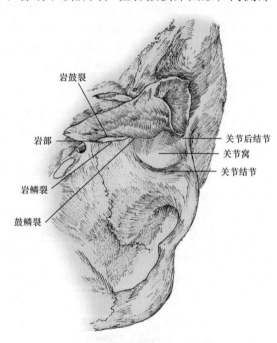

图 3-13　关节窝外形图

岩鼓裂
岩部
岩鳞裂
鼓鳞裂
关节后结节
关节窝
关节结节

表 3-1　正常成人 100 例关节间隙和髁突形态测量的平均值（mm）

	关节间隙								髁突					
	许勒位			侧位断层			侧位断层		后前位		改良颅底位			
侧	前	上	后	前	上	后	长	宽	内外径	前后径	内外径	前后径	垂直角	水平角
左	2.10	2.80	2.20	2.75	3.60	2.80	20.30	10.70	23.20	11.60	23.00	8.70	16°	14°
右	2.02	2.80	2.40	2.65	3.70	2.70	20.30	10.90	23.20	11.60	23.00	8.70	16°	12°

稍宽于外侧部。皮昕测量前后径平均为 16.12 mm，内外径平均为 23.05 mm。实际上其外形似三角形，三角形的底边在前方为关节结节，外边为颧弓的后续部分，为一窄而低的骨嵴。嵴明显者在许勒位 X 线片上可见关节窝为一清晰的白线，嵴不明显者则白线影像不清。后内侧边为鼓鳞裂、岩鳞裂和岩鼓裂。岩鳞裂在前内方，岩鼓裂在后内方，两个裂之间为颞骨岩部鼓室盖的下突。类似三角形的关节窝的内外两边相交于一点为三角形的顶点。有的此处为一骨性突起呈倒锥形，称关节后结节（postglenoid tubercle），这是人类颞下颌关节逐渐退化的结构。关节后结节下方即关节窝后内方，有一小区骨组织缺如，相应髁突外侧部后方也缺乏骨组织。在此部位所构成的外耳道软骨管也不完整，有 2～3 条 Santorini 裂隙，仅有结缔组织填充。这一解剖结构使髁突在后脱位时，可脱位至外耳道内。医生用小指插入外耳道检查关节动度时，可清楚地感触到髁突，以及是否有动度。有时还可查出关节盘是否向后方脱出。关节窝内侧为蝶骨嵴。关节窝顶部很薄，与颅中窝相隔，皮昕教授测量的平均值为 1.2 mm。这一解剖结构和人的肢体负重关节不尽相同，关节窝顶部不是负重区。

争鸣：关节窝的解剖边界

关于关节窝后界的概念有两种观点。一种观点认为关节窝后界是鼓鳞裂和岩鳞裂，因为关节囊后壁附着在此。另一种观点认为关节窝后界的骨性标志为鼓板，因为髁突运动的范围为鼓板所限制。分析这两种观点，分歧的原因可能是，第一种观点是从解剖学角度看，第二种观点是从功能解剖学角度看。也可以说第一种观点是把下颌窝以鼓鳞裂和岩鳞裂为界分为前后两部分。前部分称关节窝本部，后部分称关节窝后部。第二种观点是把下颌窝和关节窝视为一个概念。解剖关节窝和功能解剖关节窝的不一致说明颞下颌关节运动的稳定性和灵活性的统一。类似的，关于关节窝前界的概念也有两种观点：一种观点认为关节窝前界是在关节结节之顶部或稍前方，因为关节囊的前部附着在此；另一种观点认为关节窝前界是在关节结节前斜面的前端，因为下颌髁突向前运动的范围可抵达关节结节的前斜面。

---

2. 关节结节 关节窝的前方颧弓根部是关节结节（articular tubercle）。侧面看是一个骨性突起，正面看关节结节内外向是一个凹面，这个凹面和髁突内外向是一个凸面相适应。关节结节由嵴顶分为两个斜面，嵴顶的前方是前斜面，为颞下窝的延伸，斜度较小，所以关节结节无明显的前界。最大开口时髁突和关节盘可滑过关节结节嵴顶而到关节结节的前斜面。如前斜面斜度大，使髁突后退困难，则可发生关节前脱位。关节结节嵴顶的后面为后斜面，又称髁道（condylar path），是髁突向前滑动的骨性标志。髁道斜度和髁突前伸运动的轨迹有一定的相关性。关节结节的后斜面是关节的负重区。

关节结节是人类颞下颌关节有特点的结构。虽然在胚胎后期已出现关节结节，但在出生时，关节结节处仍然平坦，因为此时的颞下颌关节仅有下颌前伸运动完成吸吮动作，颞下颌关节尚未负重。在乳牙期或混合牙列期，关节结节较低。随着恒牙萌出、咀嚼功能的发展、关节负重的逐渐加重，关节结节的高度也逐渐增加。关节结节一般在上下第二磨牙萌出、建𬌗后（12～14 岁）发育基本完成。

关节结节的功能：①引导髁突向前滑动；②阻止髁突过度向前活动；③承受关节压力。

（三）关节盘

1. 关节盘的结构 一般认为关节盘从前向后分为 4 个带，即前带（anterior band）、中间带

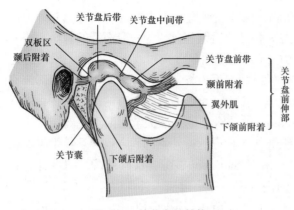

图 3-14　关节盘的结构

（intermediate zone）、后带（posterior band）和双板区（bilaminar region）（图3-14）。有的学者认为双板区没有关节盘结构，不属于关节盘本体，而是关节盘的后附着或称关节盘后垫。

（1）前带：较厚，前后径小，位于关节结节前斜面下方和关节结节顶部。前方有两个附着，即颞前附着（anterior temporal attachment）和下颌前附着（anterior mandibular attachment）。颞前附着起自关节盘前带上方，止于关节结节嵴顶和稍前方。下颌前附着起自关节盘前带下方，止于髁突前斜面的前端。在关节盘前缘颞前附着和下颌前附着之间为翼外肌上头肌腱。以上两个附着，翼外肌上头肌腱和关节囊的前部融合在一起，称关节盘前伸部（anterior extension）或称关节盘前区（图3-14）。

关节盘前带附着的肌组织为翼外肌上头，近年来许多研究报告提出了不尽相同的结果。归纳起来，关节盘前带附着的肌组织有5种情况：①翼外肌上头完全附着在关节盘前带；②翼外肌上头一小部分附着关节盘，大部分附着髁突；③翼外肌上头不附着在关节盘前带而附着在髁突；④翼外肌上头附着在关节囊，而关节囊、翼外肌和关节盘是融合在一起的；⑤翼外肌下头部分纤维附着在关节盘前带。

（2）中间带：最薄，前后径小，位于前带的后部、关节结节后斜面和髁突前斜面之间，是关节盘的主要功能面。由前后方向排列的致密胶原纤维和弹性纤维组成，有时有软骨细胞和软骨基质，无血管和神经。

（3）后带：最厚，前后径最大，位于中间带的后方，髁突横嵴和关节窝之间。由致密的胶原纤维和弹性纤维呈三维交织的补缀状组成。有时可见到软骨细胞，无神经和血管。关节盘后带的后缘和髁突横嵴的微细解剖结构关系很重要。正常情况下，关节盘后带后缘位于髁突横嵴顶之上方（图3-15）或略后方，这是盘-髁突复合体结构是否正常的标志，否则就可以出现颞下颌关节结构紊乱。如果关节盘后带后缘位于髁突横嵴前方，则可发生开口初期弹响；如果再向前移位，则可发生开口中期弹响；向前移位越大，发生在开口过程中出现的弹响越晚（图3-15）；有时关节盘移位到关节结节处，则可发生开口末期弹响。这一微细解剖结构关系对关节盘复位治疗很重要。

（4）双板区：位于关节盘后带的后方，髁突后斜面和关节囊后壁之间。双板区分成上下两层。上层起于关节盘后带后缘的上方，止于鼓鳞裂和岩鳞裂称之为颞后附着（posterior temporal attachment）。上层由粗大的弹性纤维和胶原纤维组成，富有弹性，当髁突向前滑动关节盘被拉向前时，此附着可伸长7～10 mm。由于它的弹性使关节盘向前移动的同时向后方旋转，以维持关节盘和髁突在运动中的协调关系。它和翼外肌上头构成关节盘前后一对平衡装置，保持盘-髁突复合体的正常微细解剖结构。如果牵拉过度，可损伤此结构，可引起关节结构紊乱。下层起于关节盘后带后缘下方，止于髁突后斜面后缘，称之为下颌后附着

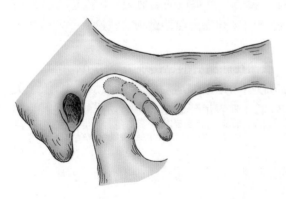

图 3-15　关节盘位置与关节弹响的关系。关节盘后带的后缘位于12点，向前移位程度愈大，开口时弹响发生的时间愈晚

争鸣：翼外肌上头的功能

张立和马绪臣报告翼外肌上头仅有 10% 附着在关节盘前带，从而认为翼外肌上头可能没有独立完成使关节盘向前滑动的功能。其作用可能是控制关节盘和髁突之间的距离和协调相互关系。许多研究报告认为，翼外肌上头起于蝶骨大翼的颞下面，颞下嵴以及翼外板的上 1/5 或 2/5，呈扁平状向后、向外，略向下，与中矢状面呈 20° 角，止于关节盘前缘。当关节盘滑动到关节结节时，其纤维起止点的牵引力是向上方，因此可以推测翼外肌上头功能是固定关节盘在关节结节处防止向前脱位。关于翼外肌上头在闭口时有活动，认识一致。而在开口运动时肌电图的研究报告不完全一致。王美青报告翼外肌上头在小开颌运动时有轻度肌电活动，大开颌运动有明显肌电活动。而国内外多数报告在开颌运动时翼外肌上头无肌电活动。尽管对翼外肌上头的功能看法仍有分歧，但是它的主要作用是协调关节盘在髁突运动的相互关系，维持正常盘-髁突复合体的精细解剖关系这一观点是一致的。Bell 在分析翼外肌上头功能时提出：在咀嚼运动中，当硬食物块在上下牙之间，用力咬而尚未咬碎的瞬间，咀嚼侧的下颌骨由于力矩作用使关节间隙增宽（下图），关节内压力下降。为了保持在咀嚼运动中关节的稳定性，一方面诸韧带和肌群的张力限制了髁突过度脱位；另一方面咀嚼侧的翼外肌上头产生了强烈的收缩，把关节盘拉向前方，使关节盘后带的最厚处移向关节间隙增宽处，使髁突、关节盘和颞骨关节面三者保持接触使其稳定。当食物被咬碎后，下颌回到牙尖交错位，翼外肌上头松弛，关节盘又恢复原位，增宽了的关节间隙又恢复正常，关节内的压力由负压转为正压。

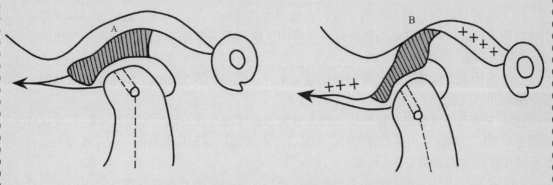

图 咀嚼运动时翼外肌、关节盘和髁突运动的相互关系

A. 咀嚼侧髁突下移，关节间隙增宽，翼外肌上头收缩；B. 把关节盘后带的最厚处拉向关节间隙增宽处（引自 Bell）

（posterior mandibular attachment）。主要由粗大的胶原纤维组成，属韧带性质。当髁突向前滑动，同时关节盘向后旋转时，后带后缘可触及附着处。如关节盘向后旋转过度可伤及此附着引起关节结构紊乱。双板区上下层之间为疏松结缔组织，有丰富的神经和血管，它组成网状形成血窦。当大开颌运动髁突向前滑动时，双板区形成负压，由此所形成的空隙，双板区像勃起组织那样，很快被充盈的扩张的血管来充填，其体积可增加 4～5 倍。这一代偿机制，有利于髁突在运动中保持稳定。当闭颌运动髁突回到原位时，扩张的双板区又被压缩复原形成正压。在髁突开闭口运动时所造成的双板区的正压-负压-正压的瞬间变换犹如一个泵一样，来促进关节的血液循环。髁突后的这一组织结构也有利于在咀嚼食物时吸收髁突的撞击声。

2. 关节盘结构与功能的关系 关节盘位于颞骨关节面与髁突之间，是人体滑膜关节中结构完整、功能复杂的唯一可运动的关节盘。它与膝关节的半月板不同，是一完整的盘状结构，将上、下关节腔完全分开。关节盘为椭圆形，内外径长约 22 mm，前后径短约 12 mm；外周缘厚，中央薄；前后部分厚，中间部分薄；内侧部分厚，外侧部分薄（图3-16）。关节盘四周附着在关节囊上，因此分割成互不相通的上下两个关节腔，使颞下颌关节形成盘–颞滑动关节和盘–颌屈戊关节组成的屈戊状滑动的复合关节。关节盘大部分无血管、神经和淋巴组织，通过滑液获取营养。关节盘周围部有血管，中央则无。后部比前部血管丰富，内侧比外侧血管丰富。有血管的关节盘部位，损伤后有一定修复能力。关节盘在解剖结构和功能运动中有以下作用：

（1）关节盘由纤维软骨组成，主要是致密胶原纤维和少量弹性纤维，因而使关节盘既有韧性又有一定弹性。纤维排列成矢状，和关节盘承受的应力方向一致，但是关节盘后带纤维排列是多方向的，三维交织呈补缀状。这种结构适应于此区关节盘承受来自各方面的应力，如压力、剪力、挤搓力等。

（2）纤维软骨组成的关节盘富有弹性，可视为一种黏弹性固体基质。在关节负重时，关节盘被挤压变形增大，可减少单位面积承受的压力（图3-17），起到两个关节骨面之间垫子的作用，缓冲对骨面的冲击力和吸收对骨面的震荡。

（3）关节盘周围部厚，中央薄，形似帽子紧扣在髁突上，对于关节盘在运动中可能发生的分离有生物力学限制作用，可增加和髁突的稳定关系（图3-16，图3-17）。

（4）从关节盘前后向剖面看，前后部厚，呈双凹形（图3-14，图3-16）。关节盘上下的凹面分别相对应着微微突起的关节结节后斜面和髁突前斜面，协调两个突起的关节骨面，避免了两个关节骨面突对突的接触，使关节运动时既灵活又稳定。

（5）据测量，关节窝大于关节盘，而关节盘又大于髁突。如前所述，颞下颌关节的关节窝是髁突的两倍大。这种球窝关系使髁突在关节窝内活动很灵活。关节盘小于关节窝，又大于髁突，使关节运动灵活的同时又不失稳定，以适应关节功能需要。

（6）从关节盘前后向矢状剖面看，它是一个可弯曲的不均质体。它的各部软硬度、厚度和弹性均不同。这一解剖结构巧妙地调节着由于髁突从关节窝向前滑动而产生变化的关节间隙，使髁突向前下运动有了可能。

（7）由于关节盘的存在，髁突做铰链运动时，把两侧髁突的水平轴矫正为冠状轴，以利于下颌做开闭口运动。

（8）关节盘的前端附有翼外肌，和关节囊的前部融合在一起，形成盘–囊–肌复合体。后端附有双板区，双板区上层富有弹性，构成关节盘在运动时前后方向的一对平衡装置，调节髁突运动中伴随的复杂的关节盘运动。

（9）关节盘内外侧缘不仅和关节囊融合而且又同时紧密地附着在髁突的内外极，称内外侧盘韧带（discal ligament）（图3-16）。它们属于真性韧带，很坚韧。这一解剖结构使关节盘和髁突形成盘–髁突复合体（disc-condyle complex）。当髁突向前滑动时，关节盘也随之同步运动。同时为了适应在运动中变化着的关节间隙，在双板区弹性牵引作用下，又以关节盘内外侧

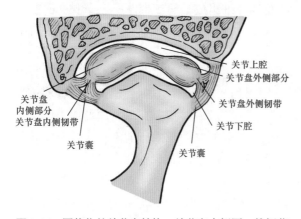

图3-16　冠状位的关节盘结构，关节盘内侧厚，外侧薄

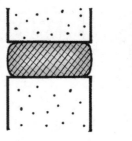
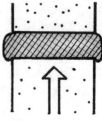

图3-17　关节盘受压后，被挤压变形，边缘突出成嵴紧扣住髁突

的盘韧带为运动轴向后方旋转，以完成复杂的髁突转动和滑动运动。

（四）关节囊和关节间隙

1. 关节囊（articular capsule） 为结缔组织构成的包囊（图 3-18）。附着在关节周围，包裹着整个关节，密封关节腔。因为有完整关节盘的存在，颞下颌关节有上下两个关节腔。一般所述颞下颌关节的关节囊比较松弛是指关节上腔的关节囊，即关节囊的上部。关节下腔的关节囊，即关节囊下部和关节盘内外侧韧带融合在一起，比较坚韧。关节囊前上方附着在关节结节嵴顶和略前方。前内方与翼外肌上头融合。下方附着在髁突颈部。外侧附着于颧弓、关节窝骨性边缘和关节后结节处。内侧止于蝶骨嵴和髁突颈部。后上方附着在鼓鳞裂、岩鳞裂和髁突颈部。关节囊和关节盘四周互相交织融合环绕包裹成一个半球状，犹如一个碗容纳着整个关节（图 3-19）。

关节囊后部附着的方式和人体其他活动关节完全包裹在关节窝外部不同。颞下颌关节的关节囊没有包裹包括鼓板的骨性关节窝部，即下颌窝，而是止于鼓鳞裂和岩鳞裂，在鼓板和关节囊后壁之间，为腮腺、神经、血管和结缔组织等软组织所充填。这一特殊的解剖结构缩小了下颌窝，使颞下颌关节在运动时既稳定又灵活。也正因为如此，在临床上，和人体其他球窝关节不同，成为髁突可以发生后移位的解剖学基础。

关节囊在组织学上分内外两层。外层为纤维层，如上所述由致密的纤维组织构成，其外侧和颞下颌韧带相融合，前部和翼外肌上头肌腱肌膜、关节盘前带的附着相融合，后部和关节盘后带的附着相融合，内外侧和关节盘内外侧韧带相融合。内侧为滑膜层（synovial membrane）。出生时滑膜覆盖整个关节腔，随着关节的负重增大，在关节的负重区滑膜逐渐消失成为纤维组织，也可称纤维型滑膜。在非负重区的滑膜薄而柔韧，富有弹性，其弹性阻力较同样厚的纯橡皮大 30 倍，对伸长可能造成的撕裂有高度的耐受力，适应于髁突的大幅度移动。滑膜分泌滑液，主要为黏蛋白，有滑润作用和营养关节软骨的功能。

2. 关节间隙 关节被关节囊所包裹，内部形成关节腔（articular cavity）或称关节间隙（joint space），由关节盘将关节腔分为关节上腔和下腔（图 3-14，图 3-16）。上腔容量为 1 ～ 1.2 ml，下腔容量为 0.5 ～ 0.8 ml。正常情况下，关节腔呈潜在间隙，仅在上腔前后末端滑膜反折处存在隐窝（recess）和小憩（pouch），有滑液存积。这一解剖结构对滑液起滑润作用，有重要意义。如果颞骨关节面和关节盘、关节盘和髁突之间接触面完全吻合，无间隙存在，那么在负重时关节腔内的滑液可以被挤出。在关节负重区内只有非常微量的滑液大分子吸附在关节软骨表面，不能由关节滑液来承受压力，减轻对关节软骨面的压力而起到保护软骨的作用。正因为有了存

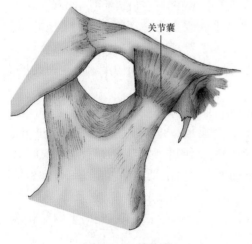

图 3-18 关节囊

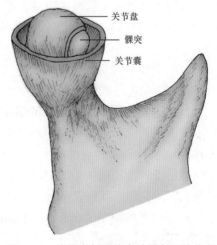

图 3-19 关节囊似碗状容纳髁突和关节盘

积在隐窝和小憩的滑液，在关节运动中瞬间的挤出和流入使关节面在承受压力时，滑液在两个关节面之间保存和扩散，很好地保护了关节软骨面。因此，当滑液分泌减少或其性质改变时，都可能影响这个功能，而使关节软骨受损。近年来，在临床上应用透明质酸进行关节腔内注射，就是为了补充这种类似滑液的黏弹性物质来增强关节腔内的流变学状态，起到缓解疼痛、改善症状的效果。

（五）关节韧带

韧带是维持一个完整关节的组成部分，是关节的附属结构。可位于关节处，也可远离关节处；可以在关节囊内，也可在关节囊外。韧带主要由致密的胶原纤维组成，也有少量弹性纤维参与。韧带的厚度和结构各关节变化很大，如承受全身重量的最大压力的韧带是足的跖韧带，它在维持足的纵弓中起重要作用，因此该韧带非常坚韧。而颞下颌关节的韧带相对比较薄弱，这与颞下颌关节具有更大的活动灵活性有关。韧带的主要功能是稳定关节，限制和引导关节运动。关节韧带分囊内韧带（intracapsular ligament）和囊外韧带（extracapsular ligament）。颞下颌关节的囊内韧带有关节盘内侧韧带、外侧韧带、下颌前附着、颞前附着、下颌后附着和颞后附着共 6 条（图 3-14，图 3-16）。这些囊内韧带有的是真性韧带，如关节盘内外侧韧带、下颌后附着。有的是变异了的韧带，如颞后附着。囊外韧带有关节外侧的颞下颌韧带（temporomandibular ligament）、内侧的蝶下颌韧带（sphenomandibular ligament）和后方的茎突下颌韧带（stylomandibular ligament），共 3 条。也有的学者把关节前方的翼下颌韧带（pterygomandibular ligament），退化了的下颌锤韧带（又称锤骨前韧带或盘锤韧带）以及关节囊（又称之为囊韧带 capsular ligament）也包括在内。如果把上述内容都列入韧带范畴，颞下颌关节韧带共 12 条，囊内 6 条，囊外 6 条。如果将两侧颞下颌关节作为一个整体，称为颅下颌关节（craniomandibular joint），则共有 24 条韧带。可见这个小关节的功能之复杂。关节囊内韧带已在前叙述，以下主要叙述颞下颌韧带、蝶下颌韧带和茎突下颌韧带（图 3-9）。

1. 颞下颌韧带（temporomandibular ligament）　颞下颌韧带是关节囊外侧的加强部分，相当于其他滑膜关节侧副韧带（collateral ligament），但又和侧副韧带不同，内侧缺如，故有的学者把两侧颞下颌韧带视为颅下颌关节的侧副韧带。韧带呈不规则四边形，为带状韧带，一般来说上面基底宽，起于颧弓根部和关节结节处，止于髁突颈部后外侧的粗糙骨面上。此韧带分深浅两层，浅层面积大呈扇形，韧带纤维由前上向后向下斜行。深层面积小，起于关节结节下面，水平走向呈柱状沿关节盘外侧，止于髁突外极、髁突颈部以及关节盘的后外侧部分（图 3-9）。其功能为：①在下颌静止时，此韧带维持下颌骨于姿态位（postural position）。韧带处于一定紧张度，但比较松弛。②小开口运动时，即关节做铰链运动时，韧带的浅层变得紧张，可以限制髁突进一步脱离关节窝。如进一步大开口，迫使关节盘和髁突向前滑动，起到引导运动作用。③大开口时，韧带深层变得紧张，韧带纤维由水平向改变为垂直向，起到了把髁突、关节盘和关节结节三者紧密连接在一起而不脱开的作用，维系着盘-髁突复合体这一重要解剖结构。当下颌后退到牙尖交错位时，可限制髁突继续后退。④两侧颞下颌韧带，像一副夹板，可防止下颌侧方运动时向侧方脱位。

2. 蝶下颌韧带（sphenomandibular ligament）　在人类演化过程中，由麦克尔软骨中间部分退化演变而来。起于蝶骨角棘和鼓鳞裂，向下向外行，呈扇形，止于下颌小舌（mandibular lingula）处。其功能为：①当大开口时，此韧带紧张，有限制下颌过度开口和过度前伸的作用，起到悬吊下颌骨功能。②当大开口以两侧下颌孔为横轴的下颌骨做滑动运动时，此韧带起到保护进入下颌孔的下颌血管和神经束的作用。

3. 茎突下颌韧带（stylomandibular ligament）　起于整个茎突，沿腮腺内侧向下向前和颊咽筋膜翼内肌筋膜融合向下，止于下颌角后表面的粗糙骨面上。其功能是当下颌前伸时此韧带紧张，有限制下颌过度前伸作用，是大开口的制动装置。

二、颞下颌关节的血供和神经支配 Blood supply and innervation of TMJ

（一）关节的血供

关节的血供（图 3-20）非常丰富，主要来自颞浅动脉（superficial temporal artery）和上颌动脉及其分支。关节的内侧有上颌动脉及它的分支脑膜中动脉（middle meningeal artery）、脑膜副动脉（accessory meningeal artery）、颞深后动脉（posterior deep temporal artery）、耳深动脉（deep auricular artery）以及来自颈外动脉（external carotid artery）的咽升动脉（ascending pharyngeal artery）。关节的外侧面有颞浅动脉的分支、面横动脉（transverse facial artery）的分支及咬肌动脉（masseteric artery）的分支。关节的前部有面横动脉分支、颞深后动脉、颧眶动脉（zygomaticoorbital artery）以及翼肌支动脉（pterygoid branch artery）。关节的后部有颞浅动脉及其分支、上颌动脉及其分支、耳深动脉（deep auricular artery）以及鼓室前动脉（anterior tympanic artery）等。这些动脉和相应静脉分布在关节囊四周，并穿过关节囊进入关节形成丰富的血管丛，有的则呈血窦。其内侧面与翼静脉丛（pterygoid venous plexus）相通。有的学者提出在关节周围 2 cm 范围内的知名动脉都有分支进入关节。

（二）关节的神经支配

关节的神经支配（图 3-21）主要来自耳颞神经（auriculotemporal nerve）及其分支，以及颞深后神经（posterior deep temporal nerve）和咬肌神经（masseteric nerve）的分支。耳颞神经分出 5 个小支进入关节：①关节支；②外耳道支；③腮腺支；④耳前支；⑤颞浅支。神经的分布如下：关节的后部主要由耳颞神经的上述小分支支配。关节的内侧面主要由耳颞神经的小分支及颞深后神经支配。关节的外侧面主要由耳颞神经的小分支及咬肌神经的分支支配。关节的前部主要由咬肌神经的分支及颞深后神经支配。这些小分支互相连成网状。一般地说在关节的后部比前部丰富，关节的外侧比内侧丰富。在进入关节的神经末梢中包括游离神经末梢（free nerve ending）主管痛觉，有鲁菲尼小体（Ruffini's corpuscle）主管温度觉，有帕悉尼小体（Pacinian's corpuscle）为压力感受器，以及梅斯纳小体（Meissner's corpuscle）主管触觉。丰富的各类神经末梢调节着复杂而精细的颞下颌关节运动。

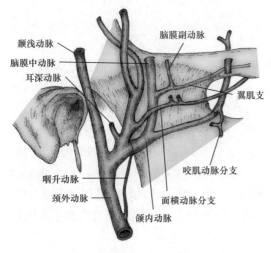

图 3-20　颞下颌关节的血供

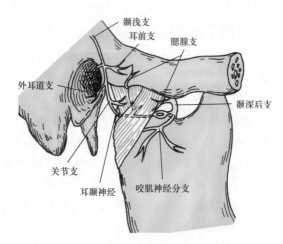

图 3-21　颞下颌关节的神经分布

第三节　颞下颌关节的功能解剖与运动
Functional Anatomy and Movements of TMJ

一、颞下颌关节功能解剖特点 Characteristics of the TMJ functional anatomy

（一）完整的关节盘

在颞骨关节面和下颌髁突之间有一个椭圆形的完整关节盘，它和人体其他活动关节不同，形成了两个互不交通的上下关节腔：颞骨关节面的关节窝、关节结节和关节盘之间形成关节上腔；下颌髁突和关节盘之间形成关节下腔。由此把颞下颌关节分为两部分，可视为两个关节。

（二）复合关节

由颞骨关节面和关节盘组成的盘-颞关节，具有滑动运动（gliding movement）功能；由关节盘和髁突组成的盘-颌关节，具有转动运动（rotary movement）功能，又称铰链运动（hinge movement）。因此，颞下颌关节是由盘-颞关节和盘-颌关节合成的复合关节。从功能运动观点看，它是屈戌关节（ginglymoid joint）或铰链关节和滑动关节（arthrodial joint）两个关节组成的屈戌-滑动关节（ginglymoarthrodial joint）。也有的学者把呈凹形的关节盘上腔面看成一个关节面，围绕另一个关节面，即关节结节（关节头）做转动运动。这样，盘-颞关节也是屈戌关节，颞下颌关节则成为双屈戌关节。

（三）联动关节

左右两侧的颞下颌关节的髁突被下颌支和下颌体部连结成一个整体的下颌骨。因此，下颌骨活动时，两侧颞下颌关节联动。换言之，没有一侧颞下颌关节运动而另一侧不运动的关节运动。从功能运动观点看，两侧颞下颌关节可视为一个关节，称颅下颌关节（craniomandibular joint），也可以说这个关节是有双髁状关节（bicondylar joint）。这有助于理解临床上一侧颞下颌关节紊乱病，常常另一侧也受累的发生机制。两侧颞下颌关节在复杂运动时，如果每一侧活动的程度和时限不一致，就会产生各种类型的异常开口型，甚至有不少古怪的开口型，其机制也就不难理解了。

（四）多个瞬间运动轴

人体其他活动关节有的只有一个运动轴，如指间关节，只能做简单的铰链运动及屈伸运动。有的关节虽然大，如桡尺关节，也只能围绕骨的长轴做旋转运动，也只有一个运动轴。膝关节是人体最大的关节，其运动主要为简单的铰链运动，而肩关节、髋关节这样的球窝关节（ball and socket joint），就有多个运动轴，是复杂关节，能做各种复杂运动。颞下颌关节或称颅下颌关节，是由左右两侧两个盘-颞关节和两个盘-颌关节共4个关节组成的双复合关节。两侧盘-颌关节运动时有一个运动轴，两个盘-颞关节同步运动时又有一个运动轴。一侧咀嚼运动时，咀嚼侧基本做盘-颌关节活动，而对侧平衡侧则作盘-颞关节活动，此时又产生一个运动轴。随着运动方式的转变，运动轴也瞬间改变，从理论上说，颞下颌关节有无数个瞬间运动轴（instantaneous axis）。

（五）𬌗-颌关节

人体关节的活动度都是有限的。制约关节活动的解剖因素有肌群、韧带、关节囊和关节面，任何关节都是如此。下颌骨自下颌髁突延下颌骨升支后缘通过下颌角伸展到下颌骨体部的下缘。这是一条"L"形的牙力轨道和肌力轨道。我们想象把"L"形扳直，那么我们也可以说下颌骨和四肢长骨一样，不过是变形了的长骨。颞下颌关节活动和四肢长骨关节一样，也受上述因素制约。所不同的是除了肌群、韧带、关节囊和关节面的制约因素之外，还有变形长骨末端的牙和牙列。无论从解剖结构观点还是从功能运动观点，颞下颌关节活动均受𬌗面形态的影响，受牙列形态的影响。例如，闭颌运动可以看作四肢长骨的屈曲运动，受𬌗面形态影响；又如侧方运动，咀嚼食物时也受牙尖斜面和牙列曲线的影响；甚至开口运动也受前牙的覆盖（over jet）和覆𬌗（over bite）的影响。因此，从功能运动观点看，两侧颞下颌关节和𬌗可以视为一个功能整体，成𬌗-颌关节或牙-颌关节（temporomandibular dental articulation）。换言之，𬌗可以看作一种特殊的关节，是颞下颌关节的延伸，不过这个关节活动方式是以牙的接触和分离为特征；而颞下颌关节可以看作一种特殊的𬌗，是第三磨牙的延伸。𬌗-颌关节的这一特点，对诊断和治疗关节病非常重要，对关节重建、关节置换也很重要。在颌骨缺损修复手术中，更应考虑这一特点，否则就不能很好地恢复其正常功能。

（六）侧副韧带不完整

韧带可限制关节活动，从而防止关节半脱位和脱位，是关节的稳定性装置。人体活动关节尤其是负重关节，其两侧都有强有力的侧副韧带以增加关节的稳定性。颞下颌关节外侧仅有类似于侧副韧带的颞下颌韧带，和其他关节的侧副韧带比较，相对薄弱，其内侧则无明确的侧副韧带。如果把双侧关节看作一个颅下颌关节，那么颞下颌韧带才和其他关节的侧副韧带相似。侧副韧带的不完整，使颞下颌关节活动灵活性增加，以适应这个关节的复杂运动。

（七）松弛的关节囊

人体活动关节的关节囊十分完整地包裹整个关节，关节囊由致密的结缔组织组成，厚而坚韧，成为关节的稳定装置。颞下颌关节的关节囊不是包裹在整个关节结构之外，而且关节囊的腹侧由于有翼外肌插入关节盘，使此处关节囊不完整。关节囊的下部分形成关节下腔，比较致密，关节囊的上部分形成关节上腔，比较松弛。整个关节囊薄而松弛，使得关节活动更有灵活性，以致即使没有外力颞下颌关节也可发生半脱位甚至完全脱位。

（八）相对宽大的关节窝

人体滑膜关节的关节头和关节窝像杵臼一样，又称杵臼关节，球窝相扣紧密，如髋关节。而颞下颌关节的关节窝明显大于髁突，约两倍大。关节窝的前方没有明确的界限。当下颌做小开颌运动时，髁突仅是铰链活动，它在关节窝内的活动和髋关节的球窝关节相似。一旦下颌做大开颌运动，髁突置于关节结节处再运动时，髁突即脱离关节窝的限制而有更大的活动灵活性，以致可以没有外力而发生完全性前脱位，这和这种解剖特点也有关。

（九）关节盘附有肌组织

人体负重关节，如膝关节，在两个关节面之间有半月板（meniscus），关节盘起到垫圈作用，有承受压力、吸收震荡功能。半月板都牢固地附着在关节囊及其附近的骨面上，不能主动运动。颞下颌关节盘的特点之一是盘的前方附有翼外肌，翼外肌收缩可使关节盘向前移动。在复杂的关节运动中，由于关节盘的移动，使关节的活动更为多样化。另外，在关节盘的后方没有相应的肌组织和翼外肌拮抗，以致关节盘的前后平衡装置力量不对称。这可能是颞下颌关节盘移位和脱位在人体半月板中发生率最高的解剖因素之一。

（十）十分灵活的关节

肢体的负重关节，如髋关节和肩关节，都具有稳定性和灵活性的特点，一方面它要承受人体重量，必须具有稳定性，另一方面它又很灵活，能做屈、伸、内收、外展、旋转和环绕等各种运动。颞下颌关节也是负重关节，要承受咀嚼压力。它也具有稳定性和灵活性的双重特点。在人类漫长的进化过程中，颞下颌关节和肩关节一样，其稳定性相对来说逐渐减弱，其灵活性则在逐渐增加。从结构和功能统一的观点看，这两个关节都是以牺牲稳定性而使其更灵活为特征的，颞下颌关节和肩关节一样，是人体最为灵活的关节，也是脱位最多的两个关节。

　　综上所述，颞下颌关节的功能解剖特点是：颞下颌关节由左右两侧共4个关节，即两个铰链关节和两个滑动关节组成，它和牙、咬合协同作用，形成功能整体，是具有转动运动和滑动运动多个瞬间运动轴的左右复合联动关节。

二、颞下颌关节的功能运动 Functional movements of TMJ

　　剖析颞下颌关节运动，如果不和下颌运动结合起来，尤其是和下颌功能运动结合起来，就不能真正理解和揭示这个关节的功能解剖运动。颞下颌关节运动归纳起来就是转动运动和滑动运动两种方式。物理学认为转动是物体围绕其中心运动，滑动则是物体上每一点均同时在做等速、等向运动。人体的运动不单纯是机械运动，关节受神经的支配和调节，其活动适应于生理功能需要，因此常常是生物机械运动。

（一）颞下颌关节转动运动

有两种方式的转动运动，即水平轴转动和垂直轴转动。

1. 髁突水平轴转动有两种位置的转动运动　①在两侧关节窝内以两侧髁突的水平轴转动（图3-22）：这种运动发生在小开口运动时，为两侧下颌骨的对称性运动，下颌下降约2 cm，又称下颌或关节的铰链运动，运动发生在关节下腔，即关节盘不活动。髁突对关节盘转动可以说是盘-颌关节运动，髁突转动角度平均为12°。②在两侧关节结节处以两侧髁突做水平轴的转动运动：这种运动发生在从大开口到最大开口度时，如打哈欠，仍然是髁突在关节盘下转动，发生在关节下腔，髁突转动使其前斜面于关节盘前带为止。这时开口度可达约5 cm，如再向前运动，可损伤颞下颌韧带、盘韧带和盘附着而患病，甚至发生半脱位或脱位。

2. 髁突的垂直轴转动　是指以一侧髁突为垂直轴的转动。这种运动发生在下颌骨侧方运动，如咀嚼时下颌做侧方运动其工作侧的髁突为转动，而非工作侧髁突为滑动运动（图3-23）。这种下颌运动是非对称性运动，即一侧髁突转动，另一侧髁突滑动。

（二）颞下颌关节滑动运动

1. 两侧髁突向前下滑动　下颌开口运动时，两侧髁突从两侧关节窝，沿关节结节后斜面向下、向前滑动，下颌骨颏部向下、向后做相反方向活动，下颌骨的运动轴在两侧下颌孔附近。

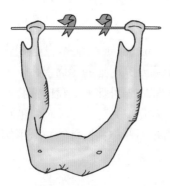

图3-22　沿两侧髁突的水平轴做转动运动图

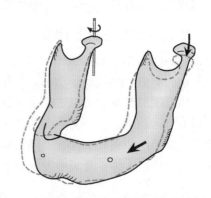

图3-23　右侧咀嚼时，工作侧（右）髁突垂直轴做转动，非工作侧（左）髁突做滑动运动

这种运动为两侧下颌骨的对称性运动，运动发生在开口度超过 2 cm 的大开口运动，又称关节的滑动运动。运动发生在关节上腔，即关节盘和髁突作为一个复合体在关节窝内发生滑动，也可以说是盘-颞关节运动。因此，大开口运动是既有转动运动又有滑动运动的混合运动。开口运动小于 2 cm 时是转动运动，大于 2 cm 时就产生滑动运动，在滑动过程中髁突在关节盘下仍然做转动运动。

人类颞下颌关节在大开口时之所以发生髁突的滑动运动，是由于人的直立行走，头部从水平悬吊改为垂直位，使髁突-下颌支后缘和乳突、颈椎之间的间隙变窄，间隙内充满腮腺、神经、血管、肌群和软组织。大开口时，髁突下颌支后荡时受到阻挡，因此髁突向前滑动作为代偿，增加了这个间隙的空间，运动轴移向下颌孔附近，此时下颌骨才能自由活动，而不改变头部的垂直位。如果髁突不滑动而又要大开口，只有颈后肌群代偿性收缩使头后仰，增大髁突下颌支和乳突颈椎之间的距离才可行。这种代偿机制在一般正常大开口时不发生，在开口困难又要大开口时，我们可以见到这种头部代偿运动；在情绪激动大声发音时也可见到此代偿运动。自然大开口运动范围一般在 3.7 ~ 4 cm。此时髁突滑行到关节结节处，不再向前滑动，被拉紧的关节囊、颞下颌韧带和肌群所制约，也被拉长的关节盘后附着所制约。如果此时髁突再向前滑动，则可能损伤诸韧带而发生半脱位和完全脱位等。

2. 两侧髁突向前滑动的下颌前伸运动　从两侧关节窝，沿关节结节后斜面，使两侧髁突向下向前滑动，与开口运动不同的是颏部不向下向后做相反方向运动，仅做下颌前伸运动，此时为单纯的髁突滑动运动。运动发生在关节上腔，是盘-颞关节运动，也为两侧下颌骨的对称运动，如婴儿吮奶时的下颌前伸运动。

3. 一侧髁突向前向下滑动的下颌侧方运动　一侧髁突在关节窝沿关节结节后斜面向前向下滑动，这种运动发生在一侧咀嚼运动时，如右侧咀嚼食物，右侧髁突为工作侧，髁突沿垂直轴做转动运动，如前面所述，而非工作侧左侧发生髁突向下向前向内滑动运动（图 3-23）。

4. 一侧髁突的上下滑动运动　当后牙咬碎大块硬食物，在被咬碎的瞬间，咀嚼侧髁突做瞬间的上下滑动（图 3-24）。这时关节腔被扩大，髁突呈不稳定的状态。为了稳定髁突，翼外肌上头可产生强力收缩，把关节盘后带最厚处拉向关节间隙增宽处（图 3-15）。当把大块硬食物咬碎后，关节腔又复原样。由此可以理解这种调节机制多么精细，一旦食物的大小和硬度超过关节韧带限度而被损伤，即可造成关节结构紊乱。

（三）其他的关节运动

除上述关节运动外，下颌的后退运动和下颌的闭颌运动，只是沿下颌的前伸运动和下颌开颌运动的轨迹做相反方向运动，在关节结节的髁突从远处后退到关节窝内。不过当从正中关系位到正中𬌗位，如咀嚼食物，下颌的运动还受牙尖和𬌗关系的影响。正常情况下，正中𬌗还可以后退约 1 mm。髁突可以后移位的解剖因素是髁突后缘和关节窝后壁之间有软组织存在。

（四）正常下颌运动的最大值

下颌运动受韧带和关节囊的限制，因此有最大值并且可以有重复性，又称下颌边缘运动。根据王毓英报告，右侧方运动为 10.5±4.4 mm，左侧方运动为 10.0±3.7 mm，前伸运动为 10.5±4.4 mm，张口运动为 48.0±15.5 mm，正中𬌗的后退运动多在 1 mm 以内。

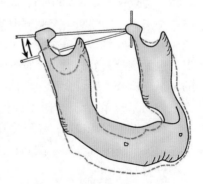

图 3-24　咀嚼硬物时，咀嚼侧（右）髁突做瞬间上下滑动

（傅开元　雷　杰）

复习思考题及病例分析
Review Questions and Case Analysis

一、复习思考题 Review questions

1. 从解剖学观点叙述造成开口困难可能的原因。
2. 颞下颌关节主要的解剖生理学特点是什么？
3. 从解剖生理学角度分析，为何全身关节中颞下颌关节发生脱位和半脱位的发病率最高？
4. 试分析为什么人类颞下颌关节大开口时会出现明显的向前滑动运动。
5. 试分析颞下颌关节运动受哪些因素制约。

二、病例分析 Case analysis

1. 青年男性，因完全不能开口已 7～8 年来就诊。询问病史：既往无全身疾病，颌面部无外伤史，无全身关节病史。唯在一岁左右感冒咳嗽高热后右侧耳痛，流脓液，现耳部已恢复正常。检查患者全身一般状况良好。牙颌面部呈小下颌畸形，颏部明显后缩，并向右侧偏。面部右侧稍丰满，左侧呈扁平状，完全不能开口。X 线片见右侧关节腔消失，髁突和关节窝融合为致密团块呈骨球状。两侧下颌角前切迹明显凹陷，左侧关节 X 线影像基本正常。诊断为右侧颞下颌关节强直。试问，病史所述的 1 岁左右右耳痛流脓与颞下颌关节强直发病有无关系？如果有，从解剖上如何解释？从解剖上怎样解释小下颌畸形及两侧面部不对称。

2. 女性，18 岁，主诉左侧颞下颌关节有响声 1 年，近 3 个月弹响声明显，且常常晨起第一次张口"卡住"，用手晃动后可以大张口。检查：开口度 45 mm，不痛，左侧关节开口初、闭口末可闻及一清脆的弹响声；两侧关节及咀嚼肌无触压疼痛；无明显咬合异常。X 线检查：双侧髁突略位于关节窝后，关节前间隙增宽，形态骨质均正常。试问，关节弹响是如何发生的？为什么晨起会"卡住"？

3. 女性，20 岁，主诉左侧颞下颌关节张口受限疼痛 1 周。曾有张口弹响史 1 年多，近来反复发生晨起"卡住"，很快恢复。1 周前晨起发现左关节张口受限，大张口时疼痛，一直无好转。检查：开口度 28 mm，无明显咬合异常，开口及下颌前伸时下颌左偏。触诊：左侧髁突滑动不明显，无弹响，左侧髁突颈部压痛明显。如何解释张口受限和疼痛的临床症状？

4. 中年女性，因左侧颞下颌关节弹响 5～6 年来就诊。既往无全身疾病。颌面部无外伤史，也无全身关节病史。唯睡眠不好，白天常打哈欠，喜欢吃硬食物，如咬小核桃、榛子之类的坚果。检查：患者全身一般情况良好，牙颌面发育基本正常；自然开口度 50 mm，不痛，开口型偏斜呈"↘"，开口时下颌先向左侧偏，并可闻明显弹响声，然后下颌复原至正中继续开口，弹响发生在开口初；右侧关节未见异常；咬合关系基本正常。X 线片见关节骨质基本正常，唯左侧关节间隙有改变。试问，开口运动是否过大，开口型为什么偏斜，从解剖上怎样解释开口型异常？

5. 中年男性，因开口受限 3～4 年来就诊。既往无全身疾病，颌面部无外伤史，无全身关节病史，有夜磨牙史。3 年前有左侧颞下颌关节弹响疼痛史，后弹响消失，开口受限。检查：全身一般情况良好，牙颌面部基本正常，开口度 20 mm，开口型"↘"，右侧髁突有滑动运动，左侧髁突有动度但无滑动运动；两侧关节区触诊无压痛、无弹响；咬合关系基本正常。X线片见左侧颞下颌关节腔变窄，髁突骨质消失，表面不整齐，有较多的骨质破坏。关节镜见左侧关节上腔有瘢痕条索粘连。试问，从解剖因素如何解释开口受限，开口型"↘"偏向左侧，左侧髁突无滑动？

6. 女性，22 岁，主诉前牙开𬌗要求矫治。追问病史，6～7 年前有关节弹响、开口受限和疼痛史，经吃药和理疗上述症状消失。但近 3～4 年发现前牙慢慢开𬌗，下颌后缩。否认外伤史，否认系统性疾病。检查：全身情况良好，开口度 45 mm，双侧关节有破碎音；触诊两侧髁突不明显，关节和肌肉无明显疼痛；闭口位，两侧前牙和前磨牙均没有接触，颏部明显后缩。X线片见两侧髁突严重磨损、变短小。试问，牙颌面畸形与颞下颌关节疾病有关系吗？如何解释前牙开𬌗的形成？

第三章　病例
分析参考答案

（傅开元）

第四章 肌

Muscles

　　本章将介绍头部肌、颈部肌及腭咽部肌。舌肌将在口腔局部解剖中介绍。通常将头部肌分为浅层的表情肌（又称为颅面肌）及深层的咀嚼肌。颈部肌分为颈浅及颈外侧肌群，舌骨上、下肌群，椎前肌以及椎外侧肌。

第一节　头部肌
Muscles of the Head

一、表情肌 Expression muscles

　　表情肌（expression muscles）又称为颅面肌（craniofacial muscles），属皮肌，是面部肌肉的重要组成部分（图 4-1）。该肌不仅存在于面部，而且也存在于头皮和颈部。表情肌大部分

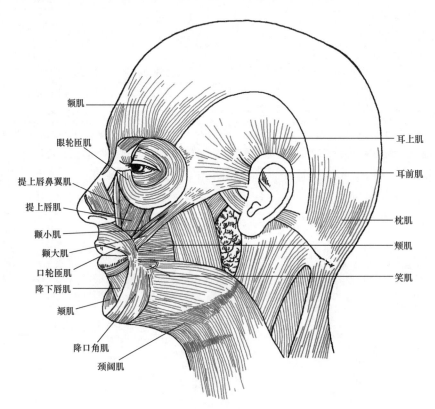

图 4-1　表情肌

起自颅面骨表面或筋膜，止于皮肤。与身体其他区域不同，在其分布的区域，皮下没有明显的深筋膜，肌组织直接与颅面部皮肤相连，并深入至皮肤之中。这些肌肉主要位于面部自然孔裂的周围，具有环行与放射状两种排列方式，其中呈环行排列者，其功能为缩小孔裂；呈放射状排列者，则起开大孔裂的作用。基于上述特点，面部表情肌的主要功能是作为面部孔裂的括约肌与开大肌。此外，其肌纤维收缩时可使面部皮肤形成不同的皱折和凹陷，从而表达喜、怒、哀、乐等各种表情，并部分参与咀嚼、呼吸、吞咽、言语等活动。表情肌由薄层肌束构成，肌力较弱，其大小、形状及厚薄在不同个体之间的变异相当明显。面部表情肌及面神经均由第二咽弓发育而来，在胚胎发育的过程中，随表情肌的发育而将面神经带入其内。二者的同源性决定了所有表情肌均由面神经支配（受面神经支配的肌肉还包括颈阔肌、二腹肌后腹、茎突舌骨肌及镫骨肌等）。面神经受损，将会导致其所支配的相应表情肌发生功能障碍；反之，在临床上也可根据表情肌的功能障碍来分析判断受损面神经的部位。

根据部位，表情肌可分为口周、眶周、鼻部、耳部及颅顶等五群肌肉。表情肌通常根据其功能而命名。对于大多数面部表情肌而言，可明确地加以命名，而有些肌肉则是插于两组肌肉之间，或不同的肌肉相互交织、融合，故无法准确地将其命名。此外，表情肌还存在着种族差异及个体差异。

（一）口周肌群

口唇功能极为复杂，口周肌群包括呈环行排列的口轮匝肌（其功能为缩小口裂）以及呈放射状排列的其他诸肌（其功能为开大口裂）。按其部位可分为口轮匝肌、口周肌上组、口周肌下组及颊肌。

呈放射状排列的肌肉可分为深、浅两层：

$$口周肌浅层\begin{cases}提上唇鼻翼肌\\提上唇肌\\颧小肌\\颧大肌笑肌\\降口角肌\end{cases} \qquad 口周肌深层\begin{cases}提口角肌\\降下唇肌\\颏肌\end{cases}$$

1. 口轮匝肌（orbicularis oris） 口轮匝肌是围绕在口裂周围的括约肌，又称为口括约肌（oral sphincter），为椭圆状环行扁肌，由数层不同方向的肌束组成。该肌不是直接起自于骨面上，其肌纤维大多来自于其他表情肌，真正属于其本身的固有肌很少，因此，可将该肌视为一个来自多个肌肉，具有闭唇功能的功能单位。其固有肌位于浅层，其深层肌束来自于颊肌的唇部，其中层肌束则由颧大肌（颧肌）、颧小肌（上唇方肌颧头）、提上唇肌（上唇方肌眶下头）、提口角肌（尖牙肌）、降口角肌（三角肌）、降下唇肌（下唇方肌）等构成。

神经支配：面神经的颊支和下颌缘支。

血供：由面动脉、上颌动脉、颞浅动脉供血。

功能：该肌具有多种功能，主要为闭唇、噘嘴并参与咀嚼及发音。

2. 口周肌上组 包括浅层的颧小肌、提上唇肌、提上唇鼻翼肌（以上三者以前曾被统称为上唇方肌）、颧大肌、笑肌及深层的提口角肌。

（1）颧小肌（zygomaticus minor）（上唇方肌颧头）

起止及走行：起于颧大肌起始处前方的颧骨骨面，肌束向内下走行，止于上唇外侧份的皮肤。

神经支配：面神经的颊支和颧支。

血供：由面动脉的上唇动脉供血。

功能：提上唇，并与其他面肌协同，表达蔑视表情，还参与鼻唇沟的加深及上提。

（2）提上唇肌（levator labii superioris）（上唇方肌眶下头）

起止及走行：起自上颌骨眶下缘稍下方，其上部肌束位于眼轮匝肌的深面，一部分肌束下行止于上唇外侧的皮肤，其他的肌束则并入口轮匝肌。

神经支配：面神经的颊支和颧支。

血供：由面动脉及起自上颌动脉的眶下动脉供血。

功能：主要的功能为提上唇，此外，也参与鼻唇沟的加深。

（3）提上唇鼻翼肌（levator labii superioris alaeque nasi）（上唇方肌内眦头）

起止及走行：起自上颌骨的额突，平内眦韧带水平。大部纤维止于鼻大翼软骨和皮肤，部分纤维进入上唇与口轮匝肌相交织。

神经支配：面神经的颊支和颧支。

血供：由面动脉及起自上颌动脉的眶下动脉供血。

功能：提上唇及开大鼻孔，此外，也参与鼻唇沟的加深。

（4）颧大肌（zygomaticus major）（颧肌）

起止及走行：此肌起自颧骨外表面，恰位于颧颞缝的前方，肌束斜向下止于口角皮肤并加入口轮匝肌。

神经支配：面神经的颊支和颧支。

血供：由起自面动脉的上唇动脉供血。

功能：牵拉口角向上外方，如在笑时。

（5）笑肌（risorius）

附着及走行：笑肌与其他面肌不同，不是起自骨面，而是起于腮腺咬肌筋膜，肌束呈水平方向走行，会聚止于口角的皮肤和黏膜，有时与颈阔肌的面部肌纤维不易区分。

神经支配：面神经的颊支和颧支。

血供：由起自面动脉的上唇动脉供血。

功能：牵拉口角向外，如在微笑时。

（6）提口角肌（levator anguli oris）（尖牙肌）

起止及走行：为上唇深层肌肉。起于上颌骨尖牙窝，眶下孔的下方，肌束向口角方向下行，止于口角皮肤，部分肌纤维围绕口角与下唇的口轮匝肌混合。

神经支配：面神经的颊支和颧支。

血供：由面动脉的上唇支及上颌动脉的眶下支供血。

功能：上提口角。

3. 口周肌下组　包括浅层的降口角肌和深层的降下唇肌、颏肌。

（1）降口角肌（depressor anguli oris）（三角肌）

起止及走行：为三角形的扁肌。起自下颌骨外斜线，肌纤维向上止于口角的皮肤，部分肌纤维插入上唇的口轮匝肌。

神经支配：面神经的下颌缘支。

血供：由面动脉的下唇动脉及下牙槽动脉的颏动脉供血。

功能：降口角，表达悲伤的表情。

（2）降下唇肌（depressor labii inferioris）（下唇方肌）

起止及走行：起自下颌骨颏孔前方，肌束向上内走行，与对侧同名肌汇合，止于下唇的皮肤和黏膜，并参与形成下唇的口轮匝肌。

神经支配：面神经的下颌缘支。

血供：由面动脉的下唇动脉及下牙槽动脉的颏动脉供血。

功能：降下唇并使之轻度向外。

（3）颏肌（mentalis）

起止及走行：位于降下唇肌的深面。起自下颌骨切牙区骨面，肌纤维向下止于颏部皮肤。

神经支配：面神经的下颌缘支。

血供：由面动脉的下唇动脉及下牙槽动脉的颏动脉供血。

功能：上提及前突下唇，表达怀疑、蔑视的表情。

4. 颊肌（buccinator）（图 4-2）　颊肌位于颊部深层，为一薄而扁平的长方形肌肉。虽然将其归入表情肌，但是其主要功能与咀嚼有关。

起止及走行：颊肌有两个主要起点：一是翼突下颌缝的前缘；二是上、下颌骨磨牙区的

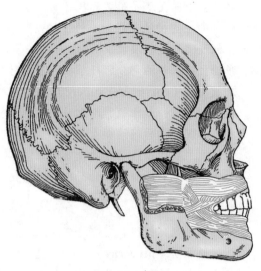

图 4-2　颊肌

牙槽嵴。此外，少部分纤维还起于翼钩与上颌结节之间的腱性结构。肌纤维起初位于下颌支的深面，而后经过磨牙后区进入颊部。肌纤维最终加入口轮匝肌并形成口轮匝肌的深层。颊肌的中份纤维主要起于翼突下颌缝，于口角处交叉后分别加入上唇和下唇的口轮匝肌（即下部肌纤维进入上唇，上部肌纤维进入下唇），但其最上和最下纤维不交叉而分别进入上、下唇。

神经支配：面神经的颊支。

血供：由面动脉的分支及上颌动脉的分支供血。

功能：牵口角向外后。其主要功能为保持在开、闭口状态下颊部的张力（该肌于开口时松弛，闭口时逐渐紧张）防止咬伤颊黏膜，并将食团保持于上、下磨牙之间而协助咀嚼。此外，还可使颊部贴近牙齿而参与吮吸及用力鼓气。颊肌麻痹时，可导致颊黏膜反复被咬伤，并使食物存留于口腔前庭。

从以上有关口周肌群的描述中可以看出，许多肌肉在口角旁交织会聚在一起，并在此处形成一个可被触知的纤维性结节状团块——口角轴（modiolus）。口角轴为一高度复杂的三维立体结构，由位于不同平面的肌肉，以螺旋状的轴干为中心呈放射状交织排列而成，它可被部分肌肉固定并为其他肌肉的运动提供基础。

（二）眶周肌群

眶周肌群包括眼轮匝肌和皱眉肌。

1. 眼轮匝肌（orbicularis oculi）　分布于眼睑内，肌纤维呈环行围绕于眶周。眼轮匝肌主要由眶部、睑部和泪囊部三部分构成。

眶部：是眼轮匝肌的最大部分，其分布范围超过眶缘延伸至面部。肌纤维起于 3 个部位：额骨的鼻部、上颌骨的额突以及睑内侧韧带。肌束排列成环状，在外眦处止于皮肤，并与邻近诸肌相移行。

睑部：位于睑部皮下，主要起于睑内侧韧带及邻近骨面，其上、下睑的肌束会合后止于睑外侧缝。

泪囊部：肌束细小，起自泪骨，走行于泪囊的后方，在此处一部分肌纤维插入泪囊筋膜；其余纤维插入到睑外侧缝及泪小管附近的睑板。

神经支配：面神经的颞支和颧支。

血供：由颞浅动脉、面动脉、上颌动脉（眶下动脉）以及眼动脉的分支供血。

功能：眼轮匝肌是眼裂的括约肌。眶部的作用是使眉下降，并与睑部共同作用使睑用力闭合。睑部的主要功能是轻闭眼睑（如眨眼和睡眠时）。泪囊部收缩，通过牵拉泪囊筋膜使泪囊扩张，促进泪液进入泪囊。

眼轮匝肌上部的部分肌纤维插入眉被称为降眉肌，其作用为降眉。

2. 皱眉肌（corrugator supercilii）

起止及走行：起于额骨眶上嵴内侧端眼轮匝肌深面，向上外走行，止于眉中部的皮肤。

神经支配：面神经的颞支和颧支。

血供：主要由颞浅动脉的分支供血。

功能：收缩时牵拉眉部向下内，使鼻根部上方的皮肤形成垂直的皱纹，表达痛苦表情。

（三）鼻部肌群

鼻部肌群包括三组肌肉：降眉间肌、鼻肌和降鼻中隔肌。

1. 降眉间肌（procerus）

起止及走行：起自鼻骨及鼻软骨外侧，垂直向上走行，止于眉内侧及眉间鼻根部的皮肤。

神经支配：由面神经的颞支和颧支支配，也有人认为由颊支支配。

血供：主要由面动脉供血。

功能：收缩时在鼻根部形成横行皱纹。

2. 鼻肌（nasalis） 由横部（鼻孔缩小肌）和翼部（鼻孔开大肌）组成。

起止及走行：横部起于上颌骨尖牙牙根上方的区域，肌纤维越过鼻背与对侧的同名肌汇合。翼部起于上颌骨侧切牙牙根上方的区域，止于鼻大翼软骨。

神经支配：由面神经的颊支支配，也可接受颧支的支配。

血供：由面动脉及来自上颌动脉的眶下动脉供血。

功能：横部收缩鼻孔，翼部开大鼻孔。

3. 降鼻中隔肌（depressor septi）

起止及走行：起于上颌骨切牙区，上行止于鼻中隔软骨。

神经支配：由面神经的颊支支配，有时也可接受颧支的支配。

血供：由面动脉的上唇动脉供血。

功能：拉鼻中隔向下并收缩鼻孔。

（四）耳部肌群

耳部肌群包括耳上肌、耳前肌和耳后肌。人类的耳部肌已明显退化，而且存在变异。

起止及走行：耳前肌及耳上肌均起于颅顶帽状腱膜，耳前肌行向后下，止于耳郭软骨内面；耳上肌行向下，止于耳郭。耳后肌起于乳突根部，行向前越过胸锁乳突肌的浅面，止于耳郭软骨之后方。

神经支配：耳前肌和耳上肌由面神经的颞支支配，耳后肌由耳后支支配。

血供：由耳后动脉及颞浅动脉供血。

功能：耳周肌的功能很弱，但它们可使耳向前、向上或向后移动。

（五）颅顶肌

颅顶肌包括枕额肌和颞顶肌。

1. 枕额肌（occipitofrontalis） 枕额肌有两个肌腹，后方为枕腹（枕肌），前方为额腹（额肌）。

起止及走行：每侧枕腹以纤维腱性结构起于枕骨上项线的外 2/3 及颞骨乳突，向前与帽状腱膜相延续；每侧额腹起于帽状腱膜的前缘，该肌不直接附着于骨，肌纤维向前融入眼轮匝肌的眶部及眉部皮肤，为眼轮匝肌的拮抗肌。

神经支配：由面神经支配。

血供：由颞浅动脉、眼动脉、耳后动脉及枕动脉供血。

功能：枕腹主要功能为向后牵引帽状腱膜，并与额腹共同作用开大眼裂；额腹收缩可上提眉部及眼睑、皱额纹。

2. 颞顶肌（temporoparietalis） 位于枕额肌的额腹与耳上肌、耳前肌之间。该肌基本已经退化，偶尔出现。

3. 帽状腱膜（galea aponeurotica） 又称颅顶腱膜（epicranial aponeurosis）。覆盖于颅穹窿部，与颅顶肌相延续，前连枕额肌的额腹，后接枕额肌的枕腹，形成一个从眉弓至枕外隆凸及上项线的薄层纤维腱膜性结构。腱膜与其下方的颅骨骨膜连接疏松，而与其上方的头皮紧密相连。因此，在行神经外科手术时，多经帽状腱膜下层剥离头皮组织瓣，此层容易分离，且瓣内富含血管，组织瓣不易坏死。

二、咀嚼肌 Masticatory muscles

虽然头颈部许多肌肉均参与咀嚼运动，但通常咀嚼肌只包括四对肌肉，分别为咬肌、颞肌、翼内肌及翼外肌。其主要功能为在言语和咀嚼活动中运动下颌。其中咬肌及颞肌位置相对较浅。咀嚼肌均由第一咽弓发育而来，其神经支配均为三叉神经的下颌支。

（一）咬肌

起止及走行：咬肌（masseter）（图4-3）呈四边形，分浅、中、深3层。浅层最大，起于上颌骨颧突及颧弓下缘的前2/3；中层起于颧弓前2/3的深面和后1/3的下缘；深层起于颧弓的深面，3层纤维行向后下，止于下颌角、下颌支外侧面及喙突。

神经支配：由下颌神经前干的咬肌神经支配。

血供：由颞浅动脉、上颌动脉和面动脉供血。

功能：在咀嚼运动时，上提下颌并微向前，还参与下颌侧方、前伸后退运动。

（二）颞肌

起止及走行：颞肌（temporalis）（图4-3）呈扇形，起于颞窝和颞深筋膜的深面，该肌穿行于颧弓深面继续下行，大多数肌束会聚为肌腱止于喙突（尖、内面、前缘及后缘）、下颌支前缘直至下颌第三磨牙后方。正是由于肌肉的扇形分布，故其肌纤维具有多种走行方向：前部纤维垂直向下；后部纤维斜向前下；而最后部纤维则几近水平向前。咬牙时，在颞部很容易触

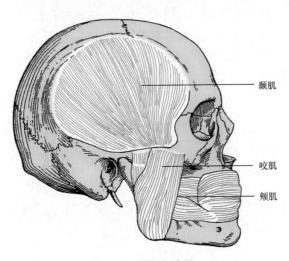

图4-3 颞肌和咬肌

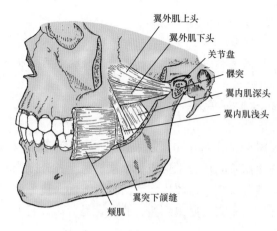

图 4-4　翼内肌和翼外肌

及该肌的收缩。

　　颞肌由强大的颞深筋膜覆盖。该筋膜向上附着于颞上线；向下则分为深、浅两层，分别附着于颧弓上缘的内面和外面。两层间有脂肪组织及来自颞浅动脉和上颌神经的小分支。

　　神经支配：由来自下颌神经前干的颞深神经支配。

　　血供：由颞浅动脉和上颌动脉的分支供血。

　　功能：在咀嚼运动时，上提下颌（闭口）。主要是其前部纤维发挥升颌作用；后部纤维具有牵拉下颌向后的作用。当大张口时，髁突位于关节结节处，后部纤维收缩使髁突后退至关节窝，产生闭口运动。此外，该肌也参与下颌的侧方运动。

（三）翼内肌

　　起止及走行：翼内肌（medial pterygoid）（图 4-4）位于下颌骨内侧面，与咬肌相对应，呈四边形。有深、浅两头，深头粗大，起于腭骨锥突和翼外板内面；浅头起于腭骨锥突和上颌结节。应注意的是，翼外板的内、外面分别为翼内肌及翼外肌的起点。翼内肌的深、浅两头夹着翼外肌的下头。翼内肌向下、后、外方止于下颌支及下颌角内面后下部（翼肌粗隆）。

　　神经支配：由下颌神经的翼内肌神经支配。

　　血供：由上颌动脉的分支供血。

　　功能：上提下颌，并辅助下颌前伸及侧方运动。

（四）翼外肌

　　起止及走行：翼外肌（lateral pterygoid）（图 4-4）为一粗短肌肉，几呈水平方向，该肌有上、下两头，上头起自蝶骨大翼的颞下面和颞下嵴；下头较为粗大，起自翼外板的外面。肌束向后外侧走行，两头的肌束于近止点处会聚。上头小部分肌纤维止于颞下颌关节的关节囊前内面和关节盘前缘；上头的大部分肌纤维及下头的全部肌纤维止于髁突颈上部前方的关节翼肌窝。

　　神经支配：由下颌神经前干发出的翼外肌神经支配。

　　血供：由上颌动脉的分支供血。

　　功能：主要功能为牵拉髁突和关节盘沿关节结节后斜面向前、下、内运动，协助开口。此外，还参与下颌的前伸和侧方运动。双侧翼外肌同时收缩，使下颌前伸并张口；单侧收缩，使下颌移向对侧。近年来研究表明，翼外肌上下两头具有各自的独立功能。翼外肌上头在闭口时收缩，有稳定关节盘的作用。

第二节　颈部肌
Muscles of the Neck

　　颈部肌包括浅层的颈浅肌和颈外侧肌，颈前的舌骨上、下肌群以及颈深部的椎前肌群及椎外侧肌群。

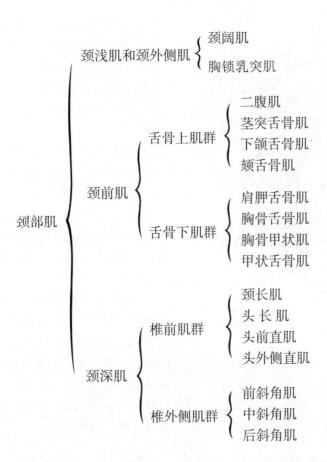

一、颈浅肌及颈外侧肌 Superficial and lateral cervical muscles

本群肌肉包括属颈浅肌的颈阔肌及属颈外侧肌的胸锁乳突肌。

（一）颈浅肌

颈阔肌（platysma）（图4-5）位于颈部皮下，薄而宽阔，亦属于表情肌，变异较大，甚至可缺如。

起止及走行：起于三角肌和胸大肌上部的筋膜，再行向上内越过锁骨达颈侧，两侧的前部纤维在正中联合后下方与对侧同名肌纤维交织；或向上内走行，在降口角肌的深面附着于下唇外侧半部；后部纤维越过下颌骨及咬肌前外侧份，附着于面下部的皮肤及皮下，在口角轴处与面部表情肌融合。

神经支配：由面神经的颈支支配。

血供：由面动脉和肩胛上动脉供血。

功能：收缩时使颈部出现斜行皱纹，并可协助降下颌。还具有降下唇及口角的作用，协助表达恐惧与惊讶的表情。

（二）颈外侧肌

胸锁乳突肌（sternocleidomastoid）（图4-6）位于颈外侧部，呈斜行分布，中部厚，两端扁而薄。

起止及走行：该肌下端有两个头，分别为胸骨头（内侧头）和锁骨头（外侧头）。胸骨

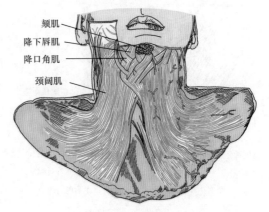

图 4-5　颈阔肌

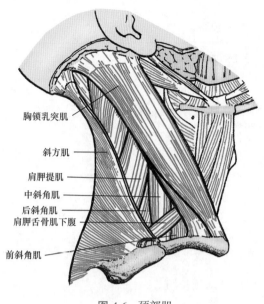

图 4-6　颈部肌

胸锁乳突肌
斜方肌
肩胛提肌
中斜角肌
后斜角肌
肩胛舌骨肌下腹
前斜角肌

头起自胸骨柄前面的上部，行向上、后、外；锁骨头起自锁骨内 1/3 的上面，几乎垂直上行。起初锁骨头位于胸骨头后方彼此分开上行，很快两头融合，斜行向后、上、外方，以强大的肌腱附着于颞骨乳突外侧面及枕骨上项线的外侧半。

该肌将颈前外侧部划分为颈前三角和颈后三角（详见颈部局部解剖）。

神经支配：运动受副神经支配，来自第 2、3 颈神经（有时有第 4 颈神经）前支的分支也直接进入该肌。一般认为颈神经属本体感觉纤维，然而有临床资料说明其中有部分纤维属运动纤维。

血供：由甲状腺上动脉、枕动脉、耳后动脉、肩胛上动脉的分支供血或直接从颈外动脉供血。胸锁乳突肌上部的血供主要来自枕动脉，中部血供主要为甲状腺上动脉和胸锁乳突肌动脉，下部血供主要来自甲状颈干的分支。动脉在肌内相互交通成网，临床上利用这一解剖特点制作胸锁乳突肌皮瓣。

功能：单侧收缩，使头屈向同侧，面转向对侧旋仰。两侧同时收缩，因其止点位于寰枕关节额状轴之后，故使头后仰。当头部固定时，上提胸廓，协助呼吸。

二、舌骨上、下肌群 Suprahyoid and infrahyoid muscles

（一）舌骨上肌群

舌骨上肌群（suprahyoid muscles）（图 4-7）位于颅底与舌骨及下颌骨与舌骨之间，包括 4 对肌肉，其作用为固定舌骨，并可降下颌（茎突舌骨肌除外）。当下颌骨被咬肌、颞肌及翼内肌等固定时，舌骨上肌群收缩可上提舌骨；而当舌骨被舌骨下肌群固定时，附着在下颌骨的舌骨上肌群收缩则可向下后方牵拉下颌骨。

1. 二腹肌（digastric）

起止及走行：该肌有两个肌腹，以中间腱相连。前腹起自下颌骨二腹肌窝，行向后下；后腹起于颞骨乳突切迹，行向前下。二腹移行于中间腱，中间腱以坚韧的结缔组织附着于舌骨体与舌骨大角分界处。该肌可有缺少中间腱等变异情况发生。

神经支配：因胚胎的发生来源不同，前腹由第一鳃弓发育而来，后腹由第二鳃弓发育而来，所以两者的神经支配有所不同。前腹由下颌舌骨肌神经（来自三叉神经的下颌神经）支配；后腹则由面神经的二腹肌支支配。

血供：后腹由耳后动脉及枕动脉供血；前腹由颏下动脉（来自面动脉）供血。

功能：当舌骨被固定时，降下颌，协助咀嚼；当下颌骨被固定时，上提舌骨。

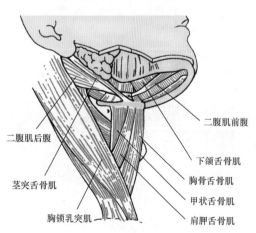

二腹肌后腹
二腹肌前腹
下颌舌骨肌
茎突舌骨肌
胸骨舌骨肌
甲状舌骨肌
胸锁乳突肌
肩胛舌骨肌

图 4-7　舌骨上、下肌群

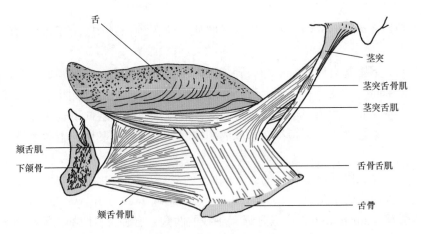

图 4-8 舌骨上肌群及舌外肌

2. 茎突舌骨肌（stylohyoid）（图 4-7，图 4-8）

起止及走行：起自茎突，行向前下，止于舌骨体与大角结合处。在接近止点处，该肌包绕二腹肌中间腱。

神经支配：因其发育来源同二腹肌后腹，故也受面神经的二腹肌支支配。

血供：由面动脉、耳后动脉及枕动脉供血。

功能：牵引舌骨向后上。

3. 下颌舌骨肌（mylohyoid）（图 4-9）

为三角形扁肌，介于下颌骨与舌骨之间，在下颌骨体内侧，构成肌性与功能性口底，故曾被称为口底膈。其上方有颏舌骨肌，其下方有二腹肌前腹。

起止及走行：起自下颌骨的下颌舌骨线，行向后内下，两侧中份和前份的肌纤维在正中纤维缝处交叉，其后份肌纤维止于舌骨体。

神经支配：由来自三叉神经下颌神经的下颌舌骨肌神经支配。

血供：由面动脉的颏下动脉、舌下动脉、上颌动脉供血。

功能：在吞咽早期上提口底。此外，还可辅助降下颌或上提舌骨。

4. 颏舌骨肌（geniohyoid）（图 4-8，图 4-9） 为长柱状小肌，位于下颌舌骨肌上方，中线两侧。

起止及走行：起自下颌骨内面的下颏棘，行向后下，止于舌骨体前面。

神经支配：由第 1 颈神经前支支配。

血供：由舌下动脉及颏下动脉供血。

功能：提舌骨向前上，当舌骨固定时，轻度降下颌。

（二）舌骨下肌群

舌骨下肌群（infrahyoid muscles）（图 4-7）位于颈前中线舌骨下方的两侧，在喉、气管和甲状腺的浅面，上至舌骨，下至胸骨、锁骨、肩胛骨，共 4 对。分为深、浅两层，浅层自外向内分别为肩胛舌骨肌、胸骨舌骨肌；深层自下而上分别为胸骨甲状肌和甲状舌骨肌。其共同作用为降舌骨，可将舌骨下肌群视为舌骨上肌群的拮抗肌。舌骨上、下肌群同时作用可固

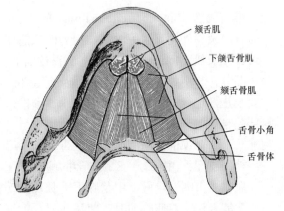

图 4-9 下颌舌骨肌与颏舌骨肌（上面观）

定舌骨。

1. 肩胛舌骨肌（omohyoid） 为狭长的带状肌，位于颈前颈阔肌的深面。有上、下两腹，以中间腱相连。

起止及走行：下腹起自肩胛骨上缘肩胛切迹内侧，行向前上，在胸锁乳突肌深面移行于中间腱；上腹起自中间腱，几乎垂直向上行，在靠近胸骨舌骨肌止点外侧止于舌骨体下缘。中间腱位于胸锁乳突肌深面，约相当于环状软骨平面，借颈深筋膜中层向下连于锁骨。

神经支配：由来自第1～3颈神经形成的颈袢的分支支配。其中，上腹由颈袢上根的分支支配。

血供：由舌动脉及甲状腺上动脉的分支供血。

功能：使上提的舌骨下降。

2. 胸骨舌骨肌（sternohyoid） 位于颈前中线的两侧，肩胛舌骨肌的内侧，为窄带状肌肉。

起止及走行：起自胸骨柄及锁骨的胸骨端的后面，行向上并稍向内，止于舌骨体中部下缘。

神经支配：由来自第1～3颈神经形成的颈袢的分支支配。

血供：由甲状腺上动脉及舌动脉的分支供血。

功能：在吞咽时使上提的舌骨下降。

3. 胸骨甲状肌（sternothyroid） 位于胸骨舌骨肌的深面，较胸骨舌骨肌短而宽。

起止及走行：起自胸骨柄的后面，胸骨舌骨肌起点的下方。行向上，止于甲状软骨的斜线上。

神经支配：由来自第1～3颈神经形成的颈袢的分支支配。

血供：由甲状腺上动脉的分支供血。

功能：在吞咽及发音时，该肌可牵拉已经上提的喉头向下。

4. 甲状舌骨肌（thyrohyoid） 为短小的四方形肌肉，可看作胸骨甲状肌向上的延续。

起止及走行：起自甲状软骨斜线，向上行，止于舌骨体及舌骨大角的下缘。

神经支配：与其他3对舌骨下肌均由颈袢的分支支配不同，支配该肌的神经来自第1颈神经的前支。神经纤维并入舌下神经走行一段后，再于舌骨大角处分出，进入该肌。

血供：由甲状腺上动脉的分支供血。

功能：下降舌骨。当舌骨固定时可牵拉喉头向上。

三、椎前肌群及椎外侧肌群 Anterior and lateral vertebral muscles

颈深部肌可分为位于内侧的椎前肌群及位于外侧的椎外侧肌群。

（一）椎前肌群（内侧群）

椎前肌群（anterior vertebral muscles）位于脊柱前面，正中线两侧，包括颈长肌、头长肌、头前直肌及头外侧直肌等。其作用为使颈前屈及侧屈。

1. 颈长肌（longus colli） 位于脊柱前面，延伸于寰椎前结节至第3胸椎体之间。该肌分为3部分，分别为上斜部、下斜部及垂直部。

起止及走行：上斜部起自第3～5颈椎横突的前结节，向上内行，止于寰椎的前结节；下斜部起自第1～3胸椎的前面，向上行，止于第5、6颈椎横突的前结节；垂直部起自上3个胸椎及下3个颈椎体的前面，向上行，止于第2～4颈椎体的前面。

神经支配：由第2～8颈神经的前支支配。

血供：由咽升动脉、甲状腺下动脉及椎动脉的分支供血。

功能：该肌双侧收缩时，使颈前屈；单侧收缩时，使颈侧屈。

2. 头长肌（longus capitis） 位于颈长肌上方，并遮盖颈长肌的上部。

起止及走行：起自第 3～6 颈椎横突的前结节，斜行向内上方，止于枕骨基底部的下面。

神经支配：由第 1～3 颈神经的前支支配。

血供：同颈长肌。

功能：使颈前屈。

3. 头前直肌（rectus capitis anterior） 为一短小的肌肉，位于寰枕关节的前方，其内侧部分被头长肌所遮盖。

起止及走行：起自寰椎横突根部的前面，斜向上行，止于枕骨底部下面、枕骨髁的前方。

神经支配：由第 1、2 颈神经的前支支配。

血供：由咽升动脉及椎动脉的分支供血。

功能：使颈前屈。

4. 头外侧直肌（rectus capitis lateralis） 为短小扁肌，位于头前直肌的外侧。

起止及走行：起自寰椎横突的上面，上行止于枕骨外侧部的下面。

神经支配：由第 1、2 颈神经的前支支配。

血供：由咽升动脉、椎动脉及枕动脉的分支供血。

功能：使颈向同侧屈。

（二）椎外侧肌群（外侧群）

椎外侧肌群（lateral vertebral muscles）亦称斜角肌群。位于脊柱颈部的两侧、椎前筋膜的深面，包括前、中、后 3 对斜角肌（图 4-6）。其作用为：上提第 1、2 肋，协助呼吸；还可使颈前屈及向同侧屈。

1. 前斜角肌（scalenus anterior） 位于胸锁乳突肌的深面。

起止及走行：起自第 3～6 颈椎横突的前结节，肌纤维斜向外下方，止于第 1 肋骨上面的斜角肌结节。前斜角肌为颈根部的一个重要解剖标志，其周围有许多重要的解剖结构：其后方有锁骨下动脉及臂丛；前方有锁骨下静脉及膈神经；内后方有胸膜顶及胸导管。

神经支配：由第 4～6 颈神经的前支支配。

血供：主要由甲状腺下动脉的颈升支供血。

功能：上端固定，该肌收缩时可上提第 1 肋；下端固定，该肌收缩时可使颈前屈、侧屈，并向对侧旋转。

2. 中斜角肌（scalenus medius） 在斜角肌中，此肌最大最长。

起止及走行：起自第 2～6 颈椎横突后结节的前面，肌纤维斜向外下方，止于第 1 肋上面，锁骨下动脉沟的后方。前、中斜角肌与第 1 肋之间称为斜角肌间隙，内有臂丛及锁骨下动脉经过。

神经支配：由第 3～8 颈神经的前支支配。

血供：由甲状腺下动脉的颈升支供血。

功能：上端固定，该肌收缩时可上提第 1 肋；下端固定，该肌收缩时可使颈向同侧屈。

3. 后斜角肌（scalenus posterior） 为最小最深的斜角肌，该肌有时与中斜角肌混合为一体而难于分开。

起止及走行：起自第 4～6 颈椎横突的后结节，肌纤维斜向外下方，止于第 2 肋的外面。

神经支配：由下 3 个颈神经的前支支配。

血供：由甲状腺下动脉（颈升支）及颈浅动脉供血。

功能：上端固定，该肌收缩时可上提第 2 肋；下端固定，该肌收缩时可使颈段下部向同侧屈。

第三节 腭咽部肌
Palatine and Pharyngeal Muscles

一、腭部肌 Palatine muscles

腭部肌共5对，位于软腭内。各肌的肌束在软腭的背、腹面汇集，并于腭腱膜的背、腹面交织成肌板，构成软腭的主体。腭腱膜为一薄层纤维结缔组织，形成软腭的支架，主要由腭帆张肌的腱膜构成，于硬腭后缘与骨膜相延续，在软腭的前2/3处较厚，向后至软腭游离缘，逐渐变薄而消失，其他所有的腭肌均附着于腭腱膜。腭部肌与咽部肌协调运动，共同控制腭咽闭合，对呼吸、吞咽及言语等功能起重要作用（图4-10）。

（一）腭帆提肌

腭帆提肌（levator veli palatini）为扁圆柱状，位于腭帆张肌的后内侧。

起止及走行：起自颞骨岩部下面和咽鼓管软骨，行向前下内，经咽上缩肌上缘和咽鼓管咽肌的前方、两束腭咽肌之间，其前份纤维向前附着于腭腱膜，后份纤维向下与腭垂肌融合，中间的大部分纤维在中线处与对侧同名肌纤维交织，形成一个向后上方的提腭吊带。

神经支配：由副神经的内支（颅根）经迷走神经到达咽丛的分支支配。

血供：由面动脉及上颌动脉的分支供血。

功能：其作用为上提软腭及使鼻咽外侧壁向后内移动而缩小鼻咽腔。吞咽及发音时，该肌收缩上提软腭，使软腭向后上运动，并使软腭中部触及咽后壁，从而将鼻咽腔与口咽腔分隔开（即所谓的腭咽闭合），该肌是参与腭咽闭合的主要肌肉。

（二）腭帆张肌

腭帆张肌（tensor veli palatini）为一对三角形薄肌，位于翼内板及腭帆提肌的外侧。

起止及走行：起自蝶骨角棘至翼突根部的骨面、蝶骨翼内板基部的舟状窝及咽鼓管软骨，垂直下行，在翼钩上方5 mm处肌束集聚成小腱，绕过翼钩，几乎成直角折向中线，呈扇形散开，在中线处与对侧腱纤维相连，移行于腭腱膜。

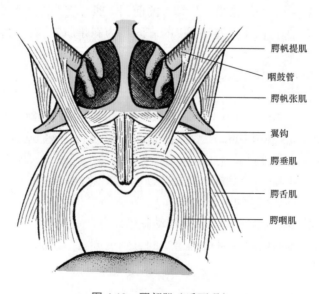

图4-10 腭部肌（后面观）

神经支配：由下颌神经支配。

血供：由面动脉及上颌动脉的分支供血。

功能：其主要作用为拉紧软腭，扩大咽鼓管。单侧收缩可将软腭拉向一侧。

行腭裂修复术时须将翼钩凿断，以消除腭帆张肌的直角反折，从而减小腭组织瓣的张力，利于创口修复。

（三）腭舌肌

腭舌肌（palatoglossus）与覆盖其表面的黏膜构成腭舌弓。该肌可归入腭部肌，也可归入舌外肌。

起止及走行：大部起自舌侧缘后 2/3，肌束向上止于腭腱膜的腹面，并在中线处与对侧纤维交叉。

神经支配：与其他舌外肌由舌下神经支配不同，该肌由副神经的内支（颅根）经迷走神经到达咽丛的分支支配。

血供：由面动脉及咽升动脉的分支供血。

功能：其主要作用为参与言语及吞咽；上提舌根、下降腭帆，紧张腭舌弓，缩小咽峡。

（四）腭咽肌

腭咽肌（palatopharyngeus）与覆盖其表面的黏膜构成腭咽弓。

起止及走行：起自咽侧壁的咽纤维膜和甲状软骨后缘内侧，斜向上内方，止于腭腱膜背面。在软腭内，该肌分为前、后两束肌纤维包被着腭帆提肌。

神经支配：由副神经的内支（颅根）经迷走神经到达咽丛的分支支配。

血供：由面动脉、上颌动脉及咽升动脉的分支供血。

功能：其主要作用为上提咽喉，同时可使咽腭弓向中线靠拢，缩小咽峡。

（五）腭垂肌

腭垂肌（musculus uvulae）又称悬雍垂肌，为两束细长的肌纤维。

起止及走行：起自鼻后棘和靠近中线之腭腱膜，行向后下方，止于腭垂黏膜。

神经支配：由副神经的内支（颅根）经迷走神经到达咽丛的分支支配。

血供：由面动脉及上颌动脉的分支供血。

功能：其作用为上提并缩短腭垂，使腭垂变粗、软腭中线部变厚。此肌也参与腭咽闭合运动。

二、咽部肌 Pharyngeal muscles

咽部肌由数条纵行的咽提肌和斜行的咽缩肌相互交织而成（图 4-11）。

（一）咽缩肌

咽缩肌（constrictor muscle of pharynx）有 3 对，包括咽上缩肌、咽中缩肌和咽下缩肌。3 对咽缩肌自下而上呈叠瓦状排列。作用为缩小咽腔，吞咽时咽缩肌自上而下依次收缩，驱动食物进入食管。

1. 咽上缩肌（superior constrictor of pharynx）　呈四边形，为咽缩肌中最薄的一对肌肉。

起止及走行：主要起于翼下颌缝，也起自翼下颌缝两端邻近的骨面及舌侧缘，走行于翼钩与下颌骨的下颌舌骨线后方之间，向后呈扇形分布，止于咽后壁的咽缝及枕骨的咽结节。

神经支配：由副神经的内支（颅根）经迷走神经到达咽丛的分支支配。

血供：由咽升动脉及面动脉的分支供血。

功能：收缩咽上部。

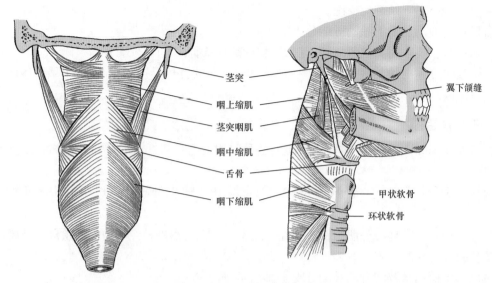

图 4-11　咽部肌

2. 咽中缩肌（middle constrictor of pharynx） 呈扇形。

起止及走行：起自茎突舌骨韧带的下部及舌骨，向后呈扇形分布，止于咽缝。

神经支配：由副神经的内支（颅根）经迷走神经到达咽丛的分支支配。

血供：由咽升动脉及面动脉的分支供血。

功能：吞咽时收缩咽部。

3. 咽下缩肌（inferior constrictor of pharynx） 为咽缩肌中最厚的一对肌肉。

起止及走行：起于甲状软骨和环状软骨，向后向内走行，止于咽缝。该肌可分为甲咽肌与环咽肌两部分。

神经支配：由副神经的内支（颅根）经迷走神经到达咽丛的分支支配，此外还受喉返神经和喉上神经的外支支配。

血供：由咽升动脉及甲状腺下动脉的分支供血。

功能：吞咽时收缩咽下部。

（二）咽提肌

咽提肌（levator muscle of pharynx）为 3 对纵行的小肌束，包括茎突咽肌、咽鼓管咽肌和腭咽肌。主要作用为上提咽喉，协助吞咽及封闭喉口。

1. 茎突咽肌（stylopharyngeus） 为一细长的肌肉。

起止及走行：起于茎突根部的内面，沿咽侧壁下行于咽上、咽中缩肌之间，其中一些纤维与咽缩肌融合，其余止于甲状软骨后缘。

神经支配：与其他咽部肌不同，该肌由舌咽神经支配。

血供：由咽升动脉的分支供血。

功能：上提咽喉。

2. 咽鼓管咽肌（salpingopharyngeus）

起止及走行：起自咽鼓管软骨部邻近咽鼓管咽口处，向下与腭咽肌融合。

神经支配：由副神经的内支（颅根）经迷走神经到达咽丛的分支支配。

血供：由面动脉、上颌动脉及咽升动脉的分支供血。

功能：上提咽喉，吞咽时打开咽鼓管咽口。

3. 腭咽肌（palatopharyngeus） 见腭部肌。

第四节　与下颌运动有关的肌群与下颌骨骨折移位
Muscles Related to Mandibular Movements and Displacement of Mandibular Fracture

一、与下颌运动有关的肌肉 Muscles related to mandibular movements

与下颌运动有关的肌肉及其血供、神经支配和功能见表 4-1。

表 4-1　与下颌运动有关的肌肉及其血供、神经支配和功能

	肌肉	起点	止端	血供	神经支配	功能
升颌肌群	咬肌	上颌骨颧突及颧弓下缘	下颌支、下颌角的外面	上颌动脉的分支	咬肌神经	上提下颌并微向前伸，参与下颌侧方及后退运动
	颞肌	颞窝及颞深筋膜	下颌骨喙突下颌支前缘下第三磨牙后区	上颌动脉的分支	颞深神经	提下颌骨，使下颌骨后退与侧方运动
	翼内肌	蝶骨翼外板的内面，腭骨锥突，上颌结节	下颌支及下颌角内侧面	上颌动脉的分支	翼内肌神经	提下颌骨，亦参与下颌骨侧方运动
	翼外肌	蝶骨大翼颞下面、颞下嵴及翼外板的外面	下头：下颌髁突颈部上头：关节盘前缘及部分关节囊	上颌动脉的分支	翼外肌神经	牵引髁状突和关节盘向前，使下颌前伸及下降，亦参与下颌骨侧方运动
降颌肌群	二腹肌	后腹：颞骨的乳突切迹前腹：二腹肌窝	中间腱中间腱	舌下动脉、颏下动脉	后腹：面神经的分支前腹：下颌舌骨肌神经	降下颌骨，拉舌骨向前
	下颌舌骨肌	下颌体内面的下颌舌骨线	舌骨体	舌下动脉、颏下动脉	下颌舌骨肌神经	降下颌骨，拉舌骨向前
	颏舌骨肌	下颌骨颏棘	舌骨体	舌下动脉、颏下动脉	第 1 颈神经前支加入舌下神经	降下颌骨，拉舌骨向前

二、下颌骨骨折移位 Displacement of mandibular fracture

下颌骨上附着强大的升颌肌群及降颌肌群，正常时在中枢神经系统的支配下，二者处于动态平衡。当下颌骨骨折时，可能将这种平衡关系破坏。由于附着在骨折块上的咀嚼肌牵引方向不同，常使骨折块移位，造成牙列变形、殆错乱与咀嚼功能障碍。如单侧颏孔区发生骨折，骨折线自前上至后下时，长骨折段既受健侧升、降颌肌群的牵引，又受患侧大部分降颌肌群的牵引，从而向下方移位并稍偏向外侧；而短骨折段则因受患侧升颌肌群的牵引向上前内方移位，此种骨折称为不利型骨折。当骨折线自后上至前下时，则因骨断端移位受阻而不产生移位，此种骨折通常称为有利型骨折（图 4-12）。

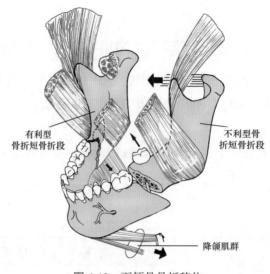

图 4-12　下颌骨骨折移位

（张　伟　赵士杰）

复习思考题及病例分析
Review Questions and Case Analysis

一、复习思考题 Review questions

1. 表情肌的特点是什么？
2. 简述表情肌的分群及作用。
3. 简述运动下颌骨的肌肉名称、起止点、功能及神经支配。
4. 简述腭咽部肌的组成及作用。

二、病例分析 Case analysis

1. 男性，20岁，左侧磨牙后区胀痛不适3天，咀嚼吞咽时加重，偶向左侧耳颞部放射，且出现张口受限现象。查体：可见左侧磨牙后区软组织及牙龈红肿，左下颌第三磨牙近中阻生，轻压冠周软组织，可见脓性分泌物。实验室检查：血液中白细胞总数及中性粒细胞比例均明显增高。X线检查：可见左下颌第三磨牙近中低位阻生，骨组织未见异常。请分析患者张口受限的原因。

2. 女性，30岁，被石块击中颏部半小时，面部无开放性伤口，咬合关系错乱，自觉呼吸困难。查体：可见双侧颏孔区之间骨段有明显动度。X线片显示双侧下颌骨颏孔区完全性骨折。请分析患者呼吸困难的原因。

3. 6岁男性患儿，出生后即发现腭部裂开，自腭垂至切牙孔完全裂开。患儿说话鼻音重，口齿不清，听力下降。试分析该患儿发生上述症状的解剖学原因。

4. 16个月的男婴因脖子偏斜由其母亲带来就诊。检查见患儿的头偏向右侧，面朝向左侧。追问病史得知患儿于出生时因难产而使用产钳助产。根据你所掌握的解剖学知识，试分析该患儿的哪一肌肉受到了损伤。

5. 男性，20岁，不慎跌倒，颏部着地。出现双侧耳屏前肿胀、压痛、前牙开𬌗、后牙早接触，X线检查表现为双侧下颌颈完全性骨折。试分析出现咬合紊乱的原因。

第四章　病例
分析参考答案

（赵士杰　张　伟）

第五章 唾液腺

Salivary Glands

分泌唾液进入口腔的腺体被称为唾液腺（salivary gland）。唾液腺包括3对大唾液腺（major salivary glands）和诸多个位于唇、颊、舌、腭等处的黏膜固有层及黏膜下层的小唾液腺（minor salivary glands）。大唾液腺通过导管系统将唾液排入口腔，小唾液腺则直接通过口腔黏膜或间接通过微小导管将唾液排入口腔。唾液有润滑食物利于吞咽、湿润口腔黏膜辅助言语的作用，并可提供产生味觉所必需的水溶液环境。唾液含有消化酶，协助完成食物消化功能。此外，唾液还与杀菌抗菌及内分泌等功能密切相关。

人体3对大唾液腺包括腮腺、下颌下腺及舌下腺（图5-1），其中腮腺是最大的一对。根据腺体分泌部的组织结构特点及分泌液的性质，可将唾液腺分为浆液性腺、黏液性腺以及混合性腺。小唾液腺多数为黏液性腺；腮腺属纯浆液性腺；下颌下腺为以浆液性为主的混合性腺；舌下腺则为以黏液性为主的混合性腺。

第一节 腮 腺
Parotid Gland

腮腺（parotid gland）（图5-1，图5-2）是人体最大的一对唾液腺，质软，呈浅黄色，平均重约25g。腮腺的大小因人而异，但对于同一个体而言，左右两侧的腮腺是基本对称的。

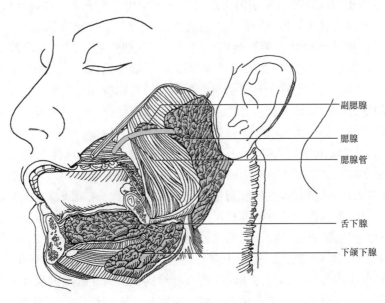

副腮腺

腮腺

腮腺管

舌下腺

下颌下腺

图 5-1 唾液腺

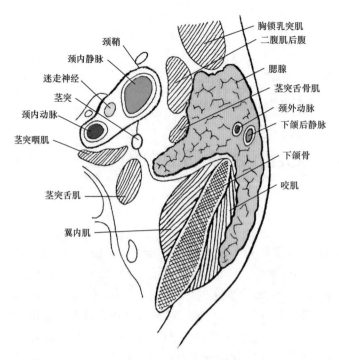

图 5-2　腮腺横断面（通过腮腺床）

一、腮腺的位置与形态 Location and external features of the parotid gland

腮腺左右各一。位于面侧部皮肤深面，颧弓下，外耳道下前方，下颌支后方与胸锁乳突肌之间的间隙内，并向前突至咬肌后 1/3 的浅面。

腮腺占据了一个楔形间隙，其外形似一倒立的锥体，锥体的底扁平，有 3 个边，上宽下尖，可分为上、浅、前内和后内 4 个面。腺体形态之所以不规则，主要是适应其邻近的诸如下颌骨、颞骨、颧弓及外耳道软骨等解剖结构。其中上面较小而凹陷，与外耳道软骨及颞下颌关节后部相邻，腮腺下部逐渐变窄在下颌角后下方呈钝尖状，覆盖在二腹肌后腹之浅面。腮腺浅面多为底边在上的三角形或卵圆形，上达颧弓，其外侧面覆盖着皮肤、浅筋膜以及颈阔肌后缘。腮腺向后覆盖于胸锁乳突肌上端前份；向下达下颌角之后下方；向前达咬肌后份之浅面。腮腺前内面紧邻下颌支后缘处形成一沟状，在升支外侧覆盖于咬肌后下部，在升支内侧向前延伸达翼内肌。后内面邻近颞骨乳突、胸锁乳突肌、二腹肌后腹、茎突及附着于茎突的茎突舌骨肌、茎突舌肌以及茎突咽肌。前内面与后内面汇合成腮腺的内缘，即下颌后突的顶端，该部可深入达咽侧壁。以茎突和附着于其上的肌肉为界，可将腮腺深部组织与位于其更深面的颈内动、静脉及咽侧壁分开。临床上进行腮腺深叶手术时，应注意这一解剖特点，超越这个平面则有可能会伤及颈内动、静脉而造成严重后果。

据统计，约有 38% 的中国人在颧弓下方、腮腺管上方，腮腺前缘与咬肌前缘之间，有与腮腺不连续而独立存在的小腺体——副腮腺（accessory parotid gland）。它覆盖在咬肌浅面，长约 1.70 cm，宽约 1.10 cm，其排泄导管直接汇入腮腺主导管。在组织学方面，副腮腺与腮腺的结构完全一样，故发生在腮腺的肿瘤同样可在副腮腺发生。同时，还应该注意鉴别发生在副腮腺和导管的肿瘤，特别是恶性肿瘤，其恶性程度明显不同。

有关腮腺的解剖学划分问题，历史上在外科医生及解剖学学者中，存在着争论。Gregoire 及其支持者把腮腺描述为一个具有深浅两叶的双叶结构，认为在腮腺的深浅两叶之间存在着一个外科以及解剖上的分裂平面。另一种观点则反对腮腺为双叶结构，认为腮腺是一个复杂的由多个小叶组成的器官，它具有不规则的深浅两个突起。所谓的存在于深浅两叶之间的分裂平面是由人为造成的。经国内外学者研究，证实了腮腺为一具有不规则形态的单叶结构，实际上并不存在一个解剖上的分裂平面。以面神经平面为界，可将腮腺人为地划分为深、浅两部以及连接深浅两部的峡部。浅部较广阔而平坦，位于面神经平面的浅面，占据了腮腺大部分；深部则较小，位于面神经平面的深面。腮腺的深浅两部在习惯上又被称为深浅两叶。这种对于腮腺结构划分的方法比较实用，有利于腮腺的应用解剖学与临床诊断治疗的紧密结合。

从发生学的角度看，腮腺是由外胚层发育而成。在人体胚胎第 6 周时，两侧颊黏膜的上皮形成的细胞索逐渐向后生长至耳部，分支形成腮腺。腮腺在向后外生长的过程中，横过下颌支覆盖部分咬肌并向颌后间隙发展，然而此时颌后间隙业已被面神经、颈外动脉及下颌后静脉所占据，了解这一点，便不难理解为什么面神经、颈外动脉、下颌后静脉位于腮腺实质内了。

位于腮腺浅叶的肿瘤，因位置表浅，其外侧仅有皮肤、浅筋膜覆盖，因此易于被早期发现；反之，位于腮腺深叶的肿瘤，在下颌后窝以及下颌支的深面，靠近咽旁间隙，因其位置较深而不易被发现。深叶肿瘤可向阻力较小的咽旁间隙扩展，张口时在患者咽侧壁可见肿物突出。

二、腮腺鞘 Parotid sheath

由颈深筋膜浅层在腮腺后缘分为深、浅两层，包绕整个腮腺形成腮腺鞘（parotid sheath），并且向腺实质内分出许多的纤维间隔，将腺体分成多个小叶。通过腺体的各解剖结构均自腮腺鞘穿出。覆盖腮腺浅面的腺鞘致密，向上附着于颧弓；向前与咬肌筋膜相延续，形成腮腺咬肌筋膜；向下至下颌角及下颌下缘。

腮腺鞘深面的筋膜薄弱而不完整，在茎突与翼内肌之间有一裂隙，腮腺深叶借此与咽旁间隙及翼下颌间隙相通，腮腺化脓性炎症可经此薄弱部位蔓延而形成咽旁脓肿。腺鞘上部和外耳道紧密相连，并有索状纤维束通入外耳道前下壁软骨部的垂直裂隙中，其间有自腮腺通入外耳道的小动、静脉及神经通过，外耳道前下部的淋巴亦经此裂隙引流至腮腺区的耳前淋巴结。因此，来自腮腺的化脓性炎症感染，可沿这一通路蔓延至外耳道。腺鞘深面的筋膜向上附着于颅底，下后部分在茎突与下颌角之间纤维增厚，形成茎突下颌韧带，将腮腺与下颌下腺隔开。腺鞘浅面的筋膜比较厚而致密，与腺体紧密相连。

正是由于腮腺鞘的这一解剖特点，临床上发生由急性病毒感染所致的流行性腮腺炎时，一方面腺体肿胀，另一方面包绕其外的致密腺鞘又不易向外膨胀减压，因此张力感受器受到激惹，造成剧烈的疼痛。同样道理，当发生腮腺急性化脓性炎症时，可在腺体内形成多个孤立分散的小脓肿，临床检查时，不会扪及一般脓肿所具有的波动感。行脓肿切开引流时，须将小脓腔间隔全部打开，才能达到充分引流的目的。

三、腮腺管 Parotid duct

由腮腺腺泡细胞所分泌的唾液经闰管、分泌管、多级小导管汇合而成的总导管排入口腔。腮腺管，又称为 Stensen's duct，自腮腺前缘发出。据统计，中国人腮腺管以单干型为主（68%），其次为双干型（28%），三干型最少（4%）。双干型及三干型导管出腮腺前缘后即汇合成总导管。导管长约 5 cm（3.80～6.80 cm），管外径（压扁外径）约 0.35 cm（0.20～0.50 cm），管壁厚韧。在颧弓下缘 2～4 cm 处，副腺体的下方，导管向前横过咬肌浅面，至咬肌前缘，在此几乎成直角转向内侧，穿过颊脂垫及颊肌，开口于口腔前庭颊黏膜平对上颌第二磨牙的腮腺管乳头。当腮腺发生炎症时，此乳头常充血发红。腮腺管的表面投影为：耳垂至鼻翼与口角间中点连线的中 1/3 段。

腮腺病变可经腮腺管注入造影剂进行造影检查。腮腺的急性炎症或其他病理改变，都可能会使唾液的质和量发生变化，这些情况可通过在面部耳下挤压腮腺而从口内导管乳头处流出的唾液观察出来。腮腺导管结石临床上很少见，一旦发生，可因导管阻塞、唾液引流不畅而引起腮腺肿大疼痛。腮腺管与面神经的上、下颊支关系密切，导管多位于面神经上下颊支之间（84%），根据这一解剖关系，在行腮腺手术时，可以导管为标志，在腮腺前缘邻近导管的上下寻找面神经的上、下颊支。

四、腮腺的血供、神经支配及淋巴引流 Blood supply，innervation and lymphatic drainage of the parotid gland

（一）血供

腮腺的血液供应来自于颈外动脉。具体地说，由穿行于腮腺内颞浅动脉的分支面横动脉以及耳后动脉的分支供应。其静脉血主要通过下颌后静脉回流至颈外静脉。

（二）神经支配

腮腺的感觉神经来自颈丛神经的耳大神经的分支及耳颞神经腮腺支中的感觉神经纤维。

交感神经节后纤维来自交感干颈上节，其纤维围绕颈外动脉形成颈外动脉神经丛，随颈外动脉分支加入耳颞神经，分布于腮腺及耳颞神经分布区皮肤、汗腺和竖毛肌。

来自耳神经节的节后副交感神经纤维伴随耳颞神经的腮腺支分布于腮腺，管理其分泌；其节前纤维来自延脑内下泌涎核细胞的轴突，随舌咽神经的鼓室神经、鼓室神经丛、岩浅小神经达耳神经节。临床观察到，腮腺也接受经鼓索而来的分泌纤维。

有关腮腺的神经支配至今仍有争议，有人对猫进行研究发现，不论是交感还是副交感神经纤维均中止于腺细胞。

腮腺切除术后可能会发生味觉出汗综合征，即当咀嚼食物或刺激唾液分泌时，耳前下区皮肤出现出汗及皮肤潮红现象。发生这种现象的原因一般认为是：手术损伤了耳颞神经，造成副交感分泌神经支与皮肤汗腺、表浅血管的交感神经支错位、再生、连接支配所致。

（三）淋巴引流

腮腺的淋巴结属面部较大的环行组淋巴结群，约有 20 个淋巴结。依淋巴结所在的层次可分为腮腺浅淋巴结及腮腺深淋巴结。

腮腺浅淋巴结又可分为两组，一组位于腮腺咬肌筋膜的浅面；另一组位于筋膜下腮腺的浅面。其输出管至腮腺深淋巴结及颈深上淋巴结。

腮腺深淋巴结位于深层腮腺实质内，集中在下颌后静脉和面神经附近，有时深达腮腺与咽侧壁之间。其输出管汇入颈深上淋巴结与锁骨上淋巴结。

由于腮腺淋巴结所在的解剖位置关系，在临床上要注意区分腮腺肿瘤与腮腺淋巴结炎。不要将腮腺淋巴结炎误诊为腮腺肿瘤。特别是腮腺沃辛瘤（Warthin tumor）在较小时很难与腮腺淋巴结区分，而且该肿瘤周围往往会有一些小的淋巴结，手术时应该一并摘除。

第二节　下颌下腺
Submandibular Gland

下颌下腺（submandibular gland）为第二对大唾液腺（图 5-3），呈扁椭圆形，重 10 ～ 20 g，属以浆液性为主的混合腺（浆液细胞与黏液细胞之比约为 3∶2）。

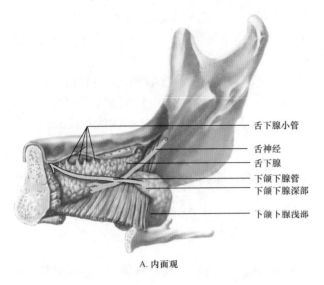
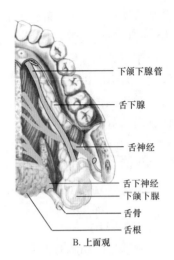

A. 内面观　　　　　　　　　　　　　　　　　　　　B. 上面观

图 5-3　舌下腺及下颌下腺

一、下颌下腺的位置与形态 Location and external features of the submandibular gland

下颌下腺主要位于两侧下颌骨下缘、二腹肌前腹及后腹共同围成的下颌下三角内。可分为较大的浅部和较小的深部，深部又称延长部，深、浅两部在下颌舌骨肌后缘处互相延续。

下颌下腺的浅部位于下颌下三角内，向前达二腹肌前腹，向后借茎突下颌韧带与腮腺分隔。向上延伸至下颌骨体之内面，向下常覆盖于二腹肌中间腱及茎突舌骨肌的舌骨附着。浅部分为下、外、内 3 个面。下面覆盖着皮肤、皮下组织、颈阔肌和颈深筋膜浅层，并有面静脉及面神经的颈支或下颌缘支（低位）横过，在接近下颌骨处，下颌下淋巴结位于腺体表面或者腺体与下颌骨之间。外面紧邻下颌骨体内面的下颌下腺窝及翼内肌前下份。面动脉行于腺体后上部沟中，并在腺体外侧面与翼内肌的下颌附着之间穿出，转向外方，在咬肌附着前缘绕下颌骨下缘上行进入面部。内面的前部与下颌舌骨肌相邻，并有下颌舌骨肌神经、血管和颏下血管的分支走行于二者之间。后部借茎突舌肌、茎突舌骨韧带及舌咽神经与咽侧壁相隔。中间部分与舌骨舌肌相邻，在二者之间自上而下依次排列着茎突舌肌、舌神经、下颌下神经节、舌下神经及舌深静脉。内面的下方与茎突舌肌及二腹肌后腹相邻。

下颌下腺的深部（延长部）绕过下颌舌骨肌后缘，并在下颌舌骨肌与舌骨舌肌之间向前延伸进入舌下间隙，与舌下腺的后端相接。

二、下颌下腺鞘 Submandibular gland sheath

颈深筋膜浅层在下颌下区下方附着于舌骨，向上分浅、深两层包绕腺体形成下颌下腺鞘（submandibular gland sheath）。浅层较致密，附着于下颌下缘，深层较疏松，附着于下颌骨内面的下颌舌骨线。

下颌下腺鞘与腺体的连接较为疏松，不像腮腺鞘与腮腺的连接那样紧密，因此，在行下颌下腺摘除术时，可以很容易地将下颌下腺腺体自腺鞘内剥离出来。

三、下颌下腺管 Submandibular duct

下颌下腺管（submandibular duct）又称 Wharton's duct，长约 5 cm，直径 2 ～ 4 mm，管

壁较腮腺导管薄。导管起自下颌下腺浅部的内面，循腺之深部绕过下颌舌骨肌后缘，起初向上后方走行 4～5 mm，而后于下颌舌骨肌与舌骨舌肌之间前行，再经过舌下腺、颏舌肌之间向前内，开口于口底舌系带两侧的舌下肉阜。

由于下颌下腺管行程较长，而且又是从后下斜向前上方走行，唾液运行较慢，加之导管开口较大，有可能进入异物而成为钙盐沉积的核心，进而产生结石。这也就是涎腺结石多发生于下颌下腺管内的原因。钙盐对于 X 线具有阻射性，临床上可借助于放射线片或涎腺造影的方法检查出结石。

四、下颌下腺的血供、神经支配及淋巴引流 Blood supply，innervation and lymphatic drainage of the submandibular gland

（一）血供

下颌下腺的动脉血由面动脉及舌动脉的分支供应。静脉则与动脉伴行，经面静脉及舌静脉回流入颈内静脉。

（二）神经支配

支配下颌下腺的神经可分为两类：感觉神经及分泌神经。腺体的感觉神经来自三叉神经的舌神经。其分泌神经可分为交感与副交感两种。

副交感神经的节后纤维来自下颌下神经节。该神经节位于下颌舌骨肌后缘后方的舌骨舌肌浅面、舌神经的下方。节前纤维起自脑桥内的上泌涎核，经面神经的鼓索神经，随舌神经进入下颌下神经节。交感神经的节后纤维发自颈上神经节，颈上神经节的下端发出颈外动脉神经，其分支围绕颈外动脉而形成颈外动脉神经丛，由此丛发出分支伴随面动脉的分支进入腺体。

（三）淋巴引流

下颌下腺的淋巴引流到下颌下淋巴结，有 2～8 个，淋巴结主要位于下颌骨体下缘与下颌下腺之间，有的在腺体前端；有的在腺体表面，沿面静脉和面动脉排列；有的在腺体的后端。目前文献基本支持腺体内没有淋巴结。下颌下淋巴结的输出管引流至颈深上淋巴结。

第三节　舌下腺
Sublingual Gland

舌下腺（sublingual gland）（图 5-1，图 5-3）在 3 对大唾液腺中是最小的一对。重 3～4 g，形如杏仁，长约 4.5 cm，宽约 2.5 cm，属以黏液性为主的混合腺。

一、舌下腺的位置毗邻 Location and adjacency of the sublingual gland

舌下腺位于口底黏膜与下颌舌骨肌之间，腺体表面仅覆盖有薄层口底黏膜，形成舌下皱襞。腺体外侧为下颌骨体内面的舌下腺窝，内侧为颏舌肌，在腺体与颏舌肌之间有舌神经和下颌下腺管通过。腺体前端在颏舌肌前方与对侧舌下腺靠近，后端与下颌下腺延长部的前端相邻，二者的分界线不是很明显。

二、舌下腺排泄管 Sublingual excretory ducts

舌下腺与腮腺及下颌下腺不同，其所分泌的唾液并非仅经一个大导管排入口腔。从这个意义上说，可将舌下腺看成一个由多个腺体组成的腺复合体。作为腺体的大部分——腺体的外下部，其分泌液排入舌下腺大管（major sublingual duct）。该管于接近舌下阜处与下颌下腺管汇合，或单独开口于舌下阜。腺体的小部分可分为两组，一组其分泌管汇入邻近的下颌下腺管，有时这部分腺体与下颌下腺的延长部相融合；另一组位于腺体浅面，有 5～15 条细小短导管直接开口于舌下皱襞。

由于舌下腺导管的上述解剖特点，临床上做下颌下腺碘油造影时，自舌下阜导管开口处向下颌下腺管内注入造影剂，有时舌下腺也可能显影。但因舌下腺导管系统太细，造影检查对于舌下腺来说，无任何实际意义。细小的舌下腺导管因炎症、结石、损伤等因素而缩窄、阻塞、分泌液外渗，可形成舌下腺囊肿，需行舌下腺切除术方可治愈。

三、舌下腺的血供、神经支配及淋巴引流 Blood supply, innervation and lymphatic drainage of the sublingual gland

（一）血供

舌下腺由舌动脉的分支舌下动脉及面动脉的分支颏下动脉供血；其静脉血由相应的同名静脉经面总静脉或舌下静脉回流入颈内静脉。

（二）神经支配

舌下腺的神经支配与下颌下腺相同，感觉神经来自三叉神经的舌神经；分泌纤维由来自上泌涎核的副交感节前纤维，通过面神经的鼓索神经、经舌神经到达下颌下神经节，在那里更换神经元，节后纤维经舌神经分布于舌下腺。有研究表明，在远端的舌神经内，也可能有神经元胞体聚集而形成一个明显的舌下神经节。但其精细的神经终末分布，目前还不很清楚。交感神经节后纤维来自交感干颈上神经节，随颈外动脉血管的分支分布于舌下腺。

（三）淋巴引流

舌下腺的淋巴或直接回流入颈深上淋巴结群，或经颏下及下颌下淋巴结再回流至颈深上淋巴结。

第四节　小唾液腺
Minor Salivary Glands

小唾液腺（minor salivary glands）所分泌的唾液，约占人体刺激性与非刺激性唾液分泌总量的 8%。它主要分布在口腔及口咽部黏膜下。小唾液腺与大唾液腺的差别，不仅表现在体积以及胚胎发生学方面，而且也表现在小唾液腺无包膜，每个小腺体均有一小排泄管直接开口于所覆盖的口腔黏膜上。依其所在部位，分别命名为唇腺、颊腺、腭腺、舌腺、切牙腺等。

唇腺（labial glands）为黏液腺或混合腺，约有几百个，分布在上、下唇的黏膜下层，有时可轻度突向口腔前庭。在近中线处腺体数量更多一些，少数大的腺体还可达口轮匝肌的肌束之间。

颊腺（buccal glands）属混合腺，腺泡上皮以黏液细胞为主。颊腺与唇腺后部相延续，在前颊部腺体排列广而稀且不规则；而在后颊部，腺体排列密集、数量多、体积大，不仅位于颊肌肌束之间，有时甚至可达颊肌外表面。位于颊部后下角的颊腺，被称为磨牙腺或磨牙后腺。

腭腺（palatine glands）主要为黏液腺，约有230个，大部分位于软腭，少部分位于硬腭的后部，还有一些腺体位于悬雍垂的黏膜下层，在硬腭处的腺体分布，向前几乎没有超越两侧第一磨牙连线的水平。越向后，则腺体体积增大，排列厚度亦增加。腭腺腺体排列在连接黏膜与骨膜之间的结缔组织内，形成一腺体组织垫。

舌腺（lingual glands）可分为3组。舌前腺腺体较大，主要为黏液腺，位于舌前部腹面舌系带两侧的黏膜下层内，表面仅覆盖着薄层黏膜。腺体开口于舌下皱襞。另有几个较小的腺体位于舌尖及舌的前外侧缘。舌后腺为浆液腺，埋藏于舌背部界沟前方轮廓乳头的固有层中，另有少数位于舌背后外侧部的叶状乳头内，腺体开口于乳头沟的基底部。还有一组数目较多的舌腺，主要为黏液腺，位于咽及舌后外侧部的黏膜下，腺体开口于舌扁桃体滤泡以及滤泡间裂隙中。

切牙腺（incisive glands）为一小组腺体，位于与下颌切牙舌侧相对的口底黏膜下，因其所在位置而得名。

小唾液腺黏液囊肿为一常见病，多由于腺体受伤、导管破裂黏液外漏入组织间隙所致。该病好发于下唇及舌尖腹侧，囊肿位于黏膜下，呈半透明、浅蓝色小泡状。

（蔡志刚　赵士杰）

复习思考题及病例分析
Review Questions and Case Analysis

一、复习思考题 Review questions

1. 试述3对大唾液腺的形态、位置、毗邻、导管的走行及开口位置。
2. 腮腺鞘有何特点？其临床意义是什么？
3. 说明舌下腺导管的组成。
4. 画简图说明舌下腺、下颌下腺深部和浅部、下颌舌骨肌、下颌下腺管、舌下腺排泄管、舌神经的位置关系。

二、病例分析 Case analysis

1. 男性，30岁。因右侧下颌下区进食时反复肿胀半年余而就诊。检查可见右侧下颌下腺肿大变硬，挤压腺体其导管口有脓性物流出；右侧口底下颌下腺管中份可触及绿豆大小硬结；下颌横断片示右侧下颌下腺管内有一约5 mm×3 mm的椭圆形高密度影。临床诊断为：右侧下颌下腺涎石并发炎症。请从解剖学角度，分析该患者所出现上述症状的原因并说明为何下颌下腺易发生涎石病。

2. 男性，64岁。左侧口底硬性肿块一年、左侧舌麻木不适2个月而就诊。查体可及左侧口底3 cm×2 cm大小肿物，质地坚硬，表面结节状，活动度差，有触痛，经活组织病理检查确诊为左舌下腺腺样囊性癌。请分析患者产生左侧舌麻木的原因。

3. 女性，65岁。右侧完全性面瘫半个月，临床检查见右咽侧壁隆起，触之质硬，不活动，CT检查示右侧腮腺深叶占位性病变，界限不清，并向咽侧壁突出，临床诊断为右腮腺深叶恶性肿瘤。请分析患者右咽侧壁隆起及右侧面瘫的原因。

4.男性糖尿病患者，76岁。腹部外科手术后4天，突发左侧耳垂下方红肿，疼痛剧烈，并向耳颞部放射，体温38.2℃，临床检查左腮腺区有可凹性水肿，无波动感。请从解剖学角度解释其临床现象并说明腮腺脓肿切开引流时的注意事项。

5.女性，25岁。拟行左下颌阻生齿拔除术。在行下牙槽、颊及舌神经阻滞麻醉时，进针较深，未达骨面，回吸无血后注射2%利多卡因5 ml。患者5 min后出现左侧面瘫。请从解剖学的角度分析患者出现面瘫的原因。

6.男性，65岁。因右耳前区无痛性肿物5年而行左腮腺区良性肿物切除术。术中采用耳屏前延伸至下颌下区S形切口，切开皮肤、皮下组织，在腮腺咬肌筋膜浅层向前翻瓣显露腺体，解剖面神经，完整切除肿瘤。患者术后半年出现进食时右侧颊部发红、出汗。请从解剖学的角度分析出现这一现象的原因。

7.男性，33岁。因右侧面部被刀砍伤4小时急诊入院。检查：患者意识清楚，生命体征平稳，无活动性出血。右侧腮腺区纵向切口，长度约4 cm，深达骨面，急行清创缝合。请从解剖学的角度分析术中需要注意哪些解剖结构，术后需要进行哪些特殊处理。

8.女性，20岁。因口底及颏下区肿物2个月就诊。检查：右侧口底有一突起肿物，呈浅紫蓝色，柔软有波动感。颏下区圆形突起，触诊柔软，穿刺可抽出蛋清样黏稠液体。临床诊断为舌下腺囊肿。请分析上述临床表现。

9.男性，58岁。因右侧腮腺进食时反复肿胀2年就诊。患者2年来每次进食时出现右侧腮腺区肿胀，有时晨起腮腺区发胀，自己稍加按摩后有"咸味"液体流出，随之局部感觉松快。检查：可见右侧上下多个磨牙缺失，行活动义齿修复，咬合时颊部黏膜受累，腮腺管口瘢痕。右侧腮腺增大，中等硬度，压痛，挤压可有浑浊雪花样唾液从导管口流出。临床诊断为右侧阻塞性腮腺炎。请应用腮腺管解剖知识，分析患者出现症状的原因。

第五章　病例
分析参考答案

（赵士杰　蔡志刚）

第六章 血 管

Blood Vessels

第一节 动 脉

Artery

口腔颌面颈部的动脉来源于颈总动脉和锁骨下动脉。颈总动脉在颈部分为颈内及颈外动脉，颈内动脉经颈动脉管入颅，供应脑前 3/5、眶内结构及额部等处；颈外动脉主要供应硬脑膜、颅顶、口腔颌面部及颈前部。锁骨下动脉则供应颈部下份深面结构和脑后 2/5 部分。两侧同名动脉之间，同侧的颈内、颈外动脉之间及颈内、颈外动脉与锁骨下动脉之间均有分支吻合，形成具有广泛联系的动脉网。因此，面颈部的血运非常丰富。

一、颈总动脉 Common carotid artery

左侧颈总动脉直接起自主动脉弓（aortic arch），右侧颈总动脉起于头臂干。左侧颈总动脉较右侧长，左侧平均长度 12.50 cm，右侧为 9.54 cm（图 6-1）。两侧颈总动脉均经胸锁关节深面上行到颈部。颈总动脉在颈部被包在颈鞘内，经气管及喉的外侧、胸锁乳突肌深面，进入颈动脉三角。颈总动脉在该区仅有皮肤、颈浅筋膜及颈阔肌覆盖，在此可触及该动脉搏动。约有半数颈总动脉在平甲状软骨上缘平面，分为颈内和颈外动脉，另有半数分叉或高或低，高达舌骨平面，低达环状软骨。在颈鞘内，颈总、颈内动脉位于颈内静脉的内侧，迷走神经位于动、静脉之间的后方。颈内动脉在颈部无分支，颈外动脉在颈部有数个分支，有无分支为二者的重要鉴别点（有关颈内、颈外动脉的鉴别详见第十二章第三节）。

颈总动脉分叉处有两个重要结构，即颈动脉窦和颈动脉体（图 6-2）。①颈动脉窦（carotid sinus）（图 6-2）为颈内动脉起始处或颈总动脉分叉处的膨大部分，窦壁内含有特殊压力感受器，血压升高或受到外界压力刺激时，可产生压力冲动，经舌咽神经传至延髓的血管运动中枢，反射性引起内脏血管扩张，使心率减慢、血压降低。当手术涉及颈总动脉分叉处时，为避免刺激颈动脉窦，常用麻醉药封闭此处。②颈动脉体（carotid body）为一棕色的椭圆形扁平小体，大小为 2.5 mm×5.0 mm ～ 4.0 mm×7.0 mm，由结缔组织连于颈总动脉分叉处的后壁或其附近。颈动脉体属化学感受器，含有丰富的毛细血管网和感觉神经末梢，当血内二氧化碳浓度升高时，可反射性使呼吸运动加快加深。

（一）颈外动脉

颈外动脉（external carotid artery）（图 6-3）在甲状软骨上缘水平处起自颈总动脉，位于颈内动脉前内侧，行向上前，继而转向上后，经二腹肌后腹及茎突舌骨肌深面，向上越过茎突舌

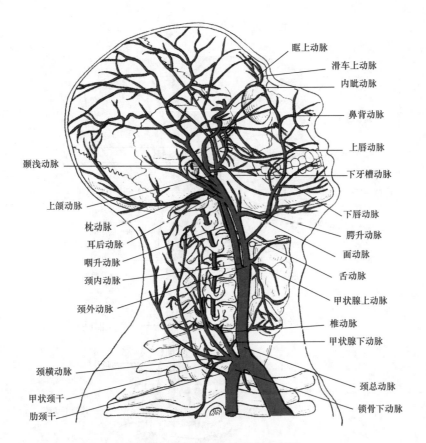

图 6-1 颌面颈部动脉概况示意图

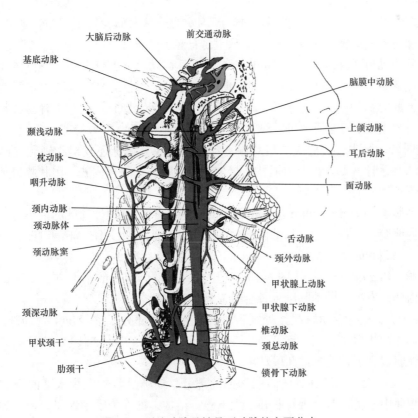

图 6-2 颈总动脉及锁骨下动脉的主要分支

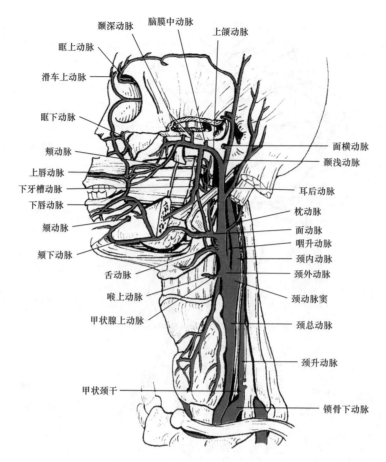

图 6-3　颌面颈部主要动脉分布图

肌和茎突咽肌，几乎与下颌支后缘平行进入腮腺实质或其深面，行至下颌骨髁突颈部内后方，分为上颌动脉与颞浅动脉两终支。颈外动脉主要有 8 个分支：

1. 甲状腺上动脉（superior thyroid artery）（图 6-3）　于舌骨大角稍下方，起自颈外动脉起始部的前内侧壁，约有 16% 的甲状腺上动脉直接起于颈总动脉，少数甲状腺上动脉与舌动脉共干发出，此干称为甲-舌动脉干。动脉起始后在肩胛舌骨肌、胸骨舌骨肌和胸骨甲状肌的深面呈弓形弯向前下，于咽下缩肌外侧下行，达甲状腺上极，常分为前、后两支进入甲状腺。前支与对侧同名动脉吻合；后支与甲状腺下动脉相通。该动脉还发出胸锁乳突肌支、环甲肌支、喉上动脉、舌骨下支分布于胸锁乳突肌、舌骨下肌群及附近皮肤。甲状腺上动脉常可作为手术中寻找颈外动脉的一个重要标志。

2. 咽升动脉（ascending pharyngeal artery）（图 6-3）　是颈外动脉的最小分支，起自颈外动脉起始部内侧壁，沿颈内动脉与咽侧壁之间上行达颅底，分支分布于咽侧壁、软腭、腭扁桃体、咽部肌、脑膜和鼓室内壁等。

3. 舌动脉（lingual artery）（图 6-4）　于甲状腺上动脉起点的稍上方，平舌骨大角处，自颈外动脉前内侧壁发出。舌动脉以舌骨舌肌为界分为三段。

（1）第一段：为自舌动脉起始处至舌骨舌肌后缘的部分。该段位于颈动脉三角的上份，开始行向上内，再下降至舌骨大角平面，呈向上凸的弓形，浅面有皮肤、颈浅筋膜和颈阔肌，深面为咽中缩肌。舌下神经越过此段动脉。

（2）第二段：为舌动脉在舌骨舌肌深面的部分。动脉沿舌骨上缘水平前行。其浅面有舌骨舌肌、二腹肌中间腱、茎突舌骨肌和下颌下腺等结构，深面为咽中缩肌。舌动脉在此段发出 2 ～ 3 支舌背动脉（dorsal lingual artery），迂曲向上至舌咽部，供应舌黏膜、腭扁桃体、软腭

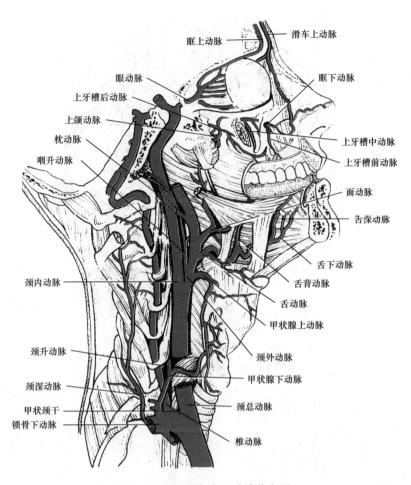

图 6-4 颌面颈部主要动脉分布图

及会厌等处，其终支止于界沟和舌正中线。

（3）第三段：为舌动脉出舌骨舌肌前缘前行的部分。在舌骨舌肌前缘处舌动脉分成舌下动脉（sublingual artery）和舌深动脉（deep lingual artery）两个终支。①舌下动脉：位于口底，向前行于颏舌肌与下颌舌骨肌之间至舌下腺内侧，供应舌下腺、口底黏膜（包括舌系带）、牙龈、下颌舌骨肌和舌肌，在口底前份黏膜下与对侧同名动脉吻合。舌下动脉还穿过下颌舌骨肌与颏下动脉的分支吻合。当舌下动脉缺如时，则由颏下动脉的穿支代偿。②舌深动脉：为舌动脉的直接延续，沿舌骨舌肌前缘转向上行，至舌神经内侧，随舌神经在舌系带两侧的黏膜下迂曲前行达舌尖部，并与对侧同名动脉吻合，分支供应舌肌和舌黏膜。舌深动脉发出长、短两类分支。长支发出侧支较少，行至肌浅层时分成数终末支，并互相吻合形成舌黏膜下动脉网。该动脉网可超越界沟和舌正中线，在黏膜下成一整体，供应舌黏膜。短支主要供应舌肌，分支多沿肌纤维走行。两侧舌肌被正中纤维隔隔开，无动脉吻合。舌深动脉在上下方向形成若干弯曲，以适应舌的灵活运动和形状变化。

4. 面动脉（facial artery）（图 6-5） 又称颌外动脉（external maxillary artery），于舌骨大角的稍上方、二腹肌后腹下缘处单独或与舌动脉共干起于颈外动脉的前壁，在颈阔肌深面行向前内上方，经二腹肌后腹、茎突舌骨肌深面，进入下颌下三角，再经下颌下腺后上面的沟或在腺实质内转向外至下颌骨下缘，在咬肌附着处前缘，呈弓形绕过下颌骨体的下缘上行至面部，于笑肌和颧大肌的深面、颊肌和提口角肌的浅面，与面静脉伴行，迂曲行向前内上方，经口角和鼻翼外侧至内眦，易名为内眦动脉。面动脉在面部行程弯曲，以适应唇颊部的活动。面动脉在跨越下颌骨体下缘处位置表浅，表面仅有皮肤、颈浅筋膜、颈阔肌覆盖。面动脉在颈部的分

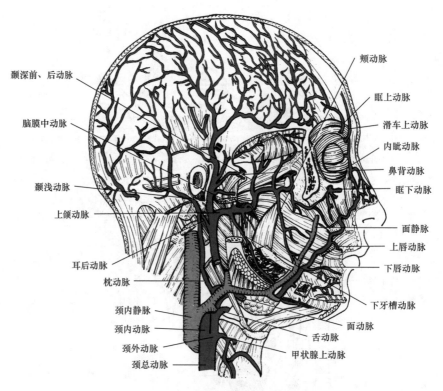

图 6-5　颈外动脉主要分支

支有腭升动脉、扁桃体动脉、腺支、颏下动脉；面动脉在面部的分支有下唇动脉、上唇动脉、鼻外侧动脉。内眦动脉为面动脉的终末段。

（1）腭升动脉（ascending palatine artery）：起自面动脉起始部，介于茎突咽肌与茎突舌肌之间上行至咽侧壁，再沿咽上缩肌与翼内肌之间上升至颞骨岩部，在腭帆提肌处分为两支，一支越过咽上缩肌上缘，分布于软腭。另一支穿咽上缩肌，分布于腭扁桃体及咽鼓管，并与扁桃体动脉和咽升动脉吻合。

（2）扁桃体动脉（tonsillar artery）：为供应腭扁桃体的主要动脉，起自面动脉起始部，沿茎突舌肌与翼内肌之间上行，在茎突舌肌上缘向内穿咽上缩肌至腭扁桃体及舌根。

（3）腺支：在下颌下三角处发出 3～4 支，分布于下颌下腺和下颌下淋巴结。

（4）颏下动脉（submental artery）：为面动脉在颈部的最大分支，从下颌骨体下缘稍下处发出，沿下颌舌骨肌浅面，前行至颏部，沿途发出数小支分布于附近肌肉并与舌下动脉吻合。在下颌联合处向上越过下颌骨下缘并发出浅、深两支，浅支位于皮下与降下唇肌之间，并与下唇动脉相吻合；深支位于降下唇肌与下颌骨之间，与下唇动脉和颏动脉吻合。颏下动脉供应下颌下三角的淋巴结、二腹肌前腹、下颌舌骨肌、下唇和颏部。当舌下动脉缺如时，由颏下动脉发出穿支代偿。

（5）下唇动脉（inferior labial artery）：平口角处发出，向前迂曲行于降口角肌深面，穿过口轮匝肌，经该肌与下唇黏膜之间行至中线（此处下唇动脉距黏膜侧较距皮肤侧近），与下牙槽动脉分出的颏动脉及对侧同名动脉相吻合。下唇动脉供应下唇黏膜、腺体和肌。

（6）上唇动脉（superior labial artery）：较下唇动脉粗而弯曲，在口角附近发出后穿口轮匝肌，经该肌与上唇黏膜之间前行至中线，与对侧同名动脉吻合，并向上发出鼻中隔支和鼻翼支，供应上唇、鼻中隔和鼻翼。两侧上、下唇动脉在中线互相吻合形成围绕口裂的动脉环。临床上可用手指捏住口唇达到止血的目的。

（7）鼻外侧动脉（lateral nasal artery）：于口角稍上方自面动脉发出至鼻外侧部，分布于鼻翼和鼻背。在中线与对侧同名动脉吻合，并与上唇动脉、眼动脉和上颌动脉的分支相吻合。

（8）内眦动脉（angular artery）：又称角动脉，是面动脉的终末支，经鼻的外侧上行至内眦分支供应鼻背和鼻翼，与眼动脉的分支鼻背动脉相吻合。有时面动脉无内眦动脉这一终末支，而由眼动脉或眶下动脉的分支代偿。

5. 枕动脉（occipital artery）（图6-5） 与面动脉同高度起于颈外动脉的后外壁。在二腹肌后腹的深面沿其下缘行向后上，越过颈内动脉、颈内静脉、迷走神经和副神经的浅面，至寰椎横突和乳突之间，横行于乳突内侧的枕动脉沟内，在乳突与二腹肌、胸锁乳突肌、头夹肌和头长肌附着点的内侧，枕动脉与枕大神经伴行向上，并于斜方肌与胸锁乳突肌附着点之间的筋膜浅出，至枕部皮下，分支供应附近肌肉和头皮。与临床有关的枕动脉主要分支有：①胸锁乳突肌支，多为上下两支。上支在枕动脉越过副神经时分出，行向后下，越过颈内静脉，伴随副神经进入胸锁乳突肌上部。下支起自枕动脉起始部或直接发自颈外动脉，向后越过舌下神经和颈内静脉浅面至胸锁乳突肌，与甲状腺上动脉的胸锁乳突肌支吻合。②降支，当枕动脉经过头上斜肌浅面时发出，向下分为浅、深两支。浅支与颈横动脉浅支吻合，深支与椎动脉分支相吻合。临床上结扎颈外动脉后，此处吻合即成为侧支循环的通路。若采用肌蒂位于上方的胸锁乳突肌肌皮瓣时，应避免损伤枕动脉及其分支，以保证肌皮瓣的血供。

6. 耳后动脉（posterior auricular artery）（图6-5） 是颈外动脉一较小的分支。在二腹肌后腹上缘处起自颈外动脉后壁，在腮腺深面沿茎突舌骨肌上缘向后上行至外耳道软骨与乳突之间的沟内，分为耳、枕两支，分布于二腹肌、茎突舌骨肌、胸锁乳突肌、腮腺和耳郭后部的皮肤。

7. 上颌动脉（maxillary artery） 又称颌内动脉（internal maxillary artery）（图6-6，图6-7），系颈外动脉两终支中较大者，于下颌骨髁突颈部的内后方起于颈外动脉，水平前行，经髁突颈的深面与蝶下颌韧带之间至颞下窝，在翼外肌的浅面（少数在深面）继续行向前上，经翼突上颌裂入翼腭窝。上颌动脉依其行程分为3段：

第1段：又称下颌段，系位于下颌骨髁突颈部深面较短的一段。起始后向前横行于髁突颈部深面与蝶下颌韧带之间，并越过下牙槽神经至翼外肌下缘续于第2段。临床行髁突切除或颞

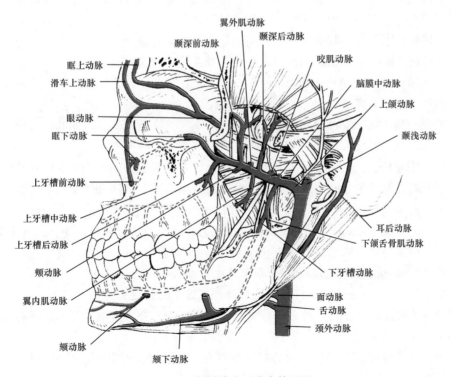

图6-6 上颌动脉主要分支外面观

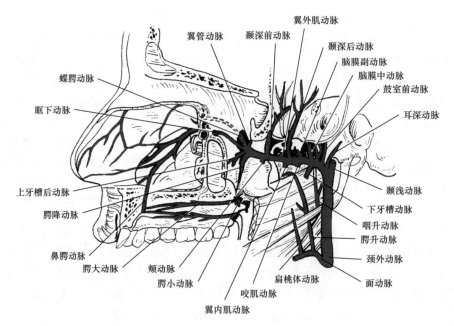

图 6-7　上颌动脉主要分支内面观

下颌关节成形术时，应注意保护该动脉。下颌段的分支有：

①脑膜中动脉（middle meningeal artery）：经棘孔入颅中窝，沿颞鳞内面前行，分为前后两支，供应硬脑膜，并与对侧同名动脉和脑膜前、后动脉交通。

②下牙槽动脉（inferior alveolar artery）：在翼外肌下缘处起自上颌动脉下壁，于下颌支的内侧，与下牙槽神经一起下行，经下颌孔入下颌管至第一前磨牙处分为两支。其中一支为颏动脉，出颏孔至颏部，供应颏部及下唇，并与颏下动脉及下唇动脉相交通。另一支为切牙支，向前经尖牙及切牙根部下方，与对侧同名动脉相吻合，供应下颌尖牙及切牙。下牙槽动脉在下颌管内的分支供应下颌骨、下颌磨牙、前磨牙、牙槽突、牙周膜及牙龈。下牙槽动脉在进入下颌孔前还分出两支，一支与舌神经伴行，分布于口腔黏膜；另一支为下颌舌骨肌支，穿过蝶下颌韧带伴同名神经在下颌骨内侧的下颌舌骨沟内行向前下，分布于下颌舌骨肌。

③耳深动脉（deep auricular artery）：分布于外耳道和鼓膜外面。

④鼓前动脉（anterior tympanic artery）：行向后上经岩鼓裂至鼓室，分布于鼓膜，与耳后动脉和颈内动脉的分支交通。

⑤脑膜副动脉（accessory meningeal artery）：多数在脑膜中动脉入棘孔前发出，少数直接起自上颌动脉，经卵圆孔入颅，分支供应三叉神经节及附近的硬脑膜。

第 2 段：该段最长，又名翼肌段。于颞肌深面、翼外肌下头的浅面（有时在肌的深面）斜向前上，再经翼外肌两头之间至翼上颌裂，分支供应咀嚼肌、颊肌和颞下颌关节囊等结构。该段的分支主要有：

①颞深动脉（deep temporal arteries）：分颞深前动脉和颞深后动脉两支，上行于颞肌深面，供应颞肌，与颞浅动脉、眼动脉的分支吻合。

②翼肌支（pterygoid branches）：分布于翼内、外两肌。

③咬肌动脉（masseteric artery）：随咬肌神经穿过下颌切迹，分布于咬肌。

④颊动脉（buccal artery）：随颊神经前行于颞肌深面，分布于颊肌外面，并与面动脉和眶下动脉分支交通。

第 3 段：又称翼腭段，经翼上颌裂进入翼腭窝，在翼腭神经节的外侧分出两个终末分支。翼腭段的分支有：

①上牙槽后动脉（posterior superior alveolar artery）：在上颌动脉将入翼腭窝处发出，下行于上颌骨体后面，发出分支经牙槽孔进入上颌窦后壁的牙槽管，分布于上颌磨牙、前磨牙及上颌窦黏膜。另有分支继续沿骨面行向前下，供应上颌磨牙及前磨牙的牙槽突颊侧黏膜、颊肌和牙龈。

②眶下动脉（infraorbital artery）：起自上牙槽后动脉起点附近，常与上牙槽后动脉共干发出，随眶下神经经眶下裂入眶，沿眶下沟、眶下管前行，出眶下孔至提上唇肌的深面，分别向上内、前和下发出分支，并与上唇动脉及内眦动脉相吻合，供应颊的前部、上唇根部和唇侧牙龈。

眶下动脉在眶下管内发出上牙槽中动脉、上牙槽前动脉和眶支，前两支经上颌窦前外侧壁的牙槽管至牙槽突供应上颌前牙、牙周组织及上颌窦黏膜，眶支分布于泪囊和下直肌、下斜肌。上牙槽前、中、后动脉在上颌窦前及后外侧壁内互相吻合成网。

③腭降动脉（descending palatine artery）：从翼腭窝发出，经翼腭管下行，分为腭大动脉和腭小动脉。腭大动脉出腭大孔至硬腭，沿腭沟走行于硬腭的黏膜下，分支供应硬腭黏膜及上颌腭侧牙龈。腭大动脉的末段即鼻腭动脉，前行至切牙孔，穿切牙管进入鼻腔与蝶腭动脉的鼻中隔支吻合。腭小动脉出腭小孔行向后，分布于软腭及腭扁桃体。

④蝶腭动脉（sphenopalatine artery）（图6-8）：是上颌动脉的终支。经蝶腭孔至鼻腔，分为两支，鼻后外侧支供应鼻腔外侧壁及鼻窦；鼻中隔后支沿鼻中隔行向前下，至切牙管与腭大动脉的鼻腭支吻合，供应鼻中隔。

⑤咽动脉（pharyngeal artery）：分布于鼻咽部。

⑥翼管动脉（artery of pterygoid canal）：向后经翼管分布于咽上段、咽鼓管和鼓室。

8. 颞浅动脉（superficial temporal artery）（图6-5） 是颈外动脉的终支之一。在下颌骨髁突颈的后方、腮腺深面，由颈外动脉发出，经外耳道软骨前上方，与颞浅静脉和耳颞神经伴行，出腮腺上缘至皮下，越过颧突根部上行约3 cm分为额、顶两终支。颞浅动脉的分支为：

（1）面横动脉（transverse facial artery）：于腮腺内发出，沿咬肌表面向前穿出腮腺，继经颧弓与腮腺导管之间水平前行至眼外联合下方，分支供应腮腺、颞下颌关节、咬肌和邻近皮肤，并与面动脉、颊动脉、咬肌动脉及眶下动脉分支吻合。

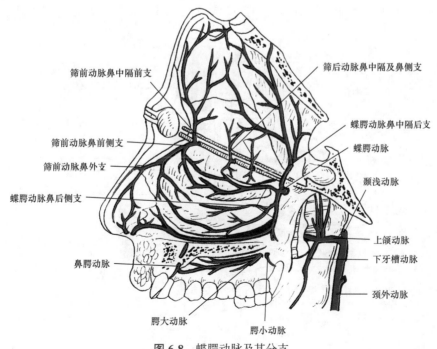

图6-8 蝶腭动脉及其分支

（2）额支（frontal branch）：在额部皮下组织内迂曲行向前上，与对侧同名动脉的分支吻合，并与眶上动脉和滑车上动脉交通，分支分布于额部骨膜、肌和皮肤。

（3）顶支（parietal branch）：于颞筋膜表面行向上后，与对侧同名动脉、耳后动脉、枕动脉以及同侧的额支吻合。分支分布于颅顶部骨膜、肌和皮肤。

（4）腮腺支（parotid branches）：为数小支，分布于腮腺。

（5）颧眶动脉（zygomaticoorbital artery）：1～2支，在颧弓平面或其稍上方，起于颞浅动脉或其额支，沿颧弓上缘至眶外侧，分布于眼轮匝肌，并与泪腺动脉分支吻合。

（6）耳前支（anterior auricular branches）：分布于耳垂、耳郭前部及外耳道。

（7）颞中动脉（middle temporal artery）：约平颧弓高度，自颞浅动脉发出，穿颞筋膜入颞肌，行于颞鳞外面的颞中动脉沟内，与上颌动脉的分支——颞深动脉吻合。

（二）颈内动脉

颈内动脉（internal carotid artery）（图6-2）在颈动脉三角内起于颈总动脉，起初居于颈外动脉后外方，而后转至颈外动脉的后内侧，沿咽侧壁上升至颅底，经颞骨颈动脉管入颅。它是营养脑、眶内结构及额、鼻部的主要动脉，颈内动脉包括颈、颅两部。

1. 颈内动脉颈部 为颈内动脉自颈总动脉分叉处至颞骨岩部颈动脉管下口之间的部分。颈内动脉在颈动脉三角内位置表浅，仅有皮肤、浅筋膜及颈阔肌被覆。颈内动脉上行抵达咽侧壁，逐渐离开颈外动脉，颈内、颈外动脉之间隔以茎突及茎突舌肌与茎突咽肌。颈内动脉在颈上部可凸向咽侧壁，亦可紧贴腭扁桃体的后方。颈内动脉入颅前无分支。

2. 颈内动脉颅内部 续于颈内动脉颈部，向上通过颈动脉管入颅，从蝶骨体外侧进入海绵窦，水平前行至海绵窦顶弯向后行，发出眼动脉、大脑前动脉、大脑中动脉和大脑后交通动脉。眼动脉分支与上颌动脉、面动脉分支交通，大脑前动脉和大脑后交通动脉参与脑底动脉环的构成。

二、锁骨下动脉 Subclavian artery

左侧锁骨下动脉直接起自主动脉弓，右侧起自头臂干（又称为无名动脉），左侧较右侧稍长（图6-9）。两侧锁骨下动脉均沿肺尖的前内侧行向上外至颈根部，弓状向外到前斜角肌内

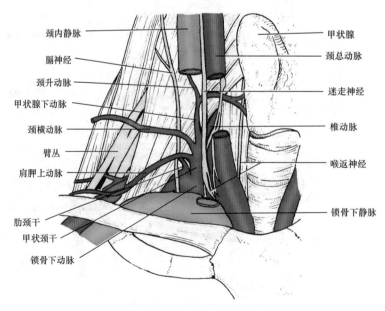

图6-9 颈根部血管与神经

侧缘，再经前斜角肌后面至第1肋外侧缘移行为腋动脉。该动脉的主要分支有：

（一）椎动脉

椎动脉（vertebral artery）自锁骨下动脉发出后，向上穿行第6～1颈椎横突孔，从寰椎横突孔穿出后，经枕骨大孔入颅，与对侧同名动脉汇合成基底动脉，基底动脉末端分为左、右大脑后动脉，参与脑底动脉环的组成。椎动脉供应脑和脊髓。

（二）甲状颈干

甲状颈干（thyrocervical trunk）自锁骨下动脉前壁发出，粗而短，其分支为：

1. 甲状腺下动脉（inferior thyroid artery） 起始后沿斜角肌内缘向上，约在环状软骨平面急转向内，横过颈鞘的后面，在颈长肌的前面下行，至甲状腺侧叶的下缘，与甲状腺上动脉分支在甲状腺内吻合，分支供应甲状腺、咽、喉、食管、气管和舌骨下肌群等。

2. 肩胛上动脉（suprascapular artery） 动脉发出后，向外下方越过前斜角肌和膈神经，经颈内静脉和胸锁乳突肌后方，越过臂丛和锁骨下动脉到达肩胛部，分支供应胸锁乳突肌、冈上肌、肩锁关节及肩上部皮肤等。

3. 颈横动脉（transverse cervical artery） 发出后，向外越过前斜角肌和膈神经，位于胸锁乳突肌和颈内静脉的深面，至肩胛提肌的外缘分为深、浅两支。浅支又称颈浅动脉，供应斜方肌、邻近肌肉和颈部淋巴结；深支又称肩胛背动脉，供应菱形肌等。

（三）肋颈干

肋颈干（costocervical trunk）为一短动脉干，动脉发出后，向后越过胸膜顶至第1肋骨颈处分为肋间上动脉和颈深动脉。颈深动脉分支至颈深部，并与枕动脉降支相吻合。

三、头颈部的动脉吻合 Anastomosis of the head and neck arteries

头、颈部的动脉存在着广泛的吻合，颈外动脉分支间，颈内、颈外动脉间，颈内、颈外动脉与锁骨下动脉间，均有大量的吻合，主要的动脉吻合有：

1. 颈外动脉分支间的吻合 如左及右上下唇动脉形成的动脉环，左、右颞浅动脉在颅顶吻合成网，一侧颏下动脉与舌下动脉及颏动脉间的吻合。

2. 颈内、颈外动脉间的吻合 如内眦动脉与眼动脉的分支吻合，蝶腭动脉与眼动脉的分支吻合，颞浅动脉的分支与眶上动脉吻合。

3. 颈内、颈外动脉与锁骨下动脉间的吻合 如甲状腺上、下动脉之间的吻合，脑底动脉环使颈内动脉分支与椎-基底动脉分支吻合，枕动脉降支与颈深动脉和颈横动脉之间的吻合。

头、颈部广泛存在的动脉吻合，使局部血供非常丰富，有利于创伤的愈合及手术的成功，但又是损伤或手术时出血较多的原因。

第二节　静　脉
Vein

口腔颌面颈部静脉的行程、分布大多与动脉一致，但分支和吻合较动脉多、变异大。静脉分浅静脉和深静脉两类。浅静脉收纳浅层组织的血液，汇入深静脉（图6-10）。静脉血回流主要通过颈内静脉和颈外静脉。

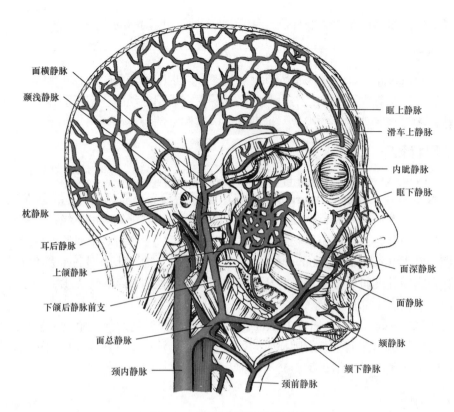

图 6-10　面部浅静脉外侧面观

图中标注（从左上至右下）：面横静脉、颞浅静脉、枕静脉、耳后静脉、上颌静脉、下颌后静脉前支、面总静脉、颈内静脉；眶上静脉、滑车上静脉、内眦静脉、眶下静脉、面深静脉、面静脉、颏静脉、颏下静脉、颈前静脉

一、口腔颌面部浅静脉 Superficial veins of oral and maxillofacial region

（一）面静脉

面静脉（facial vein）又称面前静脉（anterior facial vein），在眼内侧角处起于内眦静脉，居面动脉后方行向后外下，经颧大肌、笑肌的深面至咬肌前下角，越过下颌骨体于颈阔肌深面斜行向后，行于下颌下腺、二腹肌后腹和茎突舌骨肌的浅面至下颌角的稍前下方，在此与下颌后静脉的前支汇合成面总静脉。面静脉收集相当于面动脉分布区域（内眦、鼻背、眶下区、上下唇、颊部、咬肌区、颏下和下颌下区）的静脉血。此外，还通过翼静脉丛、面深静脉接纳面深部回流的静脉血。

当鼻根部、上唇发生疖、痈感染处理不当时，由于面部静脉走行于面部肌肉中，而面静脉瓣膜数量相对较少或发育不全导致瓣膜功能不良，当表情肌收缩时，可驱动血液逆流，使菌血栓自面前静脉经内眦静脉→眼上静脉→颅内海绵窦或经面深静脉→翼丛→颅内海绵窦，可能会发生严重的海绵窦化脓性血栓性静脉炎。因此，临床上将鼻根部和两侧口角之间的三角形区域称为危险三角区。

（二）颞浅静脉

颞浅静脉（superficial temporal vein）起于头皮内的静脉网，在颧弓上方由额支和顶支汇合而成，与颞浅动脉伴行向下，经耳郭前方，颧弓根部浅面穿入腮腺，于腮腺内、下颌骨髁颈后方与上颌静脉汇合成下颌后静脉。该静脉沿途接纳腮腺、颞下颌关节及耳郭的小静脉，并与颞浅静脉、眶上静脉、枕静脉、耳后静脉等交通。

二、口腔颌面部深静脉 Deep veins of oral and maxillofacial region

（一）翼静脉丛

翼静脉丛（pterygoid venous plexus）又称翼丛（pterygoid plexus），位于颞下窝内，分布于颞肌及翼内、外肌之间的静脉丛，所有与上颌动脉分支伴行的静脉均参与此静脉丛的构成，主要收集口腔、面深部和眼的静脉血。该丛最后主要向后汇集成上颌静脉。临床上行上牙槽后神经阻滞麻醉时，应注意进针的方向和深度，以免刺破翼丛而发生血肿。翼丛与颅内、外静脉有广泛的交通，向后外经上颌静脉汇入下颌后静脉；向前经面深静脉入面静脉；向上通过卵圆孔网和破裂孔导静脉等处的静脉与海绵窦交通。翼丛的交通途径如图 6-11 所示。

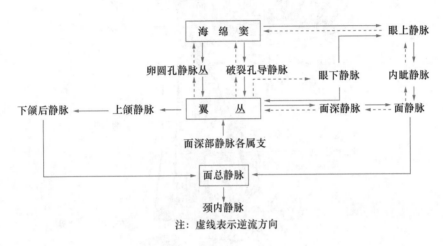

注：虚线表示逆流方向

图 6-11 翼丛的交通途径

（二）上颌静脉

上颌静脉（maxillary vein）（图 6-12）又称颌内静脉（internal maxillary vein），位于颞下窝内，短而粗，起于翼丛的后端，向后伴随上颌动脉第一段，经下颌骨髁颈与蝶下颌韧带之间至下颌支后缘处汇入下颌后静脉。

（三）下颌后静脉

下颌后静脉（retromandibular vein）（图 6-12）又称面后静脉（posterior facial vein），由颞浅静脉和上颌静脉在腮腺实质内于下颌骨髁颈部后方合成。下颌后静脉在腮腺内下行于颈外动脉的浅面或外侧，并在腮腺下极穿出，继续下行至下颌角处分为前后两支，前支向前下与面静脉合成为面总静脉；后支向后下与耳后静脉合成为颈外静脉。

（四）面总静脉

面总静脉（common facial vein）（图 6-12）在颈动脉三角内，由面静脉和下颌后静脉的前支汇合而成，还可接纳来自舌静脉及咽深静脉等属支的静脉血。面总静脉行向后下越过舌下神经及颈内、颈外动脉，在胸锁乳突肌深面平舌骨大角处汇入颈内静脉。面总静脉也可通过其与颈外静脉的吻合支注入颈外静脉。行颈外动脉结扎术时，须小心处理面总静脉。

三、颈部浅静脉 Superficial cervical veins

（一）颈外静脉

颈外静脉（external jugular vein）（图 6-13）位置表浅，位于颈阔肌深面。该静脉在腮腺内

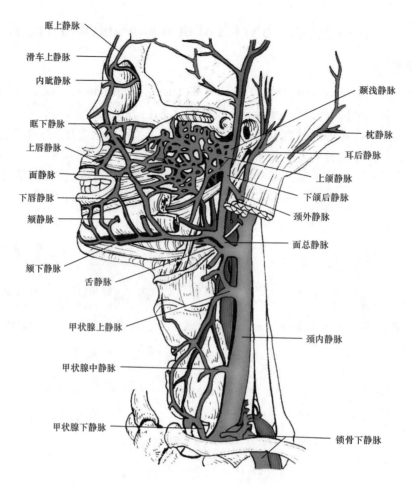

眶上静脉
滑车上静脉
内眦静脉
眶下静脉
上唇静脉
面静脉
下唇静脉
颏静脉
颏下静脉
舌静脉
甲状腺上静脉
甲状腺中静脉
甲状腺下静脉

颞浅静脉
枕静脉
耳后静脉
上颌静脉
下颌后静脉
颈外静脉
面总静脉
颈内静脉
锁骨下静脉

图 6-12　颈内静脉及面部深静脉

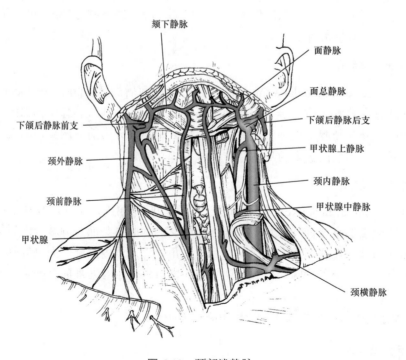

颏下静脉
下颌后静脉前支
颈外静脉
颈前静脉
甲状腺

面静脉
面总静脉
下颌后静脉后支
甲状腺上静脉
颈内静脉
甲状腺中静脉
颈横静脉

图 6-13　颈部浅静脉

平下颌角处由前支和后支汇合而成。前支即下颌后静脉的后支，后支由枕静脉与耳后静脉合成。颈外静脉沿胸锁乳突肌表面行向后下至该肌后缘，穿过颈深筋膜浅层至深部，汇入锁骨下静脉或颈内静脉，沿途接纳枕部、颈外侧部及颈根部的静脉血。

（二）颈前静脉

颈前静脉（anterior jugular vein）（图 6-13）起于颈前舌骨处的浅静脉，沿颈前正中线与胸锁乳突肌之间下行至颈下部，呈直角转行向外经胸锁乳突肌深面汇入颈外静脉，颈前静脉偶尔注入锁骨下静脉或头臂静脉。在胸骨上间隙内，左右颈前静脉的下端发出一横行的交通吻合支，称颈静脉弓。颈前静脉有时仅有一条，位于颈前正中线附近，称颈前正中静脉，该静脉在胸骨上间隙内分为两支，分别注入左右颈外静脉或颈内静脉。

四、颈部深静脉 Deep cervical veins

（一）颈内静脉

颈内静脉（internal jugular vein）（图 6-14）是头颈部静脉血回流的主干。颈内静脉上端起自颅底颈静脉孔处的乙状窦，在颈静脉窝处膨大称颈静脉上球。颈内静脉开始位于颈内动脉的

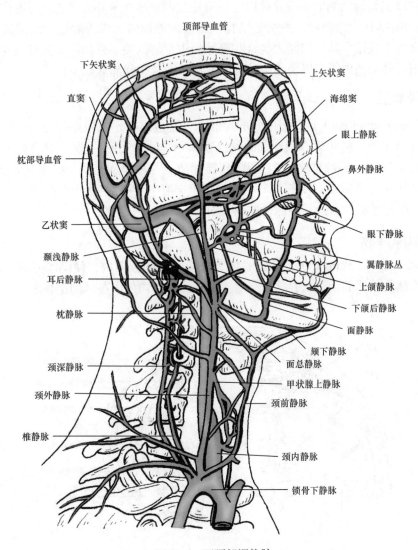

图 6-14　面颈部深静脉

后外侧，与迷走神经一起被包于颈鞘内，后沿颈总动脉外侧下行至锁骨的胸骨端深面，与锁骨下静脉汇合成头臂静脉。颈内静脉下端亦膨大形成颈静脉下球，其腔内有瓣膜，可防止血液逆流。颈内静脉接纳乙状窦、面总静脉、舌静脉、咽静脉以及甲状腺上、中静脉血。颈内静脉壁附着于颈鞘内壁，其管腔常处于开放状态，从而有利于血液回流。当颈内静脉受损伤时，由于胸腔存在负压，有可能导致血管空气栓塞。

（二）锁骨下静脉

锁骨下静脉（subclavian vein）（图6-14）在第1肋外侧缘处起于腋静脉，在胸锁关节的后方与颈内静脉汇合形成头臂静脉。锁骨下静脉与颈内静脉汇合处所形成的夹角称颈静脉角。左侧颈静脉角有胸导管注入，右侧颈静脉角有右淋巴导管注入。锁骨下静脉前有锁骨及锁骨下肌，后上方有锁骨下动脉，二者之间以前斜角肌和膈神经相隔；下为第1肋，后下方为胸膜顶。锁骨下静脉主要接纳颈外静脉、肩胛上静脉血，有时也接纳颈前静脉血。锁骨下静脉管腔大，位置恒定，临床上常在此行静脉穿刺，为重症患者输入高能营养液。

五、颅内、外静脉的交通 Communication of internal and external cranial veins

颅内静脉血主要经同侧的颈内静脉回流，另外颅内静脉和颅外静脉之间还有许多交通静脉（图6-15）。当需结扎颈内静脉，特别是结扎双侧颈内静脉时，颅内静脉血的回流则要依靠颅内、外静脉交通来代偿，其代偿能力与这些静脉的正常解剖关系密切，如因解剖变异而不能完全代偿时，则需降低颅内压，以免发生脑部并发症。主要交通静脉如下：

（一）导静脉

导静脉（emissary vein）是穿过颅骨的短静脉，直接连接于颅外静脉与颅内硬脑膜静脉之间，如顶导静脉（使上矢状窦与颅顶部的颞浅静脉和枕静脉交通）、乳突导静脉（贯通乳突孔使乙状窦与枕静脉或耳后静脉交通）、卵圆孔静脉丛（通过卵圆孔使海绵窦与翼丛交通）、髁后导静脉（通过枕骨髁后管，使乙状窦与椎静脉相交通）。在导静脉正常时可以均衡颅内、外静脉的压力，颅外感染亦可经导静脉播散到颅内。

（二）板障静脉

板障静脉（diploic veins）位于颅顶骨内、外板之间的板障内，使脑膜静脉、硬膜静脉窦与颅骨骨膜静脉及颅顶部软组织静脉相交通，是颅外感染向颅内蔓延的途径之一。根据其位置

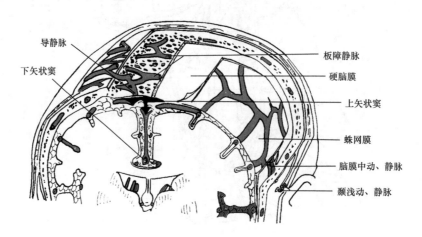

图 6-15　颅内、外静脉的交通

可分为额板障静脉（出眶上孔汇入眶上静脉）、颞板障静脉（穿过蝶骨大翼汇入颞深静脉）及枕板障静脉（穿枕骨汇入枕静脉）。

（三）脑神经及血管周围的静脉网

位于颅底骨孔处，伴随颅底脑血管及神经穿行于管内，如颈动脉管内的静脉网（使海绵窦与颈内静脉交通），舌下神经管内的舌下神经静脉网（使乙状窦与颈内静脉交通），枕骨大孔周围的静脉网（使椎管内静脉丛和椎静脉相交通）及卵圆孔静脉网等，均有联系颅内、外静脉的作用。

（四）眼静脉

眼静脉（ophthalmic vein）位于眶内，分为眼上静脉和眼下静脉。眼上静脉起于内眦，和内眦静脉相通，伴随眼动脉行向后，经眶上裂止于海绵窦。眼下静脉起于眶底前份静脉网，向后分为两支，一支经眶上裂汇入眼上静脉，另一支经眶下裂汇入翼丛。通过眼静脉使面部静脉系统与海绵窦相交通。

（五）椎静脉

椎静脉（vertebral vein）由颈深部肌肉内的小静脉和椎管内的椎内静脉丛分支组成，随椎动脉穿过颈椎横突孔至颈根部合成单支后汇入锁骨下静脉，其上端借髁后导静脉、舌下神经管静脉网与乙状窦相接。

（六）枕静脉

枕静脉（occipital vein）起于枕部头皮内，穿过斜方肌的枕骨附丽，进入枕下三角，注入椎静脉，有时也可与耳后静脉汇合注入颈内或颈外静脉。枕静脉经乳突导静脉与乙状窦相通，经顶导静脉与上矢状窦相通。

双侧颈内静脉被结扎后，颅内静脉血液回流途径如下：

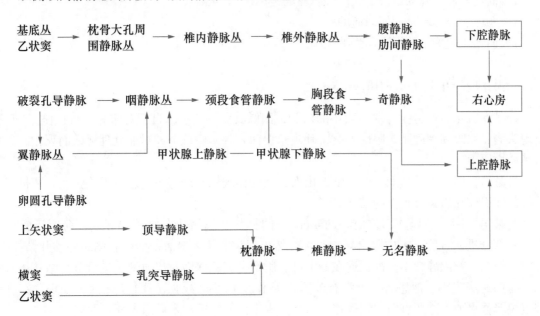

（胡开进　许向亮）

复习思考题及病例分析
Review Questions and Case Analysis

一、复习思考题 Review questions

1. 描述颈外动脉的行程及主要分支。
2. 描述颞浅动脉的行程、主要分支及分布。
3. 简述上颌动脉的行程及分段。
4. 简述面动脉的行程及主要分支。
5. 描述舌动脉的行程及分布。
6. 描述上颌动脉翼肌段的行程及分布。
7. 描述上颌动脉下颌段的行程及主要分支分布。
8. 简述上颌动脉翼腭段的行程及主要分支。
9. 简述上牙槽后动脉的行程及分支分布。
10. 描述下牙槽动脉的行程及分布。
11. 描述上牙槽前、中动脉的行程及分布。
12. 说明腭降动脉的行程及分布。
13. 简述面静脉的行程及收纳静脉血的范围。
14. 简述面静脉的交通情况及临床意义。
15. 描述下颌后静脉的行程及收纳静脉血的范围。
16. 描述翼丛的位置及交通。
17. 简述颈外静脉的走行及收纳静脉血的范围。
18. 颅内、外静脉是如何沟通的？
19. 简述颈内静脉的行程及收纳范围。

二、病例分析 Case analysis

1. 某女青年，鼻旁生一绿豆大小的疖肿，因嫌其影响美观，自行对疖肿进行挤压。5 日后出现头痛、双眼周围肿胀，眼球外突，呼吸急促而入院，经抗炎和对症处理无效而死亡，试分析其死亡原因。

2. 某男，因车祸致颜面、颈、咽部出血，在受伤现场，局部压迫创口无法止血，请根据所学解剖知识，提出暂时止血的措施。

3. 某男，因锅炉爆炸，致使一约 4 cm 长的管状金属物从右侧颈部穿入，滞留于软组织内，并部分进入气管。术中取出异物时，突然出现泉涌状大出血，即行右侧颈外动脉结扎术，无效。经查，颈内静脉不充盈，遂在颈上部、胸锁乳突肌深面对出血部位进行缝合结扎将血止住，送回病房观察。但患者一直没有苏醒，于术后 34 小时死亡，死亡后拍 CT 发现：右侧大脑组织严重水肿，并严重向左侧偏移。试分析术中出血原因和术后患者死亡原因。

第六章　病例
分析参考答案

（胡开进）

第七章 头颈部淋巴结和淋巴管

Lymph Nodes and Vessels of Head and Neck

头颈部的淋巴结和淋巴管较为丰富，共同组成此部的防御系统。淋巴结表面包有致密的结缔组织被膜，有营养淋巴结的血管、神经及淋巴输入管、输出管进出。淋巴结的主要生理功能是产生淋巴细胞、滤过淋巴并参与机体的免疫反应。

头颈部组织内的毛细淋巴管非常密集，吻合成网，由网发出的淋巴管又吻合成淋巴管丛，再由丛汇集为集合淋巴管，集合淋巴管继续下行汇合成淋巴干。头颈部组织的淋巴输出管虽有一定的淋巴流向，但淋巴管在被阻塞和切断之后，除了利用广泛的吻合通道外，还可再生，建立起有效的侧支循环。

淋巴结位于淋巴引流通道上，主要由皮质和髓质构成。输入淋巴管注入淋巴结包膜下的窦状隙，经中间窦穿过皮质，进入髓质窦，最后形成许多小管道，再汇集成输出淋巴管，在淋巴结门部离开淋巴结继续下行。头颈部淋巴结分布的位置相对恒定，但其个数和大小变异较大。一般淋巴结形体较小，周围有脂肪组织和纤维结缔组织包裹。淋巴结群常以深筋膜为界分为浅、深两群，沿血管走行的方向排列。

与身体其他部位的淋巴结相似，头颈部各解剖区域的淋巴直接回流到相应区域的淋巴结，这些淋巴结称为区域淋巴结（regional lymph nodes）。区域淋巴结分布的位置相对恒定，收集对应器官的淋巴管。淋巴经过区域淋巴结之后向心性回流，通过一级或数级淋巴结，回流至淋巴干或淋巴导管。有时一个区域的淋巴也可越过该区域淋巴结直接回流至其下一级淋巴结。

如果此区域内的病变通过淋巴管扩散，这些淋巴结首先出现反应和被累及。区域淋巴结的意义在于：如果已知病变的部位，可以推断该区域可能受累的淋巴结；相反，如果一个或一群淋巴结发现有病变，尽管原发灶不明显，也可帮助诊断该淋巴结所收集区域内的原发病变。

在正常情况下，淋巴结与软组织硬度相似，一般不易触及。当淋巴结所收集的区域内有炎症，该淋巴结就会肿大和疼痛。如系肿瘤侵及，淋巴结多呈无痛性肿大，质地也由软变硬，逐渐固定并可触及，但也有未能触及淋巴结者。加之，口腔颌面部原发恶性肿瘤大多沿淋巴道转移，因此，掌握淋巴结的所在部位、收集范围和淋巴流向，特别是淋巴结的状态，对炎症或肿瘤的诊断和治疗以及预后的判断均具有极其重要的临床意义。

根据口腔、颌面、颈部淋巴结所在的部位和排列方向，可分为头面部淋巴结和颈部淋巴结两大淋巴结群。

第一节　头面部淋巴结
Lymph Nodes of Head and Face

　　头面部淋巴结（图 7-1），主要指从枕部、耳周、腮腺到颧面部区域的淋巴结群，由后向前分别是枕淋巴结、耳后淋巴结、腮腺淋巴结和面淋巴结。除腮腺深淋巴结之外，该组淋巴结群大多位置较浅，其淋巴输出管常汇入颈深淋巴结。

一、枕淋巴结 Occipital lymph nodes

　　枕淋巴结有 1～5 个，位于斜方肌枕骨起点的浅表面、枕部皮下和头夹肌的深面，分为枕浅和枕深淋巴结群。枕浅淋巴结有 1～3 个，枕深淋巴结有 1～2 个。收集枕区、项部上方皮肤的淋巴和颈部深层肌肉的淋巴。枕淋巴结的输出管汇入颈浅淋巴结和副神经淋巴结。当枕淋巴结肿大时，可压迫枕神经，引发该神经分布区域的疼痛。

二、耳后淋巴结 Posterior auricular lymph nodes

　　耳后淋巴结又称乳突淋巴结，有 2～3 个，位于乳突部与耳郭后方之间的深筋膜深面及胸锁乳突肌止点前缘，耳后肌的深面，沿耳后动脉排列。收集顶区、颞区、乳突区、鼓膜、耳郭的后面和外耳道后壁的淋巴，其输出管向前下注入耳下淋巴结，再汇入颈浅淋巴结；或经过胸锁乳突肌前、后缘潜入其深面的颈深上淋巴结和副神经淋巴结。

　　在小儿，耳后淋巴结出现率较高。在老年人，耳后淋巴结常缺如。该范围的淋巴可直接至耳下淋巴结和颈深上淋巴结。

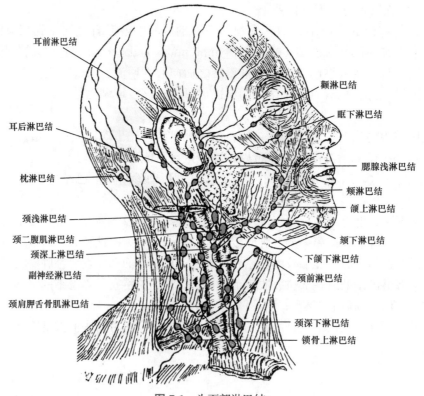

图 7-1　头面部淋巴结

三、腮腺淋巴结 Parotid lymph nodes

腮腺淋巴结系面部较大的淋巴结群，一般约 20 个。根据淋巴结和腮腺的位置关系，可分为腮腺浅淋巴结和腮腺深淋巴结（图 7-2）。

1. 腮腺浅淋巴结（superfacial parotid lymph nodes） 位于腮腺表面和腮腺咬肌筋膜的浅面，多为 3～5 个。依其位置可分为耳前淋巴结和耳下淋巴结。

（1）耳前淋巴结（anterior auricular lymph nodes）：位于耳屏前方，腮腺咬肌筋膜浅面及其与腮腺之间，常沿颞浅动、静脉排列，约 2/3 的人有此淋巴结，一般 1～4 个。

（2）耳下淋巴结（inferior auricular lymph nodes）：在腮腺下极的表面，位于胸锁乳突肌前缘及下颌后静脉离开腺体处，有 1～4 个，沿下颌后静脉分布。耳下淋巴结也可沿腮腺后缘伸展到耳垂后方。该淋巴结常被胸锁乳突肌前缘的筋膜延伸包绕，从而形成淋巴结鞘，以此与颈浅淋巴结相隔。

腮腺浅淋巴结收集来自颞区、额区，以及耳郭、外耳道、上下眼睑的外侧部及鼻根部的淋巴。有时颊部、上唇和颧部的淋巴也汇入此淋巴结。其输出管入腮腺深淋巴结和颈深上淋巴结。

2. 腮腺深淋巴结（deep parotid lymph nodes） 有 5～10 个，位于腮腺内，聚集在下颌后静脉和面神经周围。有时深达腮腺与咽侧壁之间。腮腺深淋巴结收集腮腺与腮腺相应的面部皮肤、眼睑外侧的结膜、外耳道、咽鼓管和鼓室黏膜的淋巴。腮腺浅淋巴结的输出管也入此淋巴结。

浅部的腮腺深淋巴结输出管沿着胸锁乳突肌前、后缘下行，前缘支直接入颈深上淋巴结；后缘支伴随下颌后静脉汇入颈浅淋巴结，或伴随耳大神经向下，沿胸锁乳突肌后缘至锁骨上淋巴结。深部的腮腺深淋巴结输出管沿颈外动脉注入颈深上淋巴结的颈二腹肌淋巴结。

四、面淋巴结 Facial lymph nodes

面淋巴结较小且不恒定，一般位于面部皮下蜂窝组织内、表情肌的浅面，沿面动脉和面静脉排列。当面部有炎症或肿瘤时，面淋巴结出现反应性增大或受累及肿大而被发现。面淋巴结

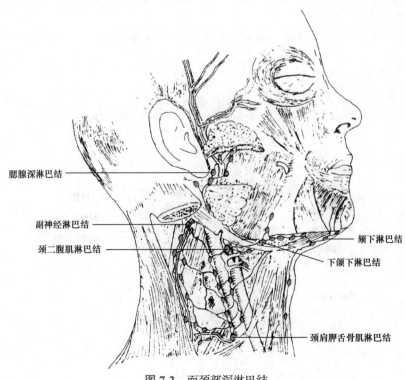

图 7-2　面颈部深淋巴结

一般分为 4 组：

1. 颌上淋巴结　为最常见的面淋巴结，位于咬肌前缘、面动脉的前后。
2. 颊淋巴结　位于颊肌的表面、腮腺管下方约 1 cm 处。
3. 眶下淋巴结　又称鼻唇淋巴结，较罕见，位于眶下孔附近。
4. 颧淋巴结　较为罕见，位于眼外眦的下方、颧部表情肌的浅面。

面淋巴结收集眼睑内侧、眶内侧及鼻等处的淋巴，还接纳上唇、颊部及颧部内侧的淋巴，其输出管主要为下颌下淋巴结。

第二节　颈部淋巴结
Lymph Nodes of Neck

颈部淋巴结，除承接口腔颌面部淋巴输出之外，还汇集来自头颅、眼、耳、咽和喉部的淋巴，经由颈内静脉链注入颈淋巴干和淋巴导管或胸导管，最终汇入颈内静脉或锁骨下静脉。

颈部淋巴结包括较大的颈外侧群和较小的颈前群与咽后群。颈外侧群又可分为颈浅淋巴结和颈深淋巴结。

颈浅淋巴结（superfacial cervical lymph nodes）常为 1 ~ 2 个，有时缺如，有时可多达 4 个。颈浅淋巴结上方的淋巴结在胸锁乳突肌前缘与腮腺后缘之间，紧邻腮腺淋巴结，有时与耳下淋巴结难以区分；其下方的淋巴结位于胸锁乳突肌浅面，沿颈外静脉分布。

颈浅淋巴结收纳枕淋巴结的输出管，以及腮腺、耳后处的淋巴。其输出管越过胸锁乳突肌，终于该肌深面的颈深淋巴结。

颈深淋巴结（deep cervical lymph nodes）为颈部最大的淋巴结群，上达颅底下至颈根部，有 15 ~ 30 个淋巴结，沿颈内静脉、副神经和颈横动、静脉排列呈三角形。按其与这些解剖结构的位置关系，分别命名为：颈深上淋巴结和颈深下淋巴结、副神经淋巴结及锁骨上淋巴结。沿颈内静脉周围分布的颈深上淋巴结和颈深下淋巴结及其淋巴输出管和颈淋巴干共同组成颈内静脉链（internal jugular chain）。

当前多采用 2002 年美国耳鼻咽喉-头颈外科学会的颈部淋巴结简化的分区法（图 7-3），

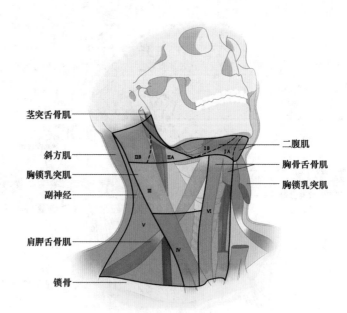

图 7-3　颈部淋巴结简化的分区法示意图

优点是命名简洁方便，便于理解记忆，有利于计算机断层成像（computed tomography，CT）和磁共振成像（magnetic resonance imaging，MRI）对头颈部淋巴结的定位和颈淋巴清扫术的区域选择与记录。颈淋巴结分区法与一直沿用的颈部淋巴结分组法的对应关系见表 7-1。

表 7-1 颈部淋巴结简化分区对应表

水平	命名	部位
I	颏下、下颌下组	颏下及下颌下三角
II	颈深上组	颈内静脉链从颅底至颈动脉分叉水平（平舌骨）
III	颈深中组	颈内静脉链从颈动脉分叉水平至肩胛舌骨肌跨越颈内静脉处（约平环状软骨）
IV	颈深下组	颈内静脉链肩胛舌骨肌下部（环状软骨水平以下）
V	颈后三角组	颈后三角区、锁骨上区
VI	颈前间隙组	甲状腺周围与甲状腺有关的内脏旁淋巴结

一、I区（Level I）

I区淋巴结包括颏下淋巴结（ⅠA）和下颌下淋巴结（ⅠB），主要分布于下颌下三角和颏下三角区域内，收集大部分口腔颌面部组织回流的淋巴。

（一）颏下淋巴结

颏下淋巴结（submental lymph nodes）有 1～4 个，位于两侧二腹肌前腹和舌骨之间的颏下三角蜂窝组织中，在下颌舌骨肌的浅面、颈阔肌的深面。系较表浅的淋巴结，一般将其分为前上和后下两群。前上群靠近颏部，后下群位于舌骨体的前方。

颏下淋巴结收集下唇中部、颏部、口底前部、下颌切牙及舌尖等处的淋巴。其淋巴输出管沿颏下动脉走行，注入同侧或对侧的下颌下淋巴结，也可沿舌下神经直接至颈深上淋巴结的颈二腹肌淋巴结或颈肩胛舌骨肌淋巴结。

（二）下颌下淋巴结

下颌下淋巴结（submandibular lymph nodes）有 3～6 个，在下颌下三角内，介于下颌骨下缘与下颌下腺之间。根据其所分布的位置分为以下 4 组：

1. 下颌下前淋巴结 有 1～5 个，位于下颌下三角的前角内，上内方为下颌舌骨肌，下外方为颈阔肌。该淋巴结在下颌下腺前上方，沿颏下静脉排列，较恒定。

2. 下颌下中淋巴结 有 1～4 个，在下颌下腺的表面，沿面动、静脉附近排列，靠近下颌骨下缘。

3. 下颌下后淋巴结 多为 1 个，位于下颌下三角的后角内，有时位于面静脉与下颌后静脉前支的交汇处，紧邻下颌下腺的后端。约 1/3 的人无此淋巴结。

4. 下颌下腺鞘内淋巴结 此淋巴结较小，1 个或缺如，位于下颌下腺鞘内或腺实质内。

口腔颌面部的大部分淋巴引流至下颌下淋巴结，该淋巴结不仅接纳颏下淋巴结和面淋巴结的输出管，而且还引流下颌下腺、舌下腺、上唇、下唇的外侧、颊部、鼻、牙龈、上下颌牙（下颌切牙除外）、眼睑内侧部、软腭和舌前 2/3 等处的淋巴。

下颌下淋巴结的淋巴输出管伴随面静脉和面动脉汇入颈深上淋巴结的颈二腹肌淋巴结，或直接向后外沿肩胛舌骨肌下行，至颈深上淋巴结的颈肩胛舌骨肌淋巴结。

二、Ⅱ区（Level Ⅱ）

Ⅱ区淋巴结为颈内静脉链从颅底至颈动脉分叉水平的颈深上组，前界为茎突舌骨肌，后界为胸锁乳突肌后缘上 1/3，上界为颅底，下界平舌骨下缘。主要包括颈深淋巴结群上组。在该区内可见副神经由前上行向后下，将该区分为前下的Ⅱ A 区和后上的Ⅱ B 区。

颈深上淋巴结（superior deep cervical lymph nodes）上自颅底，下至肩胛舌骨肌下腹与颈内静脉交叉的上方，沿颈内静脉周围排列，数目为 10 ～ 16 个，可分为上组和中组，上组的淋巴结属于Ⅱ区淋巴结，其中代表性的颈二腹肌淋巴结最为知名。

颈内静脉二腹肌淋巴结（jugulodigastric lymph nodes），又称角淋巴结或扁桃体淋巴结（图 7-1），位于二腹肌后腹下缘的下方至面总静脉汇入颈内静脉处，与舌下神经和颈内动脉紧密相邻。有 1 ～ 5 个，多为 1 ～ 2 个，在婴儿和青年人数目较多。其中有一个淋巴结较大，位于二腹肌后腹与颈内静脉所成的交角内，紧贴颈内静脉的前面。该淋巴结在临床上颇为重要，收纳舌后部、鼻咽部、腭扁桃体及鼻根部的淋巴，当其所收集区域内有炎症存在或发生癌肿转移时，往往首先累及此淋巴结，因此，肿瘤临床上常称其为前哨淋巴结（sentinel nodes）。

三、Ⅲ区（Level Ⅲ）

Ⅲ区淋巴结包括肩胛舌骨肌上腹以上的颈深上淋巴结中组，主要是颈肩胛舌骨肌淋巴结。前界为胸骨舌骨肌外缘，后界为胸锁乳突肌后缘 1/3，下界为肩胛舌骨肌与颈内静脉交叉平面（环状软骨下缘水平），即颈内静脉链从颈动脉分叉水平至肩胛舌骨肌跨越颈内静脉处的颈深中组淋巴结，上接Ⅱ区，下连Ⅳ区。

颈内静脉肩胛舌骨肌淋巴结（juguloomohyoid lymph nodes）位于肩胛舌骨肌下腹上方，在肩胛舌骨肌跨越颈内静脉处，当舌癌转移时，常可侵犯此淋巴结。

颈深上淋巴结接纳枕淋巴结、耳后淋巴结、腮腺淋巴结、下颌下淋巴结的输出管。颈深上淋巴结的输出管至颈深下淋巴结或颈淋巴干。

四、Ⅳ区（Level Ⅳ）

Ⅳ区淋巴结为Ⅲ区向下的延续，下界为锁骨上缘，后界为胸锁乳突肌下 1/3 段后内，即颈内静脉链与肩胛舌骨肌交叉的以下部分，主要包括颈深下淋巴结组。

颈深下淋巴结（inferior deep cervical lymph nodes）系指肩胛舌骨肌下腹以下的颈深淋巴结，有 10 ～ 20 个，与颈内静脉、甲状颈干和膈神经紧密相邻。

此淋巴结的输入管来自颈深上淋巴结，或直接来自颈前淋巴结、锁骨上淋巴结、副神经淋巴结、下颌下淋巴结、颏下淋巴结、腮腺淋巴结、耳后淋巴结、枕淋巴结及咽后淋巴结等；此外，外耳、中耳、咽鼓管、鼻腔、舌、硬腭、软腭、腭扁桃体、咽部、喉、大唾液腺、甲状腺及甲状旁腺等处的淋巴管也可直接入颈深下淋巴结。左、右颈深下淋巴结的输出管形成左、右颈淋巴干。

五、Ⅴ区（Level Ⅴ）

Ⅴ区淋巴结位于颈后三角区及锁骨上区内，前界邻接Ⅱ、Ⅲ、Ⅳ区后界，后界为斜方肌前缘。以环状软骨下缘平面为界分为上后方的颈后三角区和下方的锁骨上区。包括颈深淋巴结群的副神经淋巴结和锁骨上淋巴结。

1. 副神经淋巴结（accessory nerve lymph nodes） 系颈深淋巴结向后外扩展的部分，因沿副神经排列而得名。此淋巴结的上部与颈深上淋巴结的上端及枕淋巴结相连接。部分淋巴结为胸锁乳突肌所覆盖，部分淋巴结随副神经至颈后三角，达斜方肌。副神经淋巴结的数目变化较大，在颈淋巴清扫术中，可见多达 20 个，少则仅有 3 个。

副神经淋巴结主要收纳枕、耳后、肩胛上淋巴结的输出管，还收集颈外侧部的淋巴。副神经淋巴结在颈部下方外侧与锁骨上淋巴结相邻接。其输出管主要注入颈深下淋巴结，右淋巴导管或胸导管。

2. 锁骨上淋巴结（supraclavicular lymph nodes） 或称颈横淋巴结，是颈深淋巴结的下群向后外延伸的部分，列于颈横动、静脉的浅面，数目变化较大。锁骨上淋巴结收纳副神经淋巴结及锁骨下淋巴结的输出管，锁骨上淋巴结输出管至颈深下淋巴结。

临床上把单个肿大的锁骨上淋巴结称为菲尔绍淋巴结（Virchow lymph node），通常指左侧锁骨上肿大的淋巴结。腹部恶性肿瘤尤其是胃癌患者，肿瘤细胞可经胸导管、左颈淋巴干逆流至左锁骨上淋巴结，因此左锁骨上淋巴结肿大常常为早期就诊的症状。

六、Ⅵ区（Level Ⅵ）

Ⅵ区淋巴结位于颈前部带状肌覆盖区域，上界为舌骨下缘，下界为胸骨上缘，两侧颈总动脉为外侧边界，即颈部中央组，主要为颈前隙淋巴结，亦称内脏旁淋巴结，包括甲状腺周围淋巴结、环甲膜淋巴结、气管周围淋巴结及咽后淋巴结。

（一）颈前群

此群位于颈前部，颈鞘以及舌骨和胸锁乳突肌前缘之间，为颈深筋膜浅层覆盖。根据淋巴结分布的位置深浅，可以分为颈前淋巴结和内脏旁淋巴结。

1. 颈前淋巴结（anterior cervical lymph nodes） 分布于颈前静脉周围，胸骨舌骨肌和胸骨甲状肌的浅面。该淋巴结有 1～2 个，较小且不恒定。

颈前淋巴结收纳颈前部的皮肤和肌肉的淋巴，其输出管伴随颈前静脉向下外，在胸锁乳突肌胸骨端附近入颈深下淋巴结或锁骨上淋巴结。

2. 内脏旁淋巴结 内脏旁淋巴结位于颈部内脏器官的前方和两侧，体积较小，可分为喉前淋巴结、甲状腺淋巴结、气管前淋巴结及气管旁淋巴结（图 7-4）。

（1）喉前淋巴结：位于喉的前方，按其位置可分为甲状舌骨淋巴结和环甲淋巴结。

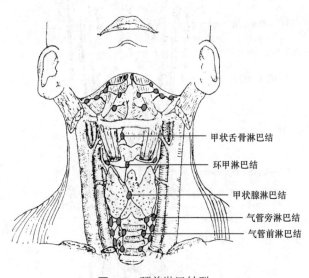

甲状舌骨淋巴结

环甲淋巴结

甲状腺淋巴结

气管旁淋巴结

气管前淋巴结

图 7-4 颈前淋巴结群

1）甲状舌骨淋巴结：又称舌骨下淋巴结，1个或缺如，位于舌骨下方，甲状舌骨膜的前面。

2）环甲淋巴结：较恒定，数目常仅为1个，如有甲状腺锥状叶存在，可多达3个，通常位于环甲膜附近。

喉前淋巴结收纳甲状腺两侧叶、会厌、梨状隐窝及杓会厌皱襞的淋巴。若甲状腺锥状叶存在时，此淋巴结亦接纳锥状叶的淋巴。其输出管向下注入颈深下淋巴结和气管旁淋巴结，或向下外入颈深下淋巴结。

（2）甲状腺淋巴结（thyroid lymph nodes）：多为1个或缺如，位于甲状腺峡部的前面，或沿甲状腺上静脉排列，与该静脉紧密接触，甲状腺癌肿时常转移至此。

该淋巴结收集甲状腺峡部、锥状叶及侧叶前内侧部的淋巴管，输出管向下注入气管前淋巴结和气管旁淋巴结，或颈深淋巴结。

（3）气管前淋巴结：位于气管颈部的前外侧面，包括从甲状腺峡部以下至左头臂静脉之间的气管前方中线两侧的淋巴结。该淋巴结与胸部上纵隔的气管前淋巴结相连续，并与胸腺相接触，数目为2～12个，但以6～8个最为常见。

气管前淋巴结收纳喉前淋巴结的输出管，同时收纳全部甲状腺和气管颈段的淋巴。其输出管至气管旁淋巴结及颈深淋巴结，并沿左、右头臂静脉下行与胸部的气管前淋巴结相交通。

（4）气管旁淋巴结：又称为喉返神经淋巴结，数目为4～12个，位于气管颈部后外侧，沿喉返神经周围排列，或在甲状旁腺与喉返神经之间。

由于左、右两侧的喉返神经走行位置不同，两侧的气管旁淋巴结与喉返神经的位置关系也不同。如在甲状腺下缘水平附近，左侧气管旁淋巴结多位于喉返神经的前面，而右侧淋巴结则多在喉返神经的后面。该结收集甲状腺侧叶、甲状旁腺、会厌下部、气管和食管颈段的淋巴，还同时接受甲状腺淋巴结、气管前淋巴结和咽后淋巴结的输出管。气管旁淋巴结的输出管注入颈深下淋巴结，亦可直接终于静脉角处的颈淋巴干、右淋巴导管或胸导管，也有注入头臂静脉淋巴结者。

（二）咽后群

咽后淋巴结（图7-5）位于咽后壁与椎前筋膜之间的咽后间隙内，从临近颅底和接近胸廓

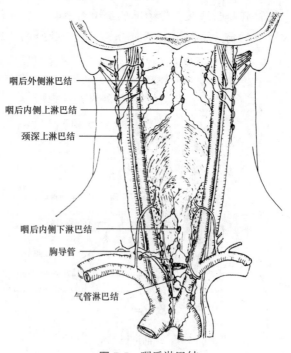

咽后外侧淋巴结

咽后内侧上淋巴结

颈深上淋巴结

咽后内侧下淋巴结

胸导管

气管淋巴结

图 7-5　咽后淋巴结

上口，皆有咽后淋巴结的存在。主要集中于咽上部的后方，即舌骨大角以上的水平，咽下部的后方亦可存在。可分为外侧咽后淋巴结、内侧咽后上淋巴结和内侧咽后下淋巴结。

1. 外侧咽后淋巴结　位于软腭和腭扁桃体以上的咽后间隙，平环椎侧块的前方，咽缩肌的后方及颈内动脉和交感神经颈上节的内侧。在婴儿期常双侧存在，每侧 1～3 个，而成人可能一侧缺如。

2. 内侧咽后上淋巴结　位于外侧咽后淋巴结的内侧及咽后壁的中缝处。

3. 内侧咽后下淋巴结　位于环状软骨后方及咽下部与食管颈段交界处。

咽后淋巴结收纳鼻腔后部、蝶窦、后筛窦、硬腭、软腭、中耳、咽鼓管、鼻咽部及咽后壁的淋巴，颈部椎前区和食管颈段的淋巴亦流入此淋巴结。

内侧咽后上淋巴结的输出管注入外侧咽后淋巴结和气管前淋巴结，而外侧咽后淋巴结的输出管向外，伴随颈内动脉、交感神经颈上节和舌下神经入颈深上淋巴结。内侧咽后下淋巴结的输出管向下外入气管旁淋巴结，最后入颈深下淋巴结。

第三节　颈淋巴干及颈淋巴导管
Jugular Lymph Trunk and Duct

一、颈淋巴干 Jugular lymph trunk

颈淋巴干系由颈深下淋巴结的输出管形成。左、右颈淋巴干分别入胸导管或右淋巴导管，有时可直接入静脉角、锁骨下静脉或颈内静脉。

二、右淋巴导管 Right lymph duct

右淋巴导管（图 7-6）由右颈淋巴干、右锁骨下淋巴干及右支气管纵隔淋巴干汇合而成，注入右静脉角，有时三淋巴干分别直接注入右静脉角、右锁骨下静脉或右颈内静脉。

三、胸导管颈段 Cervical part of thoracic duct

胸导管（thoracic duct）（图 7-6）经后纵隔上行达颈根部左侧，至食管和左锁骨下动脉起始部之间，然后经过左颈鞘的深面蜂窝组织之中，于此处常与颈深下淋巴结的最下淋巴结紧密接触。约平第七颈椎处转向外侧和前方，并向下形成胸导管弓，此弓绕过锁骨下动脉第一段及胸膜顶，经膈神经及前斜角肌的浅面，于该肌内缘入左静脉角。

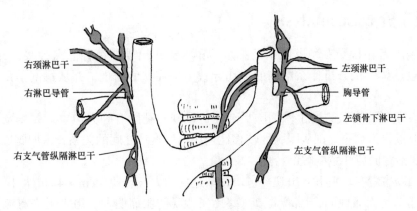

图 7-6　右淋巴导管及胸导管注入静脉角

胸导管在末端处有两瓣，可防止静脉血液反流。有时仅见一瓣。因此，当胸膜腔内压增高或胸导管末端膨大时，则可出现少量静脉血进入胸导管。

第四节　颈部淋巴结的划分
Division of Cervical Lymph Nodes

关于颈深淋巴结的划分，系统解剖学和临床解剖学有多种描述，归纳起来，主要有如下两种划分方法。

1. 第一种划分法　系统解剖学多以肩胛舌骨肌与颈内静脉交叉处为界限（图7-1），将颈深淋巴结分为颈深上淋巴结和颈深下淋巴结。也有文献报道再以颈总动脉分叉处平面为界，将颈深上淋巴结细分为颈深上淋巴结和颈深中淋巴结，颈二腹肌淋巴结和颈肩胛舌骨肌淋巴结分别是两者的代表。这种划分在对淋巴结位置的描述上比较方便，临床医师常用。

2. 第二种划分法　此法是以颈总动脉分叉处的水平面为界限，将颈深淋巴结分为上方的颈深上淋巴结和下方的颈深下淋巴结，再以肩胛舌骨肌与颈内静脉交叉处为界，将颈深下淋巴结分为颈深中淋巴结和颈深下淋巴结。这种划分有两方面的问题：一是颈总动脉分叉平面在临床上不易把握；二是颈二腹肌淋巴结和颈肩胛舌骨肌淋巴结皆为舌区域淋巴结，却将其划分在上下两个不同的淋巴结中。

由于肩胛舌骨肌与颈内静脉交叉处的界限明显，故当其分为上、下两部时，易于以第一种分法找到两者的界限；当其分为上、中、下三部时，则两种分法几乎一致。

（何三纲　彭　歆）

复习思考题及病例分析
Review Questions and Case Analysis

一、复习思考题 Review questions

1. 简述下颌下淋巴结和颏下淋巴结的位置，收集范围及淋巴流向。
2. 简述颈二腹肌淋巴结的位置、收集范围及临床意义。
3. 简述胸导管颈段的行程及注入部位。

二、病例分析 Case analysis

1. 左舌癌患者在接受左颈淋巴结清扫术后第3天，出现左锁骨上窝肿胀，并逐渐加重，穿刺出乳白色液体。试分析什么结构的损伤导致了该症状的出现，并从解剖学角度说明其结构特点。

2. 某患者左额部皮肤鳞癌手术切除后2年，发现左腮腺有肿大包块，并累及左腮腺区皮肤，病理检查报告为鳞癌。试从腮腺区转移性包块与原发灶之间的关系，说明腮腺淋巴结收集淋巴的范围及治疗时应注意的解剖特点。

3. 某鼻咽癌患者右耳垂下方出现一包块，渐进性增大，现约3 cm×4 cm大小，质地较硬，活动度差。起初是无痛性的，后来微微有些疼痛，晚间胀痛明显。患者近来有流鼻血史，伴右侧轻微耳鸣。从区域淋巴结收集范围来推断，若鼻咽部为原发病灶，最可能累及的淋巴结有哪些？

4. 患者有上呼吸道感染症状，咽干、舌根异物感、灼热及咽痛，舌根两侧明显，放射至耳区疼痛，伴有发热。检查发现舌根部淋巴滤泡呈颗粒状高起，充血、肿胀，充血区上及咽侧索，下与腭扁桃体相连，诊断为急性舌扁桃体炎。在咽部有多处淋巴组织，试述其具体名称和部位。

5. 患者自觉左侧磨牙后区胀痛不适 5 天，当进食咀嚼、吞咽及开口活动时疼痛加重，伴轻度张口受限 3 天。2 天前左下颌下区可触及一包块，轻压痛。目前左下颌下区疼痛加重，体温 38.5℃。检查：患者张口度约 2 指，左侧磨牙后区可见一阻生智齿，冠周软组织红肿，触痛明显。左下颌下区可触及一 1 cm×1.5 cm 大小肿大淋巴结，质中等，边界不清，与周围组织粘连，活动欠佳，压痛明显。诊断为左下颌智齿冠周炎，伴左下颌下区化脓性淋巴结炎。试述该部位淋巴结名称、收集范围及其淋巴引流部位。

6. 某患者患胃癌 1 年，近日左锁骨上方出现一包块，渐进性增大，现约 4 cm×5 cm 大小，质地较硬，活动度差。根据区域淋巴结收集范围，试分析胃癌发生左锁骨上淋巴结肿大的原因。

7. 某患者左侧颧骨及眶下缘骨折，行左睑缘下切口，术中为暴露手术野，沿睑缘下切口做附加切口。请问，按淋巴引流方向分析，该附加切口应朝向外上方还是外下方，为什么？

第七章　病例
分析参考答案

（何三纲　蔡志刚）

第八章 神 经

Nerves

分布于口腔头颈部的神经包括 12 对脑神经、颈丛及颈交感干的节后纤维。本章重点介绍与口腔医学关系密切的三叉神经、面神经,以及舌咽神经、迷走神经、副神经、舌下神经、颈丛和颈交感干。

第一节 三叉神经
Trigeminal Nerve

三叉神经(trigeminal nerve)(图 8-1)是最粗大的一对脑神经,大部为感觉纤维,小部为运动纤维。感觉纤维中的大部分传导口腔颌面部、头皮及硬脑膜等的躯体感觉,另有很小一部分传导咀嚼肌的本体感觉。运动纤维支配咀嚼肌(咬肌、颞肌、翼内肌及翼外肌)、鼓膜张肌、腭帆张肌、下颌舌骨肌及二腹肌前腹的运动。

一、神经纤维成分 Component of nerve fibers

1. 一般躯体感觉纤维 三叉神经感觉根在颞骨岩部尖端扩展为扁平的三叉神经节,该神经

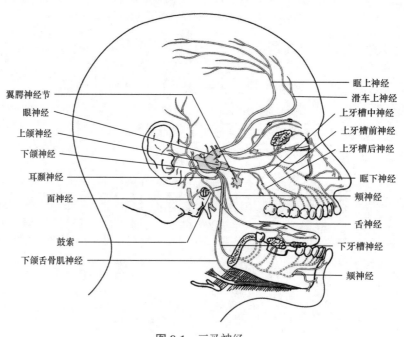

图 8-1　三叉神经

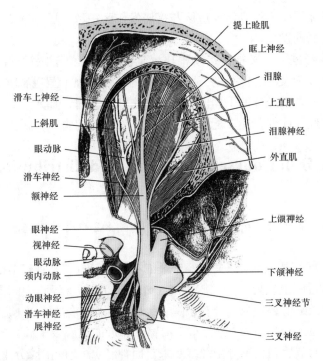

图 8-2　三叉神经节及眼神经

节为假单极神经元的胞体聚集而成。其中枢突形成粗大的感觉根，周围突分别组合成眼神经、上颌神经和下颌神经中的感觉神经。感觉根经岩上窦和小脑幕的下方向后内行进入脑桥，其中传导三叉神经分布区触、压觉的感觉纤维终止于三叉神经感觉主核（三叉神经脑桥核）；传导三叉神经分布区痛、温觉的感觉纤维终止于三叉神经脊束核。来自咀嚼肌的本体感觉纤维穿经三叉神经节上行终止于三叉神经中脑核。

　　三叉神经节（trigeminal ganglion）（图 8-2），又称半月神经节（semilunar ganglion），为最大的脑神经节，呈新月形，位于颞骨岩部尖端前面的三叉神经节压迹上，包被于硬脑膜两层间的裂隙内，距颅外面颧弓根后端深 4.5 ～ 5 cm。内邻颈内动脉及海绵窦后部；外侧有卵圆孔、棘孔；下面为三叉神经运动根、岩大神经及覆以硬脑膜外层的颞骨岩部尖端。节的凸面朝向前外，发出眼神经、上颌神经及下颌神经 3 个分支。

　　三叉神经感觉纤维在面部的分布大致以眼裂、口裂为分界（图 8-3）。三叉神经痛为一临床常见疾病，是指在三叉神经分布区内出现阵发性电击样剧烈疼痛。临床上可根据患者疼痛发作的部位及范围，结合三叉神经感觉纤维在面部分布的解剖学特点，明确是三叉神经的哪一支（或哪几支）疼痛。

　　原发性三叉神经痛患者可行选择性射频温控热凝治疗。研究表明：无髓鞘的传导痛觉的神经纤维较有髓鞘的传导触觉的神经纤维对热的敏感性高，故在一定的温度下，可选择性地破坏传导痛觉的神经纤维而相对保留触觉纤维。经面部皮肤穿刺卵圆孔，依方向及进针深度不同，将穿刺针刺入三叉神经节及感觉根相应部

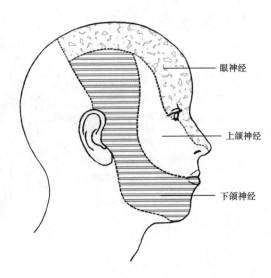

图 8-3　三叉神经感觉纤维在面部的分布

位，经方波刺激验证无误（方波刺激反应区与疼痛发作区一致）后，逐渐加热，破坏传导痛觉的纤维，从而阻断疼痛的发生。

2. 特殊内脏运动纤维 三叉神经运动根比感觉根细小，位于感觉根的前内侧，由三叉神经运动核发出的运动纤维及与之伴行的三叉神经中脑核的纤维（至咀嚼肌的本体感觉纤维）合并而成。运动根紧贴三叉神经节的下面向外侧行，出卵圆孔时，加入下颌神经，主要支配咀嚼肌，故又称咀嚼肌神经，此外，还支配下颌舌骨肌、二腹肌前腹、腭帆张肌和鼓膜张肌。

二、走行及分支分布 Courses，branches and distributions

（一）眼神经

1. 神经纤维成分 眼神经（ophthalmic nerve）（图8-2）属于感觉神经，由感觉神经纤维组成。

2. 走行及分支分布 眼神经为三叉神经中最细小者，起自三叉神经节的前内侧，向前穿行于海绵窦外侧壁，在近眶上裂处分为泪腺神经（外侧支）、额神经（中间支）及鼻睫神经（内侧支）等3支，而后经眶上裂入眶，分布于眶、眼球、泪腺、结膜、上睑、额部及鼻背。

（1）泪腺神经（lacrimal nerve）：分布于泪腺、邻近的结膜及上睑外侧部。此神经尚接受上颌神经颧颞支所含的节后副交感分泌纤维（来自面神经），支配泪腺分泌。

（2）额神经（frontal nerve）：分成滑车上神经及眶上神经。分布于上睑的皮肤、结膜及额部皮肤。

（3）鼻睫神经（nasociliary nerve）：分布于眼球、角膜、筛窦、蝶窦、额窦、鼻翼、上下眼睑、结膜、泪囊、鼻腔黏膜及鼻部皮肤。

（二）上颌神经

1. 神经纤维成分 上颌神经（maxillary nerve）（图8-4）属于感觉神经，全部由感觉神经纤维组成。

2. 走行及分支分布 起自三叉神经节前缘的中部，水平前行，穿海绵窦外侧壁，经圆孔出颅达翼腭窝上部，在此有两条神经节支将上颌神经与翼腭神经节相连，接着上颌神经斜向前外，经眶下裂入眶更名为眶下神经，行于眶下沟、眶下管内，出眶下孔达面部。依其行程，可

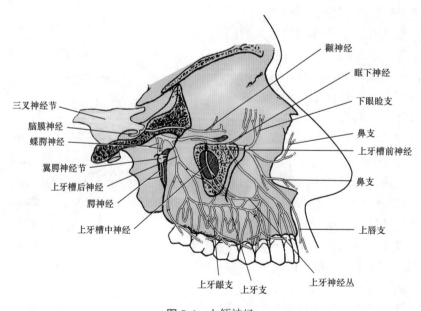

图 8-4 上颌神经

将上颌神经分为 4 段：颅中窝段（发出脑膜神经）、翼腭窝段（发出颧神经、神经节支及上牙槽后神经）、眶下管段（发出上牙槽中神经及上牙槽前神经）及面段（发出睑支、鼻支及上唇支）。上颌神经的主要分支见图 8-4。

（1）脑膜神经（meningeal nerve）：又称脑膜中神经。与脑膜中动脉前支伴行，分布于硬脑膜。

（2）颧神经（zygomatic nerve）：经眶下裂入眶，穿眶外侧壁之颧骨，分为颧面支和颧颞支，分布于颧、颞部皮肤。来自面神经的副交感节前纤维在翼腭神经节内换神经元后，节后副交感纤维经颧颞支最终加入泪腺神经分布于泪腺，司泪腺分泌。

（3）神经节支（ganglionic branch）：亦称蝶腭神经（sphenopalatine nerve）（图 8-5），2 小支，在翼腭窝内自上颌神经主干发出后下行，与翼腭神经节相连。其感觉神经纤维并不在神经节内交换神经元，而只是穿经神经节，直接加入该神经节的眶支、鼻支、腭神经和咽神经等。此处仅介绍与口腔医学关系密切的分支。

1）鼻支（nasal branch）：经蝶腭孔入鼻腔，分布于鼻甲和鼻中隔的黏膜。其中一支称为鼻腭神经，沿鼻中隔行向前下，分布于鼻中隔，经切牙管出切牙孔，分布于 3-1|1-3 的腭侧黏骨膜及牙龈，并有分支在 3|3 的腭侧与腭前神经相吻合。

2）腭神经（palatine nerve）（图 8-6）：在翼腭管内下降，分为腭前、中、后神经。腭前神经（腭大神经）粗大，出腭大孔向前行于上颌骨腭突下面的沟内，分布于 8-3|3-8 的腭侧黏骨膜及牙龈。腭中、后神经（腭小神经）细小，出腭小孔后分布于腭垂、软腭及腭扁桃体。

（4）上牙槽后神经（posterior superior alveolar nerve）：在翼腭窝内自上颌神经主干发出，在上颌结节后面发出上牙龈支至上颌磨牙颊侧的黏膜及牙龈，另有分支与上牙槽后动脉伴行穿入上颌骨体后面的牙槽孔，经上颌窦后壁的牙槽管下行，分布于一侧上颌磨牙（除上颌第一磨牙近中颊根外）及其牙周膜、牙槽骨和上颌窦黏膜，并在上颌第一磨牙的近中颊根附近与上牙槽中神经相吻合。

（5）上牙槽中神经（middle superior alveolar nerve）：在眶下管的后段自眶下神经发出，经上颌窦前外侧壁向前下行，分布于一侧上颌前磨牙和上颌第一磨牙的近中颊根及其牙周膜、牙槽骨、颊侧牙龈及上颌窦黏膜，并在牙槽突底与上牙槽前、后神经吻合，组成上牙神经丛。国人上牙槽中神经的出现率为 67.5%，缺如时，该神经由上牙槽前、后神经替代。

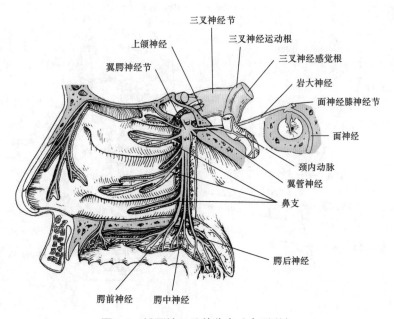

图 8-5　蝶腭神经及其分支（内面观）

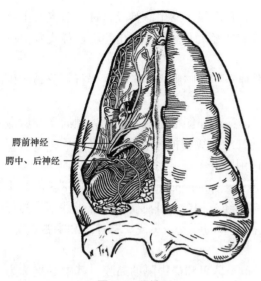

图 8-6　腭神经

（6）上牙槽前神经（anterior superior alveolar nerve）：自眶下管的中段由眶下神经发出，经上颌窦前外侧壁的小管下行，分支分布于上颌切牙、尖牙及其牙周膜、牙槽骨、唇侧牙龈及上颌窦黏膜。上牙槽前神经发出鼻支，分布于下鼻道外侧壁前区及鼻腔底的黏膜，并与鼻腭神经相吻合。上述3支上牙槽神经在上颌骨牙槽突基底部交互吻合形成上牙神经丛（superior dental plexus），由该丛再发出终支至上颌牙、牙周膜及牙龈。

（7）睑支（palpebral branch）：于眶下孔处分出后上行，分布于下睑皮肤。

（8）鼻支（nasal branch）：分布于鼻侧部及鼻前庭皮肤。

（9）上唇支（superior labial branch）：有3～4支，分布于上唇黏膜和皮肤，并与面神经的分支一起共同形成眶下丛。

3.临床要点

（1）临床上可将注射针头经眶下孔（眶下缘下1 cm，中线旁2.5～3 cm）刺入眶下管1 cm，行眶下神经阻滞麻醉（麻醉上牙槽前、中神经）。

（2）将麻药注射在上颌骨体后方上颌结节上方可行上牙槽后神经阻滞麻醉。

（3）当外伤骨折、手术损伤或上颌窦肿瘤破坏眶底波及眶下神经时，均可导致同侧下睑、前颊部、上唇皮肤及相关牙、牙龈的疼痛（神经刺激症状）或麻木（神经麻痹症状）。

（三）下颌神经

1.神经纤维成分　下颌神经（mandibular nerve）（图8-7）为混合性神经，由感觉及运动神经纤维组成。

2.走行及分支分布　下颌神经为三叉神经最粗大的分支。其感觉根较粗大，运动根较细

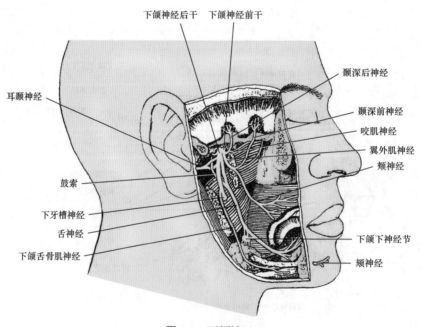

图 8-7　下颌神经

小。下颌神经自三叉神经节发出，经卵圆孔出颅后两根即合在一起，达颞下窝，行于翼外肌深面，发出脑膜支和翼内肌神经，而后下颌神经分出一较细的前干和一较粗的后干。下颌神经前干大部为运动神经（支配咀嚼肌的颞深神经、咬肌神经和翼外肌神经），小部为感觉神经（颊神经）；下颌神经后干主要为感觉神经，分为 3 条神经，即耳颞神经、舌神经和下牙槽神经，其中下牙槽神经为混合性神经，耳颞神经与舌神经为感觉神经。

（1）脑膜支（meningeal branch）：即棘孔神经，经棘孔入颅，分前后两支与脑膜中动脉伴行，分布于硬脑膜。

（2）翼内肌神经（medial pterygoid nerve）：自翼内肌深面进入该肌，分布于翼内肌，并有 1～2 细支穿经耳神经节，分布于鼓膜张肌及腭帆张肌。

（3）颞深神经（deep temporal nerve）：一般分为颞深前神经和颞深后神经，此外还常有中间神经，均经翼外肌上缘进入颞肌深面，分布于颞肌。

（4）咬肌神经（masseteric nerve）：经翼外肌上缘向外，与咬肌动脉伴行，在颞肌腱后方越过下颌切迹至咬肌深面分布于咬肌。

（5）翼外肌神经（lateral pterygoid nerve）：经翼外肌深面分布于翼外肌上、下头。

（6）颊神经（buccal nerve）（颊长神经）：为前干中唯一的感觉神经。自翼外肌上、下头之间穿出，于颞肌下部的深面、喙突内侧沿下颌升支前缘内侧下行，穿出颊脂垫向下并稍向外前方行，在咬肌的前缘，分出数个细支，于颊肌的外侧面与面神经的颊支相交织，并发出分支分布于下颌第二前磨牙及磨牙的颊侧牙龈及颊部黏膜和皮肤。颊神经为感觉神经，其内无运动纤维。颊肌的运动由面神经支配。

（7）耳颞神经（auriculotemporal nerve）：通常以两根包绕脑膜中动脉，并在脑膜中动脉后方合并为一干，向后下外绕过下颌颈后面进入腮腺，分出上、下两支。上支垂直向上行于颞浅动、静脉之间，越过颧弓根，抵达颞区；下支在腮腺实质内下行，与面神经相交通。

耳颞神经的分支有：①关节支，为 1～2 条细支，至颞下颌关节。②外耳道支，分布于外耳道。③腮腺支，分布于腮腺实质内。④耳前支，分布于耳屏、耳郭上部及外侧的皮肤。⑤颞浅，为耳颞神经的终支，与颞浅动脉伴行，分布于颞部皮肤。

虽然耳颞神经本身为感觉性神经，但是由于耳颞神经与耳神经节及上颌动脉交感丛相交通，而使副交感神经纤维及交感神经纤维参入其内。来自舌咽神经的副交感节前神经纤维经鼓室支、岩小神经至耳神经节，在此交换神经元后，副交感节后神经纤维随耳颞神经的腮腺支进入腮腺，管理腮腺的分泌；来自交感神经颈上节的节后神经纤维，随上颌动脉的分支参入耳颞神经，分布于腮腺、腮腺血管及耳颞部皮肤的血管、汗腺及立毛肌，司腺体的分泌及血管的舒缩。

（8）舌神经（lingual nerve）：自下颌神经后干分出后，下行于翼外肌深面，在翼外肌与腭帆张肌之间接受面神经的鼓索。自翼外肌下缘穿出后，向前下沿翼内肌的外面进入下颌支与翼内肌之间的翼颌间隙，在下颌骨内斜线的后上端转向前，水平行于下颌舌骨肌的上内面，进入口腔。在近下颌第三磨牙牙根的舌侧，舌神经位置十分表浅，紧贴于黏膜下方，继而经下颌舌骨肌与茎突舌肌、舌骨舌肌之间进入舌下区。在舌下腺与颏舌骨肌之间，舌神经自上、外方行向下颌下腺管的下、内方"钩绕"导管前行，与舌深动脉伴行至舌尖。舌神经分布于下颌同侧舌侧牙龈、舌前 2/3 黏膜、口底黏膜、舌下腺和下颌下腺，传导一般躯体感觉。面神经鼓索的味觉纤维随舌神经分布于舌前 2/3 的味蕾，传导舌体的味觉；面神经鼓索的副交感纤维导入舌神经下方的下颌下神经节，交换神经元后的节后纤维分布于舌下腺及下颌下腺，司腺体的分泌。

（9）下牙槽神经（inferior alveolar nerve）：与舌神经一起在翼外肌深面下行，穿出翼外肌下缘，向外下行，经下颌神经沟，在舌神经后方约 1 cm 处与下牙槽动、静脉伴行自下颌孔进入下颌管。下牙槽神经在进入下颌孔前还发出下颌舌骨肌神经（mylohyoid nerve），该神经向前下行于下颌舌骨沟内，在下颌舌骨肌下外面分出两终支，分别分布于下颌舌骨肌及二腹肌前腹。下牙槽神经走行于下颌管内，在前磨牙的下方分为两个终支，一支在骨管内继续前行称为切牙支（incisive branch），分布于同侧下颌第一前磨牙、尖牙及切牙；另一支为颏神经（mental nerve），行向后、上、外方经颏管出颏孔，分布于的唇侧牙龈、下唇黏膜和皮肤及颏部皮肤，并在中线与对侧同名神经相连。下牙槽神经在下颌管内发出一系列分支，互相吻合形成下牙神经丛（inferior dental plexus），同上牙神经丛一样，由此丛再发出终支分布于下颌牙的牙髓及其牙周膜、牙槽骨。

3. 临床要点

（1）味觉出汗综合征：耳颞神经的分支有关节支、外耳道支、耳前支、腮腺支及颞浅支，分布于颞下颌关节、耳郭前上部及外耳道、腮腺及颞区的皮肤。基于上述解剖学特点，在行颞下颌关节区及腮腺手术时，要注意防止耳颞神经的损伤，以免发生交感与副交感神经的错位再生、"短路"，导致味觉出汗综合征，即在有味觉刺激时，耳颞神经分布区皮肤潮红或出汗。此外，口腔颌面部恶性肿瘤的患者常因肿瘤波及耳颞神经而导致患侧耳颞部放散性疼痛。

（2）舌神经、下牙槽神经损伤：舌神经在下颌第三磨牙远中及舌侧，位置表浅，表面仅有黏膜覆盖，临床上可根据这一解剖特点在此行舌神经阻滞麻醉。在行舌下腺、下颌下腺、口底区手术时，要注意防止舌神经的损伤，该神经损伤会导致半侧舌体麻木。下颌管距下第三磨牙根尖很近，拔除下颌阻生智齿时要注意避免损伤位于其内的下牙槽神经。下牙槽神经损伤后，会发生同侧下唇麻木。

（3）神经阻滞麻醉：临床上可在卵圆孔、下颌孔上方和颏孔处分别行下颌神经、下牙槽神经及颏神经阻滞麻醉。卵圆孔位于翼板根部的后、上、内方，行卵圆孔麻醉时，自颧弓中点下方垂直进针直抵翼外板根部，再将针头退至皮下，向后、上、内方偏斜15°刺入，针尖便可抵达卵圆孔附近，在此注射麻药，可行下颌神经阻滞麻醉。在下颌神经沟处，舌神经恰位于下牙槽神经前内1 cm。因此，行下牙槽神经口内法麻醉时，在麻醉下牙槽神经后，只需将针尖退出1 cm，注射麻药，即可麻醉舌神经；再继续退针，使针尖至肌层、黏膜下，此时注射麻药，即可麻醉颊神经；颊神经麻醉亦可在下颌磨牙平面与下颌支前缘相交点的颊黏膜下注射麻药进行。

三、上、下颌神经在口腔内的分布及其变异 Distributions and variations of the maxillary and mandibular nerves in oral cavity

（一）上、下颌神经在口腔的分布（表8-1）（图8-8）

表8-1　上、下颌神经在口腔内的分布

	神经名称	分布部位
上颌神经	鼻腭神经	上颌 3+3 的腭侧黏骨膜及牙龈
	腭前神经	双侧上颌 8-3|3-8 的腭侧黏骨膜及牙龈
	上牙槽后神经	双侧上颌 87|78 及 6|6 的腭及远中根、牙周膜、牙槽骨、颊侧牙龈
	上牙槽中神经	双侧上颌 54|45 及 6|6 的近中颊根、牙周膜、牙槽骨、颊侧牙龈
	上牙槽前神经	双侧上颌 3-1|1-3 及其牙周膜、牙槽骨、唇侧牙龈
下颌神经	颊神经	双侧下颌 8-5|5-8 的颊侧牙龈、颊部的皮肤和黏膜
	舌神经	双侧下颌 8-1|1-8 的舌侧牙龈口底及舌前2/3的黏膜、舌下腺和下颌下腺
	下牙槽神经	双侧下颌 8-1|1-8 及其牙周膜、牙槽骨
	颏神经	双侧下颌 4-1|1-4 的唇颊侧牙龈、下唇黏膜、皮肤及颏部皮肤

（二）上、下颌神经在口腔分布的变异

1. 两侧下颌神经在下颌中切牙处有交叉吻合支，故拔除此牙时，除需行同侧下颌传导阻滞麻醉外，还应于此牙近中行局部浸润麻醉，以麻醉对侧来的吻合支。

2. 上牙槽前神经的分布范围可向后延伸至前磨牙或第一磨牙区。

3. 国人上牙槽中神经约有 1/3（32.5%）缺如。此时，其分布区由上牙槽前神经和（或）上牙槽后神经替代。

4. 上牙槽后神经的分布范围可向前延伸至前磨牙或尖牙区。大部或全部颊部的感觉可被上牙槽后神经的分支所支配。

5. 颊神经在下颌颊侧牙龈的分布变异甚大，多数情况下支配下颌第二前磨牙及第一磨牙区，也可前伸至下尖牙或后延至下颌第三磨牙区。在极少数情况下，颊神经根本不参与支配牙龈的任何部分。

6. 颊神经常参与上颌后部小部分颊侧牙龈的感觉支配。

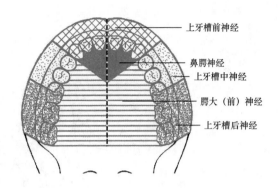

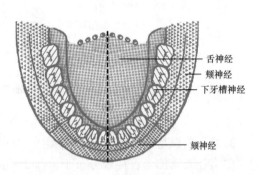

图 8-8　上、下颌神经在口腔的分布

7. 舌神经在下颌舌侧牙龈的分布有时向前仅止于尖牙区。此时，对侧的舌神经支配范围则扩大至尖牙区。

8. 下颌牙的神经支配除下牙槽神经、舌神经及颊神经外，还有其他神经。这些神经穿入下颌骨孔，与下牙槽神经形成吻合。下颌舌骨肌神经有时可含有感觉纤维，其分支穿入下颌骨内，分布于下切牙及牙龈。颈横神经上部分支可自前磨牙区舌侧穿入下颌骨内，分布于下颌前磨牙区。故下牙槽神经阻滞麻醉后，仍有 5% ~ 24% 的人有痛觉，常在追加颊侧或磨牙后三角等处的浸润麻醉后得以止痛。

第二节　面神经
Facial Nerve

面神经（facial nerve）（图 8-9）为第Ⅶ对脑神经，起自脑桥延髓沟的外侧。面神经由较大的运动根和较小的感觉根组成。运动根含有运动纤维；感觉根在脑桥小脑角处，恰位于运动根与前庭蜗神经根之间，因此感觉根又称中间神经（nervus intermedius），其内含有副交感纤维、味觉纤维及一般躯体感觉纤维。面神经为一混合性神经，含有 4 种纤维。

一、神经纤维成分 Component of nerve fibres

1. 特殊内脏运动纤维　为面神经的主要部分，起于脑桥下部网状结构腹外侧部的面神经核，支配面部表情肌、颈阔肌、镫骨肌、二腹肌后腹和茎突舌骨肌。

2. 一般内脏运动纤维　起自上泌涎核，该核发出的副交感节前纤维一部分经岩大神经至翼腭神经节，节后纤维分布至泪腺、腭及鼻腔黏膜的腺体；另一部分经鼓索加入舌神经，至下颌

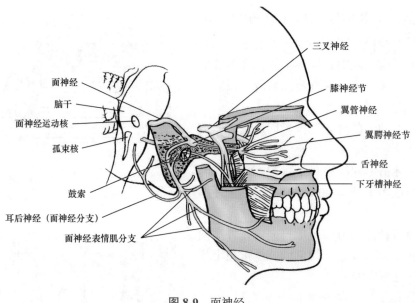

图 8-9　面神经

下神经节，节后纤维支配舌下腺和下颌下腺。

3.特殊内脏感觉纤维（味觉纤维）　其神经元胞体位于面神经管内的膝神经节内，神经元的周围突经鼓索加入舌神经分布于舌前 2/3 的味蕾；其中枢突止于延脑的孤束核。

4.一般躯体感觉纤维（感觉纤维）　其中枢突止于三叉神经脊束核，经吻合支至迷走神经耳支，与第Ⅸ、Ⅹ对脑神经共同分布于外耳道及小部分耳后皮肤。

二、走行及分支分布 Courses，branches and distributions

面神经于脑桥延髓沟的外侧出脑后入内耳门两根合并为一干，穿内耳道底进入颞骨岩部的面神经管内。在面神经管内，面神经先向前外，然后呈直角转向后外，在转折处形成膨大的面神经膝（外膝），此处前缘面神经干上有感觉性的膝神经节（geniculate ganglion）。继之向下行，由茎乳孔出颅。面神经出茎乳孔至面神经在腮腺内分叉处之间的一段称为面神经主干，长约 2 cm，直径约 2.5 mm。面神经自茎乳孔穿出时，位于茎突与乳突之间的间隙内。在茎乳孔，面神经位于距乳突前缘中点深侧约 2 cm 处，面神经向前、外并稍向下经外耳道软骨与二腹肌后腹之间，在腮腺深面前行越过茎突根部、颈外动脉及下颌后静脉的浅面，进入腮腺，形成腮腺丛，终支分布于面部表情肌。应当说明的是，新生儿及儿童由于乳突尚未发育完全，面神经位置表浅，以后随着颞骨鳞部的发育，面神经管向下延伸，茎乳孔逐渐接近茎突基底水平。因此，行小儿手术时要注意这个解剖关系，避免损伤面神经。

以茎乳孔为界，可将面神经分为面神经管段及颅外段。面神经管段发出岩大神经、镫骨肌神经及鼓索；面神经颅外段在进入腮腺前发出耳后神经、二腹肌支及茎突舌骨肌支，进入腮腺后发出颞支、颧支、颊支、下颌缘支及颈支。

（一）面神经管段的分支

1.岩大神经（greater petrosal nerve）
（1）神经纤维成分：主要含有副交感节前纤维，此外还含有支配腭部的味觉纤维。

（2）走行及分支分布：岩大神经副交感纤维自膝神经节处分出，穿面神经管裂孔入颅中窝，至破裂孔处与来自颈内动脉交感丛的岩深神经合并为翼管神经，经翼管至翼腭窝的翼腭神经节，在节内交换神经元，节后纤维支配泪腺、鼻和腭黏膜的腺体。味觉纤维则直接穿经或越过神经节分布于腭部。

2. 镫骨肌神经（stapedial nerve）　支配镫骨肌。如果面神经在发出镫骨肌神经以上受损，除面瘫外，患者还会发生镫骨肌麻痹和听觉过敏。

3. 鼓索（chorda tympani）

（1）神经纤维成分：含有特殊内脏感觉纤维（味觉纤维）和一般内脏运动纤维（副交感纤维）两种纤维成分。

（2）走行及分支分布：在茎乳孔上方约 6 mm 处发出，向前上行进入鼓室，经鼓室穿岩鼓裂至颞下窝，在此以锐角从后面并入舌神经。味觉纤维为膝神经节中假单级神经元的周围突，分布于舌前 2/3 的味蕾；副交感（分泌）节前纤维经下颌下神经节交换神经元，其节后纤维至下颌下腺及舌下腺，管理其分泌。

（二）面神经颅外段进入腮腺前的分支

1. 耳后神经（posterior auricular nerve）　约于茎乳孔下方 1～2 mm 处发出，沿乳突前方上行，在此有迷走神经的耳支加入，并与枕小神经、耳大神经的后支相交通。耳后神经在外耳道和乳突之间，分为耳支及枕支，前者支配耳后肌，后者支配枕额肌的枕腹。

2. 二腹肌支（digastric branch）　支配二腹肌后腹。

3. 茎突舌骨肌支（stylohyoid branch）　较为细长，常与二腹肌支共干发出，支配茎突舌骨肌。

（三）面神经颅外段进入腮腺内的分支（图 8-10）

面神经颅外段进入腮腺内分支的纤维成分均为特殊内脏运动纤维。面神经主干在腮腺深、浅两叶之间、下颌后缘处分叉。其分叉形式多样，每个人的分支也不完全相同，面神经分支及终支间的吻合情况可归结为 8 种类型（图 8-11）。据国人统计资料，主干分叉类型可分为两干、三干、四干、五干型及干线型。其中两干型多见，占 80%，三干型占 12%，四干型占 5%，干线型占 2%，五干型最少，占 1%。两干型者分出行向前上方的颞面干和行向前下方的颈面干，而后颞面干又分出颞支、颧支及上颊支；颈面干又分出下颊支、下颌缘支及颈支。面

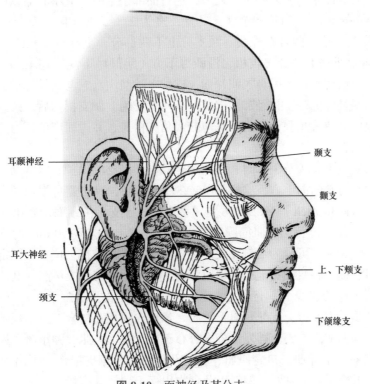

图 8-10　面神经及其分支

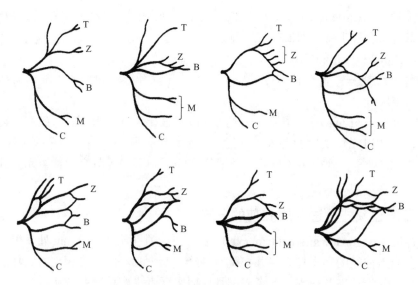

图 8-11　8 种类型的面神经分支及吻合

T 颞支　Z 颧支　B 颊支　M 下颌缘支　C 颈支

神经的各干及各分支间均有吻合，形成一个不规则的网状。这些吻合支在面神经部分分支受到损伤时，可以发挥一定的代偿作用。但分支间吻合情况有较大的个体差异，当吻合支较少或无吻合时，即使单支的神经损伤也可造成较明显的面瘫。

1. 颞支（temporal branch）　有 1～2 支，自颞面干发出后，经髁突浅面或前缘距耳屏前 10～15 mm，自腮腺上极几乎垂直穿出，越过颧弓后段浅面，在颞浅动脉稍前方，行向前上，其后支分布于耳前肌和耳上肌，其前支分布于额肌、眼轮匝肌上份。它与上颌神经的颧神经、耳颞神经、眶上神经、泪腺神经，都可有交通。该支受损，临床上可出现同侧额纹消失。

因颞支较其他面神经分支位置相对表浅，且与其他面神经分支间缺少吻合支，因此颞支是最易受损、损伤后功能不易恢复的神经之一，在行面部手术时，应小心加以保护。

2. 颧支（zygomatic branch）　有 1～4 支，多为 2～3 支。自颞面干发出，自腮腺前上缘穿出，行向前上，越过颧骨至外眦。颧支分上下两部分，上部分支较细，行向前上，支配上、下睑的眼轮匝肌；下部分支较粗，沿颧弓下方（距颧弓下缘平均 1.3 mm），向前至颧大肌、颧小肌、提上唇肌和提上唇鼻翼肌深面，支配上述肌肉。它与面神经颊支、上颌神经的颧神经和睑下支、眼神经的眶上神经和泪腺神经都可有交通。颧支损伤后，眼睑不能闭合，使异物较容易进入眼内而造成角膜溃疡、角膜薄翳或角膜白斑，并进而产生视力障碍甚至失明，会给患者造成很大痛苦。

临床在行腮腺或下颌关节手术时，要注意对颞支和颧支的保护，以紧贴耳前的纵弧形切口为宜，在发际内，可斜向前上方，这样既可减少手术瘢痕，又可避免损伤颞支及颧支。

3. 颊支（buccal branch）　有 2～6 支，多为 3～5 支。由颈面干发出，或来自颞面、颈面两干。出腮腺前缘，走行于咬肌筋膜表面、腮腺导管上下方各 10 mm 的范围内，根据其与腮腺导管的上、下关系，可分为上颊支及下颊支。上颊支常较粗，位置较恒定，与腮腺导管平行，行于颧小肌、提上唇肌和提上唇鼻翼肌深面，支配上唇部肌及鼻肌。其体表投影约位于耳屏前切迹与鼻翼下缘的连线上。上颊支与眶下神经的上唇支形成眶下丛。下颊支位置不恒定，在口角平面或其稍上方前行，支配颊肌及笑肌。各颊支间相互吻合形成不规则的颊面襻，吻合支可位于导管的深面或浅面，由襻发出分支分布于颧大肌、笑肌、颧小肌、提上唇肌、提上唇鼻翼肌、提口角肌、切牙肌、口轮匝肌、鼻肌及颊肌等。颊支损伤，可出现鼻唇沟变浅或消失、鼓腮无力、上唇运动力减弱或偏斜以及食物积存于颊部等症状。

颊支与腮腺管关系密切，在行腮腺切除手术时，可以腮腺管为标志，来寻找面神经颊支。颊支在腮腺内的吻合丰富，个别小支的损伤不致影响颊部表情肌的功能。

4. 下颌缘支（marginal mandibular branch） 有 1～3 支，多为 2 支，由颈面干发出，穿经腮腺途径较长，位置变异较大。自腮腺的下前缘穿出，在下颌角下方恒定地前行于颈阔肌深面与颈深筋膜浅层之间，起初行于下颌下三角上部，而后转向上前跨过下颌体行于降口角肌深面，支配降口角肌、降下唇肌、颏肌及笑肌。在近下颌下缘平面，下颌缘支由后向前依次越过下颌后静脉、下颌角、面静脉的浅面。下颌缘支多位于面动脉的浅面，但也可行于其深面。大部分下颌缘支行于下颌下缘之上。它可与颏神经、面神经颊支、颈支相吻合，且与下颌下淋巴结关系密切。尸体解剖研究表明，下颌缘支走行于下颌下缘上 12 mm 至下颌下缘下 7 mm 的范围内。下颌缘支损伤，可导致患侧口角下垂，流口水。

临床在行下颌下区切口时，为避免损伤下颌缘支，应在下颌骨下缘下 15 mm 做切口，低位结扎面动脉及面静脉，并应切开颈深筋膜浅层，在其深面向上翻瓣，可达到保护下颌缘支的目的。由于下颌缘支行于下颌后静脉的浅面，在行腮腺手术时，可以下颌后静脉为标志，寻找下颌缘支，采用先找出面神经下颌缘支后再寻找面神经主干的手术方法。考虑到下颌缘支吻合支少，术中切勿损伤。

5. 颈支（cervical branch） 有 1～3 支，多为 1 支，为颈面干的终末支。出腮腺下缘后，向前下行于颈阔肌的深面，分布于该肌。颈支有时发出一条返支向前上并入下颌缘支，该支受损，可影响口角的微笑活动。颈支可与颈横神经相交通。

三、与面神经相联系的副交感神经节 Parasympathetic ganglions connected with the facial nerve

1. 翼腭神经节（pterygopalatine ganglion）（图 8-12） 又称蝶腭神经节，为最大的外周副交感神经节，位于翼腭窝的深面（恰在上颌神经的下方）。该节与面神经关系密切，而与上颌神经关系较小。含三根，即副交感根、交感根和感觉根。来自面神经（岩大神经）的副交感纤维在此节内交换神经元，其节后分泌纤维分布于泪腺及鼻、腭部的黏膜；来自上颌神经的感觉纤维和颈上节的交感节后纤维仅穿过此神经节，而不交换神经元，分布于鼻、腭部的黏膜。

2. 下颌下神经节（submandibular ganglion）（图 8-13） 位于舌神经与下颌下腺之间，含有三根，即副交感根、交感根和感觉根。来自面神经鼓索的副交感纤维在此节内交换神经元，

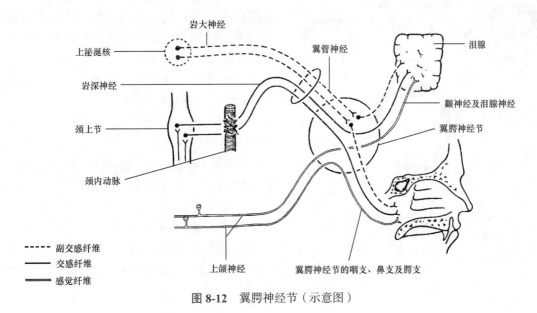

图 8-12 翼腭神经节（示意图）

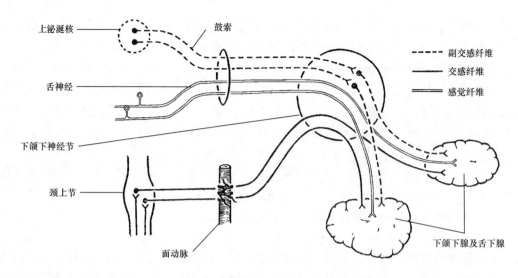

图 8-13 下颌下神经节（示意图）

其节后纤维分布于下颌下腺和舌下腺，司腺体分泌；来自舌神经的感觉纤维和颈上节的交感节后纤维仅穿过此神经节，而无突触关系。

四、临床要点 Clinical points

面神经瘫简称面瘫，常为单侧，分为核上瘫（中枢型面瘫）和核下瘫（周围型面瘫）（图8-14）。

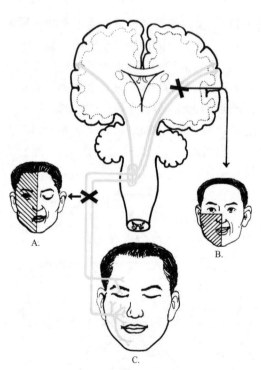

图 8-14 面瘫及面神经损伤的定位
A. 损伤右侧面神经引起的瘫痪（核下瘫）；B. 损伤左侧面神经引起的瘫痪（核上瘫）；C. 面神经核上半和下半发出的面神经纤维的分布区

1. 核上瘫 常为脑出血或脑肿瘤所致偏瘫的一部分，系因病变累及从额叶发出的皮质脑干束的纤维或合并累及其他下行至面神经核的纤维所致；核下瘫系因病变累及面神经核或面神经的运动纤维所致。

2. 面神经损伤的定位 面神经核上部的细胞接受双侧皮质脑干束的纤维，其轴突组成面神经运动纤维支配同侧面上部（睑裂以上）表情肌；而面神经核下部的细胞仅接受对侧皮质脑干束的纤维，其轴突组成的面神经运动纤维支配同侧面下部（睑裂以下）表情肌。因此，面神经核上瘫表现为病变对侧睑裂以下面部表情肌瘫痪，如鼻唇沟平坦、口角上提障碍、鼓腮无力等，而额纹仍存在，并常伴有与面瘫同侧肢体的瘫痪，而无味觉和唾液分泌障碍。面神经核下瘫则表现为病变同侧全部表情肌瘫痪，如额纹消失、不能闭眼及皱眉、鼻唇沟平坦、口角上提障碍、鼓腮无力等。根据受损部位的不同，核下瘫可伴有听觉改变、舌前2/3味觉减退以及唾液、泪腺分泌障碍。临床可依患者的症状及体征进行神经损害的定位诊断（表8-2）。

表 8-2　面神经损伤（周围型）的定位诊断

面神经损伤部位	症状及体征
在鼓索分出处的远端（面神经主干受损）	同侧面肌麻痹
在鼓索分出处与镫骨肌神经分出处之间（面神经主干及鼓索受损）	同侧面肌麻痹，同侧舌前 2/3 味觉丧失，唾液分泌障碍
镫骨肌神经分出处与膝神经节之间（面神经主干、鼓索及镫骨肌神经受损）	同侧面肌麻痹，同侧舌前 2/3 味觉丧失，唾液分泌障碍，听觉过敏
膝神经节与内耳门之间（面神经主干、鼓索、镫骨肌神经及岩大神经受损）	同侧面肌麻痹，同侧舌前 2/3 味觉丧失，唾液分泌障碍，泪腺分泌障碍，听觉过敏

第三节　舌咽神经
Glossopharyngeal Nerve

舌咽神经（glossopharyngeal nerve）（图 8-15）为混合性神经。

一、神经纤维成分 Component of nerve fibres

1. 特殊内脏运动纤维　起自疑核，支配茎突咽肌。

2. 一般内脏运动纤维（副交感纤维）　起自下泌涎核，在耳神经节交换神经元，其节后纤维分布至腮腺，司其分泌。

3. 一般内脏感觉纤维　神经元的胞体位于下神经节，其周围突分布于咽、咽鼓管、舌后 1/3、鼓室等处的黏膜，及颈动脉窦和颈动脉体，其中枢突终止于孤束核。

4. 特殊内脏感觉纤维（味觉纤维）　神经元的胞体位于下神经节，其周围突分布于舌后 1/3 的味蕾，传导味觉冲动，其中枢突终止于孤束核。

5. 一般躯体感觉纤维（感觉纤维）　神经元胞体位于上神经节，其周围突分布于耳后皮肤，其中枢突止于三叉神经脊束核。

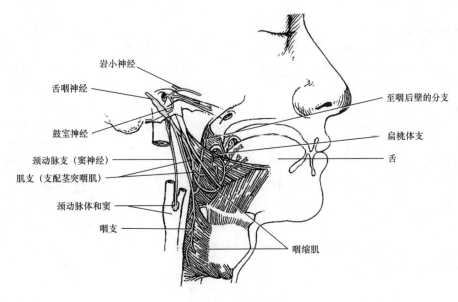

图 8-15　舌咽神经

二、走行及分支分布 Courses，branches and distributions

舌咽神经自颈静脉孔出颅，神经干在孔的上、下方分别有膨大的上、下神经节。主干向下行于颈内动、静脉之间，而后在茎突深面向前下行，绕过茎突咽肌的后缘，至其浅面，在咽外侧壁茎突咽肌上方发出咽支，于舌骨舌肌的深面、茎突舌肌的下方分出舌支、扁桃体支。

1. 鼓室神经（tympanic nerve） 为发自下神经节的一个分支，其内含一般感觉纤维和副交感纤维。一般感觉纤维入鼓室后在鼓室内壁与交感神经纤维共同形成鼓室丛，分布于鼓室、乳突小房和咽鼓管的黏膜；副交感节前纤维经鼓室丛、岩小神经（lesser petrosal nerve），出鼓室经卵圆孔入耳神经节，在此交换神经元，其节后纤维经耳颞神经至腮腺，司腮腺的分泌。

2. 颈动脉窦支（carotid sinus branch） 即窦神经，沿颈内动脉下行，分布于颈动脉窦的压力感受器和颈动脉体的化学感受器，反射性调节心跳、血压和呼吸。

3. 咽支（pharyngeal branch） 与迷走神经的咽支及交感神经颈上节的咽支共同构成咽丛，分支穿咽中缩肌，分布于咽黏膜。

4. 肌支（muscular branch） 支配茎突咽肌，此支也接受面神经的交通支。

5. 扁桃体支（tonsillar branch） 数小支，与上颌神经的腭中、后神经结合成丛，由丛发出分支分布于腭扁桃体、软腭和咽峡。

6. 舌支（lingual branch） 分布于舌后1/3的黏膜及味蕾，司该处的一般感觉及味觉，并与对侧同名支及三叉神经的舌神经相吻合。

三、与舌咽神经相联系的副交感神经节——耳神经节 Parasympathetic ganglion connected with the glossopharyngeal nerve—otic ganglion

耳神经节（otic ganglion）为副交感神经节，位于颞下窝深部，卵圆孔下方，下颌神经内侧。从位置上看该节与下颌神经关系密切，但功能上属舌咽神经的副交感神经节（图8-16）。

该神经节含三根，即副交感根、交感根及运动根。来自岩小神经的副交感纤维在此交换神经元，其节后分泌纤维经耳颞神经分布于腮腺；交感纤维来自脑膜中动脉丛，由脑膜中动脉丛发出纤维穿经耳神经节并参入耳颞神经，分布于腮腺及耳颞神经分布区的皮肤、汗腺和立毛肌；下颌神经（翼内肌神经）的运动纤维穿经此节，分布于翼内肌、鼓膜张肌和腭帆张肌。

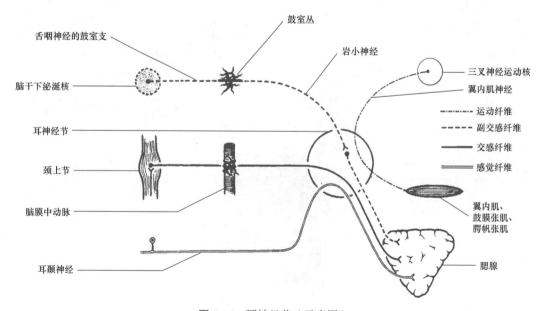

图8-16　耳神经节（示意图）

四、临床要点 Clinical points

1. 舌咽神经损伤　舌咽神经损伤后会出现患侧舌后 1/3 一般感觉及味觉丧失、咽反射减弱或消失以及腮腺分泌减少。

2. 舌咽神经痛　因肿瘤等局部占位性病变可导致舌咽神经感觉分布区的疼痛，称为继发性舌咽神经痛；无明确病因而造成的舌咽神经分布区阵发性剧痛（舌根、咽部等），称为原发性舌咽神经痛，疼痛常在吞咽、说话、吃东西时发作。

第四节　迷走神经
Vagus Nerve

迷走神经（vagus nerve）（图 8-17）是行程最长、分布最广的脑神经，为混合性神经。

一、神经纤维成分 Component of nerve fibres

1. 一般内脏运动纤维（副交感纤维）　节前纤维起于延髓的迷走神经背核，发出纤维至胸、腹腔脏器壁内或其周围的神经节，在此交换神经元后，其节后纤维分布于胸、腹脏器，控制心肌、平滑肌及腺体的活动。

2. 特殊内脏运动纤维　起于延髓的疑核，支配咽喉肌、腭肌和食管上部肌。

3. 一般躯体感觉纤维　起于上神经节内的细胞，周围突分布于耳后及外耳道的皮肤及颅后窝的硬脑膜，中枢突止于三叉神经脊束核。

4. 一般内脏感觉纤维　起于下神经节的细胞，周围突分布于咽、喉及胸、腹腔脏器，中枢突止于孤束核。

5. 特殊内脏感觉纤维（味觉纤维）　起于下神经节的细胞，周围突分布于会厌和舌根的一

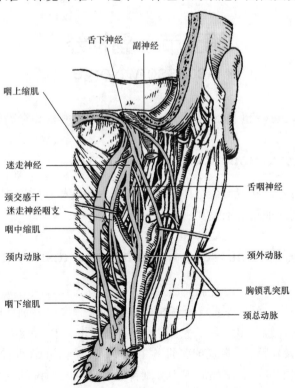

图 8-17　咽后面观及其后外侧的血管、神经（右侧）

小部分以及腭的味蕾，中枢突亦止于孤束核。

二、走行及分支分布 Courses，branches and distributions

迷走神经自颈静脉孔出颅，在神经干上有上神经节（较小）和下神经节（较大），分别位于颈静脉孔处及孔下方。在颈部，迷走神经位于颈鞘内，垂直下行于颈内静脉与颈内动脉（或颈总动脉）之间的后方，而后经胸廓上口进入胸腔，再穿膈的食管裂孔进入腹腔。

迷走神经与口腔临床关系密切的分支有：

1. 咽支（pharyngeal branch） 与舌咽神经、交感神经的咽支共同组成咽丛，分支支配咽缩肌及除腭帆张肌以外的软腭肌。

2. 喉上神经（superior laryngeal nerve） 起自下神经节，分为内、外两支。内支分布于会厌、声门裂以上的喉黏膜及部分舌根，外支分布于环甲肌。

3. 喉返神经（recurrent laryngeal nerve） 左、右喉返神经的发出部位及走行各异。左侧喉返神经在左迷走神经越过主动脉弓前面时发出，由前而后绕过主动脉弓返回颈部；右侧则在右迷走神经越过右锁骨下动脉前面时发出，勾绕右锁骨下动脉回返向上至颈部。在颈部两侧喉返神经均在食管和气管之间的沟内上行，其末梢支穿入喉内称为喉下神经，分布于除环甲肌以外的喉肌及声门裂以下的喉黏膜。此外，喉返神经还发出心支入心丛、支气管支入肺丛、食管支参与食管丛等。

三、临床要点 Clinical points

1. 迷走神经总干损伤 迷走神经总干损伤少见。在行颈淋巴清扫术时，容易被误伤。如果双侧迷走神经同时受损则可导致猝死。

2. 迷走神经分支损伤 迷走神经的咽支损伤可导致吞咽困难；喉上神经损伤可导致喉上部感觉障碍、环甲肌麻痹，造成发音微弱；喉返神经损伤可因声带肌麻痹而导致声音嘶哑，双侧喉返神经损伤则可造成失音和窒息。

第五节　副神经
Accessory Nerve

副神经（accessory nerve）（图8-18）为运动性神经，由颅根和脊髓根两个根合成。

一、神经纤维成分 Component of nerve fibres

副神经含特殊内脏运动神经纤维。颅根起自延髓内的疑核；脊髓根为脊髓颈段上位 5 ～ 6 个颈节的灰质前脚外侧部细胞的轴突。

二、走行及分支分布 Courses，branches and distributions

脊髓根出脊髓后合为一干，沿脊髓侧面上行，经枕骨大孔入颅后窝，与颅根汇合为一干后经颈静脉孔出颅。副神经出颅后颅根、脊髓根两根随即又分离，分别形成内支和外支。

1. 内支 即颅根的纤维，出颅后在迷走神经下节上方并入迷走神经，加入迷走神经咽支配咽喉肌（除茎突咽肌）及软腭肌（除腭帆张肌）。因此，可将颅根的纤维看作迷走神经的一部分。

2. 外支 即脊髓根的纤维，出颅后称为脊副神经，即通常所说的副神经，行向外，经颈内静脉的后方（有1/3经颈内静脉前方），在茎突、茎突舌骨肌及二腹肌后腹深面斜行向后下，

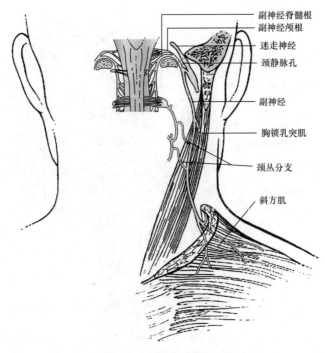

副神经脊髓根
副神经颅根
迷走神经
颈静脉孔
副神经
胸锁乳突肌
颈丛分支
斜方肌

图 8-18 副神经（后面观）

在乳突下方 3.5 cm 处穿入胸锁乳突肌上部的深面，而后副神经通常在胸锁乳突肌后缘中点稍上方处浅出，经颈深筋膜浅层的深面越过颈后三角上部，在斜方肌前缘中、下 1/3 交界处（在锁骨上 3～5 cm）进入斜方肌深面，发出分支支配斜方肌和胸锁乳突肌。

三、临床要点 Clinical points

1. 副神经损伤 临床上所称副神经损伤常指外支（脊副神经）损伤（内支汇入迷走神经）。该神经越过颈后三角时位置表浅，且颈深淋巴结的脊副淋巴结沿其走行排列，因此行颈淋巴结清扫术时要注意对该神经的保护。因该神经相继进入胸锁乳突肌及斜方肌，依神经损伤部位的不同，可分别导致胸锁乳突肌和（或）斜方肌功能障碍。胸锁乳突肌功能障碍可导致头向健侧旋转及向患侧侧屈的功能障碍；斜方肌功能障碍可导致患侧出现耸肩无力、肩胛下垂等临床症状。

2. 颈静脉孔综合征 由于副神经与迷走神经、舌咽神经共同穿出颈静脉孔，故当颈静脉孔周围有肿瘤或颅底骨折波及该孔时，可同时出现上述三神经的综合损伤症状（如呛食、声嘶、耸肩困难等），临床上称之为颈静脉孔综合征。

第六节 舌下神经
Hypoglossal Nerve

舌下神经（hypoglossal nerve）（图 8-19，图 8-20）属运动性神经，支配全部舌内、外肌（腭舌肌除外，该肌由迷走神经的咽支支配）。

一、神经纤维成分 Component of nerve fibres

舌下神经仅含一般躯体运动神经纤维。该神经起自延髓的舌下神经核，由此核发出的纤维组成舌下神经根丝，自延髓锥体与橄榄之间的前外侧沟出脑。

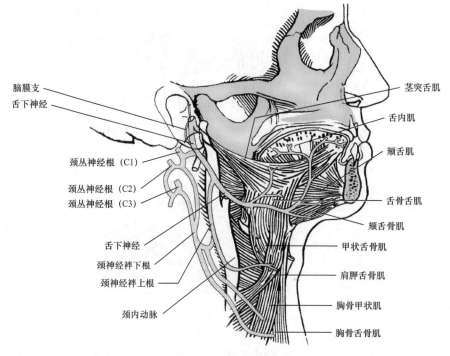

图 8-19　舌下神经

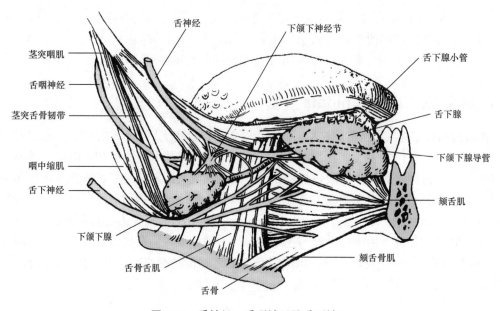

图 8-20　舌神经、舌咽神经及舌下神经

二、走行及分支分布 Courses，branches and distributions

舌下神经自舌下神经管出颅后，绕过迷走神经的后外面，并与迷走神经以结缔组织紧密相连，在茎突舌骨肌及二腹肌后腹深面急转下行，于二腹肌后腹下缘舌下神经呈弓形转向前上，越过颈内、颈外动脉之浅面，在舌骨舌肌的外面向前上行，再经二腹肌肌腱及茎突舌骨肌的深面进入下颌下三角。在下颌下三角，舌下神经位于下颌下腺深部、下颌下腺管以及舌神经的下方。在舌骨舌肌浅面，舌下神经发出分支支配茎突舌肌、舌骨舌肌和颏舌肌，而后于颏舌肌外侧面继续前行至舌尖，发出分支支配所有舌内肌。

在颅底稍下方，来自于第1颈神经的部分纤维并入舌下神经，当舌下神经越过颈内动脉时，这些纤维大部分又自舌下神经分离出来，并继续沿颈内动脉浅面下行，称为舌下神经降支（颈袢的上根），它与来自第 2、3 颈神经降支（颈袢的下根）相连，在颈鞘浅面形成舌下神经袢（颈袢）（图 8-19），由袢发出分支支配肩胛舌骨肌、胸骨甲状肌和胸骨舌骨肌。那些未自舌下神经分离出来的第一颈神经纤维，继续随舌下神经走行一段后，从舌下神经分出两支，分别支配颏舌骨肌和甲状舌骨肌。

三、临床要点 Clinical points

在行颈淋巴清扫术结扎颈内静脉上端以及涉及下颌下三角、舌下区的手术时，应注意保护舌下神经。单侧舌下神经受损，可导致患侧舌肌瘫痪和舌肌萎缩，伸舌时舌尖偏向患侧，舌位于口腔内静止位时，患侧舌反而比健侧舌更抬高些。因颅内病变导致内囊型偏瘫的患者，可发生核上性舌下神经瘫，表现为病变对侧舌肌瘫痪而无舌肌萎缩及震颤。

与口腔医学关系密切的脑神经的核、纤维成分、出入颅的部位、分布和损伤后的主要表现见表 8-3。

表 8-3　与口腔医学关系密切的脑神经概况

脑神经名称	核及纤维成分	出入颅的部位	分布	损伤后的主要表现
V 三叉神经	三叉神经感觉主核（感） 三叉神经脊束核（感） 三叉神经中脑核（感） 三叉神经运动核（运）	眼神经：眶上裂 上颌神经：圆孔 下颌神经：卵圆孔	额、顶、面部皮肤，眼球和眶内结构，口、鼻腔及舌前 2/3 黏膜，牙及牙龈，咀嚼肌，泪腺，腭及鼻腔黏膜的腺体	角膜反射消失，头面部皮肤、口、鼻腔黏膜及舌前 2/3 相应区域感觉障碍，咀嚼肌瘫痪
VII 面神经	面神经核（运） 上泌涎核（副） 孤束核（味） 三叉神经脊束核（感）	内耳门→内耳道 →面神经管 →茎乳孔	面部表情肌、颈阔肌、镫骨肌、二腹肌后腹和茎突舌骨肌，泪腺、腭及鼻腔黏膜的腺体，舌下腺和下颌下腺，舌前 2/3 的味觉，外耳道及小部分耳后皮肤感觉	面部表情肌瘫痪，额纹消失、闭眼困难、口角歪向健侧，唾液、泪腺分泌障碍，舌前 2/3 的味觉障碍
IX 舌咽神经	疑核（运） 下泌涎核（副） 孤束核（感、味） 三叉神经脊束核（感）	颈静脉孔	茎突咽肌，腮腺分泌，咽、咽鼓管、舌后 1/3、鼓室等处的黏膜，舌后 1/3 的味蕾，耳后皮肤	舌后 1/3 一般感觉及味觉丧失，咽反射减弱或消失，腮腺分泌减少
X 迷走神经	疑核（运） 迷走神经背核（副） 三叉神经脊束核（感） 孤束核（感、味）	颈静脉孔	胸、腹腔脏器的平滑肌，心肌，咽喉肌、软腭肌和食管上部肌，外耳道的皮肤，咽、喉及胸、腹腔器官的黏膜，会厌及腭的味蕾	吞咽困难，声嘶，失音和窒息，心率加快
XI 副神经	疑核（运） 脊髓上 6 颈节 脊髓核（运）	颈静脉孔	除茎突咽肌以外的咽喉肌及除腭帆张肌以外的软腭肌，胸锁乳突肌及斜方肌	患侧耸肩无力、肩胛下垂，头向健侧旋转及向患侧侧屈功能障碍
XII 舌下神经	舌下神经核（运）	舌下神经管	全部舌内、外肌（腭舌肌除外）	患侧舌肌瘫痪及萎缩，伸舌时舌尖偏患侧

注：（感）- 感觉纤维；（味）- 味觉纤维；（副）- 副交感纤维；（运）- 运动纤维

第七节　颈　丛
Cervical Plexus

颈丛（cervical plexus）（图 8-21）由第 1～4 颈神经前支组成，分布于颈部肌、膈肌以及头、颈、胸部的皮肤。颈丛位于上位 4 个颈椎侧方、胸锁乳突肌上部和椎前筋膜的深面，肩胛提肌和中斜角肌的前方。第 1 颈神经前支大部分纤维合并于舌下神经，小部分加入颈丛。来自于第 1 颈神经前支中合并于舌下神经的纤维，一小部分随舌下神经分布于颏舌骨肌和甲状舌骨肌，另一大部分则自舌下神经分离出来，形成舌下神经降支，参与颈袢的形成。

一、走行及分支分布 Courses，branches and distributions

颈丛的分支可分为浅支、深支两部分。浅支为皮神经；深支主要为支配颈深肌群的肌支，此外还有至迷走神经、舌下神经、副神经和交感颈上神经节的交通支。

（一）浅支

颈丛的浅支包括上行的浅升支及下行的浅降支。浅升支的分支有枕小神经、耳大神经和颈横神经；浅降支为锁骨上神经。各支均在胸锁乳突肌后缘中点处穿出颈深筋膜，分布于头颈及肩胸部皮肤。

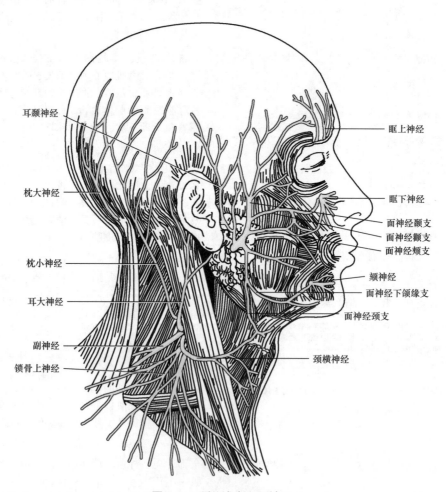

图 8-21　颈丛浅支和面神经

1. 枕小神经（lesser occipital nerve） 起自第 2 或第 3 颈神经前支。沿胸锁乳突肌后缘向上经耳郭后方至头皮，分支分布于耳郭后面及枕部皮肤，并与枕大神经、耳大神经及面神经的耳后支相交通。

2. 耳大神经（greater auricular nerve） 起自第 2 及第 3 颈神经的前支，为颈横神经中最大的分支。绕过胸锁乳突肌后缘向前上行于颈阔肌深面，与颈外静脉伴行，至腮腺下方分出前、后两支。前支分布于腮腺区皮肤，后支分布于耳郭后面及乳突部皮肤。

3. 颈横神经（transverse nerve of neck） 又称颈皮神经。起自第 2 及第 3 颈神经的前支。在胸锁乳突肌后缘中点处浅出后，横过此肌表面向前走行，在颈阔肌深面分为升、降两支：升支分布于颈前上部皮肤，并有分支与面神经的颈支连接成袢；降支分布于颈前外侧部皮肤。

4. 锁骨上神经（supraclavicular nerve） 起自第 3 及第 4 颈神经的前支。在胸锁乳突肌后缘中点处浅出后，在颈阔肌深面下行，有内侧、中间及外侧三组分支，分别在锁骨稍上方浅出，分布于颈下部、胸上部及肩部皮肤。

（二）深支

在颈丛深支中比较重要的是膈神经。

膈神经（phrenic nerve）起自第 3 ～ 5 颈神经的前支（以第 4 颈神经前支为主）。膈神经为混合性神经，其内既含唯一支配膈运动的神经，又含分布广泛的感觉神经，包括传导膈的本体感觉的神经，还有分布于胸膜、腹膜和心包的感觉神经。

膈神经在前斜角肌上部外缘合成后，在椎前筋膜深面、前斜角肌浅面向内下行，于锁骨下动、静脉之间走行进入胸腔，然后与心包膈血管伴行越过肺根前方，经心包与纵隔胸膜之间下行至膈。

二、临床要点 Clinical points

1. 保护膈神经 膈神经损伤会造成伤侧膈肌麻痹而发生呼吸障碍。在行颈淋巴清扫术时，要注意保护膈神经。关键是要掌握膈神经一定是位于椎前筋膜之深面，因而在该筋膜浅面清扫淋巴结便可避免膈神经的损伤。

2. 颈丛浅支的阻滞麻醉 颈丛浅支组各支均在胸锁乳突肌后缘中点处穿出颈深筋膜，在此可行颈丛浅支的阻滞麻醉。

3. 神经移植 耳大神经位置表浅易于寻找，切取后功能影响不大，临床上可作为面神经移植的供体。

第八节 颈交感干
Cervical Sympathetic Trunk

颈交感干（cervical sympathetic trunk）（图 8-22）左、右各 1 条，由 3 个颈交感神经节（颈上、颈中、颈下神经节）和节间支相互串连而成。上端起于颅底，下端与胸部交感干相延续。颈交感干位于颈椎横突前方、颈鞘后方、椎前筋膜的深面。其节前纤维来自第 1 ～ 5 脊髓胸段，在颈神经节内交换神经元后，一部分节后纤维随 8 对颈神经分布于头颈和上肢的血管、汗腺、竖毛肌，另一部分节后纤维构成神经节的咽支、心支及至邻近大动脉的分支。咽支加入咽丛；心支加入心丛；至邻近大动脉的分支构成了颈内动脉丛、颈外动脉丛、锁骨下动脉丛和椎动脉丛等，并随动脉的分支至颅面、颈部的平滑肌、腺体（如泪腺、唾液腺、口腔鼻腔黏膜的腺体等）。

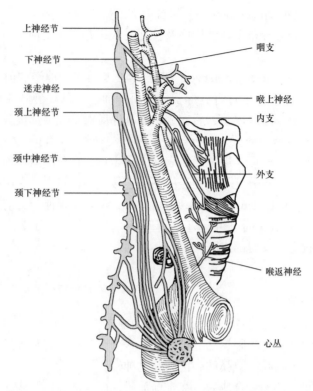

图 8-22　颈交感干及迷走神经

一、颈交感神经节 Cervical sympathetic ganglion

（一）颈上神经节

颈上神经节（superior cervical ganglion）为 3 个颈交感神经节中最大的一个，位于第 2、3 颈椎横突的前方，颈内动脉及颈鞘的后方，多呈梭形。自该节上端和前面分别发出颈内动脉神经及颈外动脉神经。颈内动脉神经的分支包绕颈内动脉形成颈内动脉丛，并发出分支与脑神经相交通（如动眼神经、滑车神经、三叉神经的眼神经、展神经、睫状神经节等。其中至翼腭神经节的交通支为岩深神经）。颈内动脉丛分支分布于眼睑米勒肌、瞳孔开大肌、血管壁及腺体等；颈外动脉神经的分支包绕颈外动脉形成颈外动脉丛，并随颈外动脉的分支走行，分布于面部血管壁、汗腺和唾液腺等处。

（二）颈中神经节

颈中神经节（middle cervical ganglion）为 3 个颈交感神经节中最小的一个，甚或缺如（18% 左右），平对第 6 颈椎横突的前方，此节发出心支和甲状腺支。心支加入心丛；甲状腺支与甲状腺下动脉伴行至甲状腺。

（三）颈下神经节

颈下神经节（inferior cervical ganglion）又称颈胸神经节，形态不规则，位于第 7 颈椎横突与第 1 肋骨颈之间，此节发出心支和血管支。心支加入心丛；血管支在锁骨下动脉分支壁上形成血管丛。

二、颈交感干损伤 Injury of cervical sympathetic trunk

因颈丛麻醉或颈淋巴清扫术中损伤颈交感干，均可导致颈交感神经功能障碍，临床上称之为霍纳综合征（Horner syndrome），其具体表现为：

1.由于瞳孔开大肌功能障碍导致患侧瞳孔缩小。

2.由于眼睑米勒肌麻痹，导致患侧上睑轻度下垂、睑裂变狭窄，并因此而表现出似有眼球内陷。

3.由于司面颈部血管收缩及汗腺分泌的交感神经功能障碍，导致患侧面颈部皮肤血管扩张以及汗腺分泌减少。

（蔡志刚　赵士杰）

复习思考题及病例分析
Review Questions and Case Analysis

一、复习思考题 Review questions

1.试述上颌神经及下颌神经的分支、走行和分布。

2.画简图说明上、下颌牙的神经支配。

3.面神经含有哪几种纤维成分？各自的功能是什么？

4.试述面神经颅外段的分支及各自的行程和分布；各分支损伤后的临床症状是什么？

5.试述面神经核上瘫和核下瘫的临床表现的异同及其解剖学基础。

6.试述Ⅸ～Ⅻ对脑神经在颈部走行的层次及方向。

7.试述Ⅸ～Ⅻ对脑神经受损伤后临床症状的解剖学基础。

8.画简图说明舌的神经支配。

二、病例分析 Case analysis

1.男性，40岁，被人用刀砍伤右面下部1小时，伤口无活跃出血，但右口角运动障碍，查体见右面下1/3有一长约3 cm之斜行伤口，并越过下颌下缘，伤口深达骨膜，开口度及咬合关系正常。请分析右口角运动障碍的原因？

2.一中年男性患者昨夜乘火车坐在紧邻窗户的座位上，次日发现右侧额纹消失，右眼闭不上，右侧口角下垂流涎，饮水漏水、鼓腮漏气，笑时左侧口角高于右侧。从解剖学角度分析，该患为何出现上述症状？

3.女性，55岁，因左侧面部阵发性刀割样剧烈疼痛半年来院就诊。患者近半年来每于触摸左鼻翼便引起疼痛发作，以致不敢洗脸。疼痛范围包括眶下及耳前、下颌区，每次发作约5分钟，一日发作4～5次，且疼痛渐加重、发作间隔渐缩短、发作频率日渐增加。临床神经系统检查未见异常，头颅CT检查正常，诊断为原发性三叉神经痛。根据以上资料，你认为该患属三叉神经第几支痛？

4.男性，56岁，主诉：左耳下肿块发现半年，近3个月肿块生长迅速并伴有左眼闭合困难。临床检查：左腮腺有一4 cm×6 cm肿物，肿物界限不清，质较硬，不易活动。左额纹消失，左眼闭合不全，左角膜溃疡。试分析上述症状及体征。

5.女性，38岁，因左侧舌根、咽部、耳道深部阵发性针刺样剧痛2年来院就诊。患者常于吞咽、吃东西及咳嗽时发生疼痛，每次发作持续约2分钟，特别是早晨及上午发作较频繁。神经系统检查及头颅CT检查均未见异常。医生给患者左侧咽部、舌根部喷丁卡因表面麻醉剂后，再令患者吞咽、咳嗽，未引起疼痛发作。根据解剖知识，你认为该患者的疼痛与哪个神经有关？

6. 一 71 岁老年患者，因持续咳嗽、胸痛 8 个月，右侧上睑不能上抬，右眼球稍内陷，右面部发红，无汗 1 个月，前来就医。检查：患者右侧瞳孔缩小、眼裂狭窄、眼睑微下垂，右面部发红，胸部 CT 显示，右肺尖 8 cm×10 cm 实性肿块，边界不清。临床诊断右肺癌晚期。如何解释患者面部的症状和体征？

7. 女性患者，因呛食、声音嘶哑、左侧耸肩困难进行性加重两个月就诊。检查：左侧咽反射减退，左声带麻痹，左侧耸肩力弱，向右侧转头力弱，头颅 CT 显示鼻咽部巨大肿物，波及左侧颈静脉孔区，鼻咽部取活检，病理诊断为鼻咽癌。请用解剖学原理试分析患者出现的症状及体征。

8. 张医生准备给一年轻患者拔左下颌阻生智齿，行左下牙槽神经阻滞麻醉口内法，具体做法为：令患者大张口，注射器自右侧口角处与中线呈 45°，在高于下颌平面 1 cm 处向左侧下颌支内侧进针达下颌神经沟，回吸无血后注入麻药。2 分钟后发现患者左眼闭合困难、左口角低于右侧，左侧鼓腮漏气。你能解释为何出现上述症状吗？

9. 女性，30 岁，因左下唇起一浅蓝色小泡两个月前来就诊。经检查确诊为左下唇黏液囊肿，拟行手术切除。根据你掌握的解剖知识，手术可采用什么麻醉方法以保证左下唇无痛手术？

第八章　病例
分析参考答案

（赵士杰）

第九章　口腔局部解剖

Oral Topographic Anatomy

口腔为消化道的起始部分，具有咀嚼、吮吸、言语、感觉、吞咽和辅助呼吸等重要的生理功能。

第一节　口腔的境界和分部
Boundaries and Division of Oral Cavity

口腔（oral cavity）（图 9-1）向前经上、下唇间的口裂通向外界，向后经腭帆、腭舌弓与舌根共同围成的咽门与口咽部相通。由上下牙列、牙龈及牙槽黏膜将口腔分为两部：前外侧部称为口腔前庭（oral vestibule），后内侧部称为固有口腔（oral cavity proper）。

口腔前庭为位于唇、颊与牙列、牙龈及牙槽黏膜之间的蹄铁形潜在腔隙；固有口腔的前外侧壁为上下牙列、牙龈及牙槽黏膜，后界为咽门，上下两壁分别由腭和舌下区组成。当口唇闭合于牙尖交错位时，口腔前庭主要在其后部经翼下颌皱襞与最后磨牙远中面之间的空隙与固有口腔相通，在颌间固定或牙关紧闭的患者，可经此空隙输入流体营养物质。

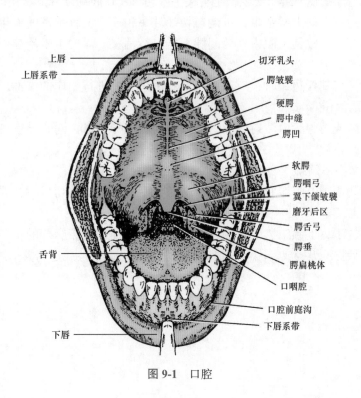

图 9-1　口腔

第二节 口腔前庭表面解剖标志
Surface Anatomical Landmarks of Oral Vestibule

　　口腔前庭各壁可见下列具有临床意义的表面解剖标志（图9-1）。①口腔前庭沟（groove of oral vestibule），即口腔前庭的顶和底，该沟呈蹄铁形，为唇、颊黏膜移行于牙槽黏膜的沟槽，故又称唇颊龈沟。②上、下唇系带（frenum of upper and lower lip），为扇形或线形的黏膜小皱襞，位于口腔前庭沟的中线上，上唇系带一般较下唇系带明显。③颊系带（buccal frenum），为数目不定的扁形黏膜小皱襞，位于相当于上、下尖牙或前磨牙区的口腔前庭沟处。一般上颊系带较为明显。④腮腺导管口，为一唾腺乳头上的开口，位于上颌第二磨牙牙冠平对的颊黏膜上，腮腺管开口于此。⑤颊垫及颊垫尖，颊黏膜于大张口时，在平对上、下颌后𬌗面间，可见一形似三角的黏膜隆起，即颊垫（buccal pad），其深面为颊脂垫（buccal fat pad）所衬托，颊垫的尖端称颊垫尖。⑥磨牙后三角（retromolar triangle），位于下颌第三磨牙远中的下颌骨上，以下颌第三磨牙远中面的颈缘为该三角的底，其尖朝向后方。⑦磨牙后垫（retromolar pad），为覆盖于磨牙后三角浅面的软组织。⑧翼下颌皱襞（pterygomandibular fold），系一深面为翼下颌韧带所衬托的口腔黏膜皱襞，伸延于上颌结节后内方与磨牙后垫后方之间。

临床链接

口腔前庭表面解剖标志的临床意义

　　1. 口腔前庭沟黏膜下组织松软，是有关手术切口及口腔局部麻醉常用的穿刺部位。

　　2. 儿童较为宽大的上唇系带，可能与切牙乳头相连。上唇系带随着年龄增长应逐渐缩小，若持续存在，致使上颌中切牙间隙不能自行消失，需要手术治疗，以免影响上颌恒中切牙的排列。

　　3. 在制作义齿基托边缘时，应在唇系带和颊系带处进行相应的缓冲，以免压伤软组织或影响义齿的固位。

　　4. 腮腺造影或腮腺管内注射治疗时，须找到腮腺导管口；同时导管口也是颊神经阻滞麻醉的参考点。

　　5. 磨牙后垫在下颌第三磨牙冠周炎时，会出现肿痛。

　　6. 在做下牙槽神经阻滞麻醉或翼下颌间隙及咽旁间隙口内切口时，翼下颌皱襞为一重要的解剖标志。

　　7. 颊垫尖位于翼下颌皱襞中点的外侧，为下牙槽神经阻滞麻醉的重要解剖标志。由于颊脂垫系由脂肪组织构成，因而颊垫尖的位置可偏上、下甚或远离翼下颌皱襞。

第三节 唇
Lip

一、唇的境界及表面解剖标志 Boundaries and surface anatomical landmarks of lip

唇（lip）为口腔前壁，其上界为鼻底，下界为颏唇沟，两侧以唇面沟为界。

唇的表面可见以下具有临床意义的表面解剖标志（图9-2）。①口裂（oral fissure），为上唇与下唇间的横行裂隙，它将唇分为上唇和下唇两部。②唇联合（labial commissure），上、下唇在口裂外侧端的相互移行处，称为唇联合。③口角（angle of mouth），为口裂两端所成的角。口角尖的正常位置约相当于两眼平视时，角膜内缘向下延伸的垂线上，即尖牙与第一前磨牙之间。④唇红（vermilion），上、下唇皮肤与黏膜移行的红色区称为唇红。⑤唇红缘（vermilion border），为上、下唇红与皮肤的交界线。⑥唇弓（labial arch），上唇的唇红缘呈"M"形的弓背状，称为唇弓。⑦唇峰（labial peak），为"M"形唇弓在中线两侧的最高点。⑧人中点，为"M"形唇弓在中线上的最低点。⑨唇珠（上唇结节），上唇中线上，唇红呈珠状地向前下方突出处，称为唇珠。⑩人中嵴和人中（philtrum），自唇峰伸延至鼻小柱两侧的皮肤嵴，称为人中嵴；两侧人中嵴间的纵行浅沟，称为人中；人中的上、中1/3交点为人中穴，为一中医穴位。

上述表面解剖，为重要的临床标志。例如唇裂整复术时，应恢复上唇正常的解剖特点。唇红缘定点关系到术后唇弓及唇珠的外形；鼻底定点关系到上唇高度及鼻小柱位置和患侧鼻孔大小；在施行口角开大或缩小术时，应注意口角的正常位置关系等。

二、唇的层次、结构 Layers and structures of lip

唇的构造由外向内分为皮肤、浅筋膜、肌层、黏膜下层和黏膜5层（图9-3）。

1. 皮肤 较厚，富含毛囊、皮脂腺和汗腺，并与浅筋膜和表情肌结合紧密。毛囊及皮脂腺的急性化脓性感染（如疖、痈），由于该处位于"危险三角区"内，感染可通过面部静脉血液逆行扩散至脑内，引起海绵窦化脓性血栓性静脉炎、脑脓肿等。故治疗时，严禁热敷、挤压，以免感染扩散。

2. 浅筋膜 组织疏松，血运丰富，故炎症、外伤时常呈现明显水肿或血肿。

3. 肌层 主要由口轮匝肌构成，在处理唇部外伤时，应首先缝合口轮匝肌，以减少创口张

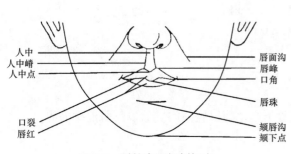

图9-2 唇的表面解剖标志

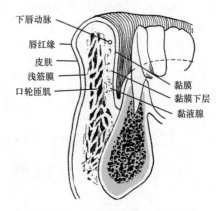

图9-3 唇的层次（矢状切面）

力，然后按唇部解剖外形，准确对位缝合，以免愈合后形成较宽的瘢痕或隐裂。

4. 黏膜下层　在黏膜下层内，上、下唇动脉形成冠状动脉环，该动脉环距黏膜近而离皮肤远。黏膜下层内含有黏液腺，可发生黏液囊肿。

5. 黏膜　有黏液腺开口，排出黏液，润滑黏膜。

三、唇的血液供应、淋巴引流及神经支配 Blood supply, lymphatic drainage and innervation of lip

（一）唇的血液供应

唇的血液供应主要来自上、下唇动脉。

1. 上唇动脉（superior labial artery）　上唇动脉弯曲较明显，稍粗于下唇动脉，于口角附近发自面动脉，进入上唇，穿口轮匝肌沿上唇黏膜下层前行，供应上唇组织。

2. 下唇动脉（inferior labial artery）　下唇动脉于近口角处发自面动脉，迂曲前行于降口角肌深面，穿口轮匝肌沿下唇黏膜下层行至中线，与对侧同名动脉吻合。下唇动脉供应下唇组织。

两侧上、下唇动脉在距唇红缘深面约 4 mm 处的唇黏膜下层行至中线，互相吻合成围绕口裂的动脉环，以手指捏住上唇或下唇近边缘处，可扪及动脉环的搏动。临床行唇裂修复术或严重的唇外伤出血，可用唇夹或拇指、示指夹持口唇进行暂时止血。唇的静脉血经面静脉回流。

（二）唇的淋巴引流

唇的淋巴管较为丰富，引流复杂（图9-4）。上唇外侧部的淋巴管注入下颌下淋巴结，有时尚可注入耳前淋巴结或颈深上淋巴结。下唇中部的淋巴管注入颏下淋巴结，其中线或近中线的淋巴管，尚可相互交叉至对侧的下颌下淋巴结。下唇外侧部的淋巴管注入下颌下淋巴结。下唇外 1/3 的淋巴管，甚至能通过颏孔进入下颌骨。因此，唇癌淋巴转移时，上唇癌可向下颌下、耳前和颈深上淋巴结转移。下唇癌可向颏下及下颌下淋巴结转移，也可扩散至下颌骨。

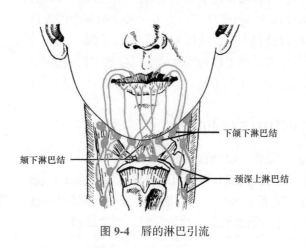

颏下淋巴结

下颌下淋巴结

颈深上淋巴结

图 9-4　唇的淋巴引流

了解上述关系，对上、下唇癌的诊治具有临床意义。

（三）唇的神经支配

颈深上淋巴结唇的感觉由上、下颌神经的分支支配，运动则由面神经的分支司理。

第四节　颊
Cheek

一、颊的境界 Boundaries of cheek

颊（cheek）的上界为颧骨下缘，下界下颌骨下缘，前以唇面沟、后以咬肌前缘为界。

二、颊的层次、结构 Layers and structures of cheek

颊的层次、结构由外向内分为皮肤、浅筋膜、颊咽筋膜、颊肌、黏膜下层和黏膜 6 层（图 9-5）。

1. 皮肤 富于毛囊、皮脂腺和汗腺，是疖的好发部位。

2. 浅筋膜 颊部皮下脂肪组织较面部其他部位发达，有一脂肪块位于颊肌表面及颊肌与咬肌之间，称为颊脂垫（buccal fat pad），该垫有颊神经、血管和腮腺管穿行。在浅筋膜中尚有面神经颧支、上颊支、腮腺管、面神经下颊支和下颌缘支依次自上而下向前走行；面动脉及其后方伴行的面静脉自内上斜向后下。面神经上、下颊支位于腮腺管上、下方，临床上进行面神经解剖时，可于咬肌筋膜的浅面，以腮腺管为标志寻找。面动脉经咬肌前缘，越过下颌下缘行向内眦，表面仅覆以皮肤、浅筋膜及颈阔肌，在此处触诊及压迫或结扎该血管均较方便。在咬肌前缘尚有颊及颌上淋巴结。颊淋巴结位于腮腺管的下方，颌上淋巴结在下颌下缘的上方。

3. 颊咽筋膜 覆盖于颊肌表面者，属颊咽筋膜的颊部；向后被覆于咽上缩肌表面者，为颊咽筋膜的咽部。颊咽筋膜在颊肌与咽上缩肌间增厚，形成翼下颌韧带（pterygomandibular ligament）或称颊咽肌缝。翼下颌韧带是翼内肌前缘的标志。

4. 颊肌 起自翼突下颌缝前缘和上、下颌骨磨牙区的牙槽嵴，肌纤维向前参入口轮匝肌中。

5. 黏膜下层 含有黏液腺。

6. 黏膜 在上颌第二磨牙牙冠相对应的颊黏膜上，有一唾液腺乳头，腮腺导管开口于此。

三、颊的血液供应、淋巴引流及神经支配 Blood supply，lymphatic drainage and innervation of cheek

1. 颊的血液供应 主要来自面动脉、眶下动脉和面横动脉，彼此吻合丰富，切断其中一支动脉，不致影响该区的血供。

颊的静脉血主要回流至面静脉。

2. 颊的淋巴引流 颊的淋巴主要回流入下颌下淋巴结。

3. 颊的神经支配 颊的感觉由三叉神经的上、下颌神经分支支配，运动则由面神经的分支司理。

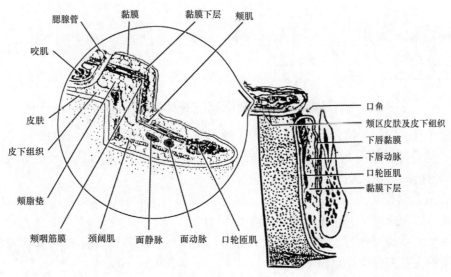

图 9-5 颊

第五节 牙 龈
Gums

　　牙龈（gums）属牙周组织，也是口腔黏膜的一部分，它覆盖于牙颈及牙槽突的边缘区。牙龈外侧与牙槽黏膜相连；牙龈内侧，下颌与口底黏膜分界明显，但上颌牙龈内侧与腭黏膜分界不清晰。

　　牙龈可分为游离龈（free gingiva）、附着龈（attached gingiva）和牙间乳头（interdental papilla）三部分（详见口腔组织学）。波浪状的牙龈边缘称为牙龈缘（gingiva margin）。牙龈有黏膜层，但无黏膜下层，固有膜为致密结缔组织，直接与牙槽突的边缘区的骨膜连接，坚韧且难以移动。行浸润麻醉时，牙龈深部不应注入麻醉药，以免引起牙龈撕裂；应将麻醉药注入口腔前庭沟黏膜下层内。

第六节 腭
Palate

　　腭（palate）为固有口腔的上壁，故又名口盖，由硬腭和软腭构成。腭前 2/3 由骨构成支架，浅面覆以软组织，故称硬腭；腭后 1/3 全由软组织构成，故称软腭。腭将口腔与鼻腔分隔，在发音、言语、咀嚼、吮吸和吞咽等活动中起重要作用。

一、硬腭 Hard palate

（一）表面解剖标志

　　由上颌牙弓围绕的硬腭，呈穹窿状。在硬腭的口腔面，可见或扪及下列具有临床意义的表面解剖标志（图 9-1）。①腭缝（palatine raphe），为一纵行黏膜隆起，位于硬腭中线上。②切牙乳头（incisive papilla），为腭缝前端的卵圆形黏膜隆起，位于两侧上颌中切牙间的腭侧，故又

临床链接

硬腭表面解剖标志的临床意义

　　1. 切牙乳头深面为切牙孔，向两侧布于硬腭前 1/3 的鼻腭神经、血管经此孔穿出，故切牙乳头是鼻腭神经局部麻醉的表面标志。由于切牙乳头组织致密且神经丰富，故鼻腭神经阻滞麻醉时，应从切牙乳头之侧缘刺入。

　　2. 临床在制作义齿基托时应对切牙乳头、腭皱襞、上腭硬区及上颌隆突等处进行相应的缓冲，以免压迫，引起疼痛或形成溃疡。

　　3. 由于腭前神经和腭大血管经腭大孔穿出，向前布于硬腭后 2/3，故腭大孔表面的黏膜凹陷为腭大孔麻醉的表面标志。

　　4. 翼钩与腭裂手术有关。

称腭乳头。③腭皱襞（palatal rugae），为形状不规则的软组织嵴，位于硬腭前部，中线两侧。④上颌硬区，位于硬腭中央，该区黏膜薄，且缺乏弹性。⑤上颌隆突，为骨质隆起，有时可出现在上颌硬区前部。⑥翼钩（pterygoid hamulus），于上颌第三磨牙后内侧 1 ～ 1.5 cm 处，可触及一骨质隆起，此即翼钩。⑦腭大孔（greater palatine foramen），位于上颌第三磨牙腭侧，牙龈缘至腭中缝之外、中 1/3 交界处，距硬腭后缘前约 0.5 cm，此处黏膜稍显凹陷，其深面即腭大孔。

（二）层次及结构特点

硬腭由上颌骨腭突及腭骨水平板构成支架（图 9-6），浅面覆以软组织，即黏膜、黏膜下层和骨膜。

硬腭软组织具有下列特点：

1. 硬腭黏膜为咀嚼黏膜，能耐受摩擦和咀嚼压力。

2. 硬腭软组织除腭中缝无黏膜下层外，其余部分均覆以黏膜下层。硬腭前部黏膜下层无腺体，脂肪量少；硬腭后部黏膜下层腭腺较多（图9-7）。

3. 硬腭骨膜、黏膜下层及黏膜结合紧密，合称为黏骨膜。

4. 硬腭中线软组织较薄，而两侧近牙槽骨部分，由于其中含有腭腺及神经和血管，显著增厚（图 9-7）。

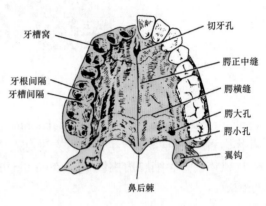

图 9-6　硬腭

（图中标注：牙槽窝、牙根间隔、牙槽间隔、切牙孔、腭正中缝、腭横缝、腭大孔、腭小孔、翼钩、鼻后棘）

临床链接

硬腭软组织结构的临床意义

1. 硬腭后部的黏膜下层腭腺较多，故腭腺肿瘤多发生在硬腭后部。

2. 黏骨膜难以移动，能耐受摩擦和咀嚼压力，腭裂手术时，为便于形成血运充足、耐磨、受压的组织瓣，常将黏骨膜作为一整层从骨面分离，用以修复腭裂。

3. 硬腭两侧近牙槽骨部的软组织，由于其中含有腭腺及神经和血管而显著增厚。因此，做腭部两侧松弛切口亦应尽量靠近牙龈切开，以免损伤腭部主要神经和血管；腭部浸润麻醉应在两侧近牙槽骨的黏膜下注射。

二、软腭 Soft palate

软腭（soft palate）（图 9-7）前续硬腭后缘，为一能动的软组织隔，厚约 1 cm。

（一）表面解剖标志

在软腭的口腔面，可见到下列具有重要意义的表面解剖标志。①腭凹（palatine foveola），位于软腭黏膜前端表面，中线两侧，左右各一。②腭帆，软腭后部，斜向后下，称为腭帆。③腭垂（uvula）或称悬雍垂，为腭帆后缘中央，伸向后下方的指状突起。④腭舌弓

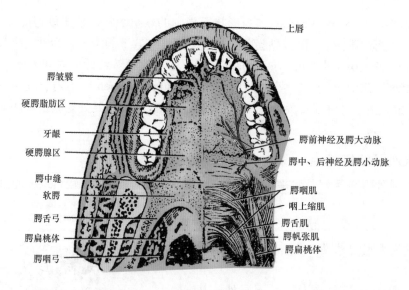

图 9-7 腭

（palatoglossal arch）及腭咽弓（palatopharyngeal arch），腭帆向两侧有两条弓形皱襞，前方者称腭舌弓，向下移行于舌；后方者称腭咽弓，向下移行于咽侧壁；两弓间的三角形凹陷，名扁桃体窝，容纳腭扁桃体（palatine tonsils）。⑤咽门（fauces），由腭帆、腭舌弓和舌根共同围成。

（二）层次、结构

软腭主要由黏膜、黏膜下层、腭腱膜及腭肌等组成（图9-8，图9-9）。

1. 黏膜 前续硬腭黏膜。

2. 黏膜下层 含有较多的黏液腺。

3. 腭腱膜及腭肌 为一腱膜肌肉层，位于黏膜下层深面。

（1）腭腱膜：前连硬腭后缘，位于软腭前1/3，呈水平位，构成软腭支架，该腱膜近硬腭部颇为坚厚，后部变薄。腭腱膜为腭肌附丽处。

（2）腭肌：系构成软腭后2/3的主要成分，向前附丽于腭腱膜，肌肉细小，共计5对（图9-9）；分别为腭帆提肌、腭帆张肌、腭舌肌、腭咽肌及腭垂肌（详见第四章第三节）。

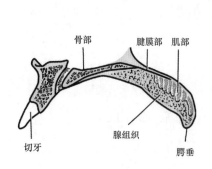

图 9-8 腭（正中矢状切面）

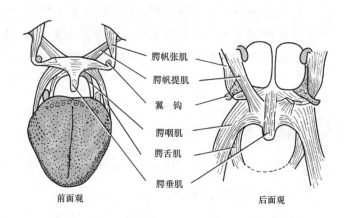

图 9-9 腭肌

临床链接

软腭结构的临床意义

1. 软腭黏膜前端，中线两侧的腭凹，可作为总义齿基托后缘的参考标志。

2. 软腭黏膜下层在腭垂、腭舌弓及腭咽弓处特别疏松，炎症时易于水肿。

3. 腭肌与咽肌协调配合，控制腭咽闭合。"腭咽闭合"系指鼻咽部的咽腔缩小，与上提的软腭形成广泛而密切的接触，将鼻咽腔与口咽腔分隔。因而腭咽闭合不仅是吞咽时避免食物反流入鼻腔的前提，也为获得清晰的语音提供重要的保证。腭裂者的腭咽闭合被破坏，吞咽、吮吸、言语等重要生理功能均受严重影响。腭帆提肌的作用是使软腭上提及咽侧壁向内侧运动，因而是参与腭咽闭合的主要肌肉。由于腭裂者的腭帆提肌附着点前移和两侧腭帆提肌中断，故恢复腭帆提肌的位置及其两侧的完整性，对腭咽闭合极为重要。腭帆张肌的主要作用为紧张腭帆，故在腭裂修复时有凿断翼钩的方法，可使在翼钩上滑行的腭帆张肌腱失去其紧张软腭的作用，并在硬腭后缘剪断腭腱膜，使软腭组织瓣与硬腭分离、完全松解，以利减张缝合及组织愈合。

三、腭的血液供应、淋巴引流及神经支配 Blood supply，lymphatic drainage and innervation of palate

1. 腭的血液供应 腭的血液主要由腭降动脉的分支腭大动脉和腭小动脉供应，软腭尚有咽升动脉及腭升动脉分布。腭的静脉血液回流至翼丛。

2. 腭的淋巴引流 腭的淋巴主要引流至颈深上淋巴结。

3. 腭的神经支配 腭的感觉神经来自三叉神经上颌支，软腭尚有舌咽神经支配。软腭运动主要由副神经的内支（颅根）经迷走神经咽支支配，但腭帆张肌由三叉神经支配。

（皮 昕 崔念晖）

第七节 舌下区
Sublingual Region

一、境界 Boundaries

舌下区（sublingual region）位于舌及口底黏膜之下，其底由下颌舌骨肌和舌骨舌肌构成，前界和侧界为下颌骨体的内面，后部止于舌根。颏舌肌和颏舌骨肌将该区分为左右两半，二者在舌系带深面彼此相通。舌下区的后下外侧借舌骨舌肌与下颌舌骨肌之间的裂隙通连下颌下间隙，该区的前部与两颏舌肌间夹持的一潜在缝隙相连通。

二、内容及毗邻 Contents and adjacence

舌下区内的血管、神经交织排列，关系复杂，从两侧向中线有下列重要结构（图 9-10）。

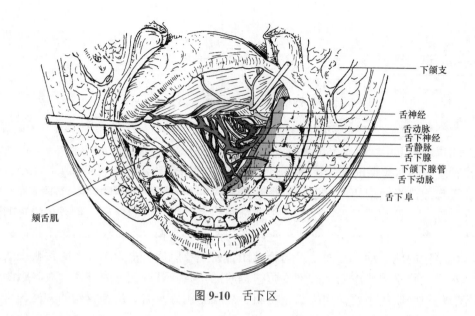

图 9-10　舌下区

（一）舌下腺

舌下腺（sublingual gland）位于舌下区的前部，腺体呈杏核状，左右径小，重约 3 g。腺体包被有疏松结缔组织，外侧紧邻下颌骨的舌下腺窝，腺体的前端与对侧舌下腺相接，后端与下颌下腺深部相邻，腺体的内侧为下颌下腺导管、舌神经、舌下动脉、舌下神经，再向内侧为颏舌肌。

（二）下颌下腺深部

在舌下区后部舌骨舌肌与下颌舌骨肌间，下颌下腺延伸一团腺组织至舌下区内，称下颌下腺深部（deep portion of the submandibular gland），前端续为下颌下腺管。下颌下腺深部下方邻舌静脉和舌下神经。

（三）舌下神经

舌下神经（hypoglossal nerve）主要位于下颌下三角内，仅在舌骨舌肌前缘露出少许，即穿入舌内支配舌内诸肌。在该神经的浅面覆盖一层结缔组织膜，神经下方有舌下神经伴行静脉。

（四）下颌下腺管

下颌下腺管（submandibular duct）始于腺体深部的前极，从后、下、外向前、上、内斜向走行，导管开口于舌系带两侧的舌下阜。导管的外侧紧邻舌下腺，起始端上方邻舌神经，约相当于下颌第二前磨牙舌侧下方，舌神经从其外侧下行钩绕至导管内侧。

（五）舌神经

舌神经（lingual nerve）先行进在舌骨舌肌的浅面，在其前缘穿该肌与下颌舌骨肌间的缝隙入舌下区，继续前行钩绕下颌下腺管至内侧，在舌骨舌肌与颏舌肌间穿入舌实质。

（六）舌下动脉

舌下动脉（sublingual artery）伴下颌下腺管、舌神经、舌下静脉等结构前行，经舌下腺内侧与颏舌肌、颏舌骨肌之间，发出分支至舌下腺，并与对侧同名动脉分支形成吻合。

舌下区与下颌下三角区紧邻，两者间隔下颌舌骨肌和舌骨舌肌，在舌骨舌肌前缘和下颌舌骨肌后缘间存有缝隙（图 9-11），借此两区相通连，神经、血管及下颌下腺深叶及其导管行走其间，故在临床应用中了解毗邻关系甚为重要。

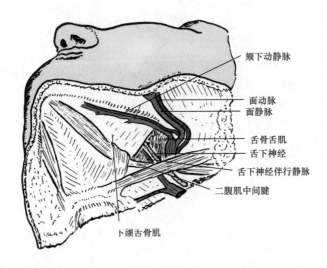

颏下动静脉
面动脉
面静脉
舌骨舌肌
舌下神经
舌下神经伴行静脉
二腹肌中间腱
下颌舌骨肌

图 9-11　下颌下三角与舌下区在下颌舌骨肌和舌骨舌肌之间的通连

第八节　舌
Tongue

舌（tongue）是口腔内重要的肌性器官，它有参与咀嚼和言语、协助吞咽与表情、感知味觉及一般感觉等诸多功能，并且还是建殆过程中牙列内侧动力平衡的力量来源。

一、舌的外形 External features of tongue

舌分为上下两面、左右两缘，前端游离称舌尖，后端称舌根连于喉，中间部分称舌体。

（一）上面

上面又称舌背，在舌根与舌体相互移行处是"人"字形界沟，界沟顶端正对舌盲孔（图9-12），此为胚胎的甲状舌管遗迹，若此管未消失，可形成先天性甲状舌管囊肿。舌根表面的黏膜形成丘状隆起，称舌滤泡。舌滤泡形态大小不等，数目众多，在其顶部凹陷形成小腔，腔壁上广布淋巴小结，底部上有小黏液腺开口，所分泌的液体是唾液成分之一。舌滤泡在炎性激惹增生时，由于水肿，滤泡高低不平，并呈蓝色外观，患者可误认为舌癌而就医。

舌体与舌尖没有明确的界线，整个面呈向上拱起，中间部分有前后行走的舌正沟（图9-12）。舌体表面的黏膜与舌肌紧密相连而缺乏移动性，正常色泽红润。舌黏膜内有4种乳头（图9-12），它们担当舌的一般感觉和味觉功能。

1. 丝状乳头（filiform papillae） 遍布舌背，为角化上皮的锥状隆起，司理一般感觉，具有粉碎食物和保护舌面的作用。

2. 菌状乳头（fungiform papilla） 为散在舌背黏膜内的蘑菇状结构，内含味蕾，有分辨味觉的功能。

3. 轮廓乳头（circumvallate papillae） 位于界沟前方，一般有7～9个，呈盘状，盘之边缘内陷成沟，其壁上有味蕾感受味觉，沟底有 Ebner 腺开口，分泌液汇入唾液中。

4. 叶状乳头（foliate papillae） 位于舌体后部的侧缘，通常为4～8条并列的黏膜皱襞，皱襞间的沟内藏有味蕾，人类的叶状乳头已趋于退化。

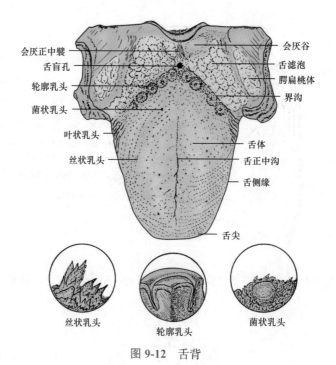

图 9-12　舌背

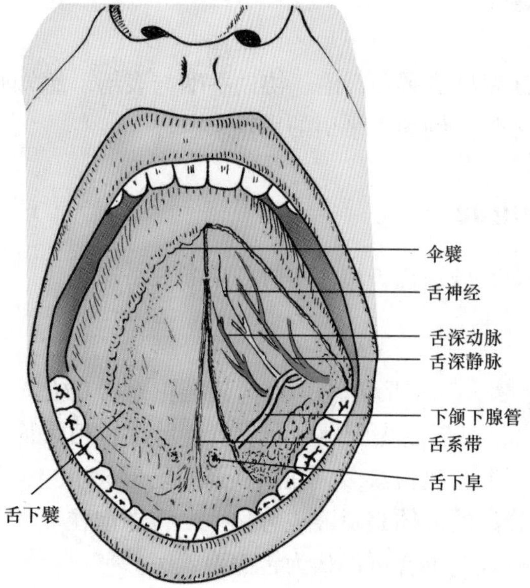

（二）下面

下面又称舌腹，舌腹正中可见连于口底黏膜皱襞，即舌系带（lingual frenulum），舌系带若过短，可影响言语、吮吸、咀嚼等功能。舌系带两侧，各有一条平行舌侧缘的黏膜皱襞（图 9-13），称伞襞（fimbriated fold）。在伞襞与舌系带所夹的三角区内，从中线向外侧排列有舌深动脉、舌神经、舌深静脉（图 9-13）。舌系带移行于口底黏膜的两侧，有一对丘状的突起称舌下阜（sublingual caruncle），其上为下颌下腺管和舌下腺大管的开口。口底的黏膜自舌下阜向两侧外方延伸成一对皱褶，称舌下襞（sublingual fold），其上有舌下腺小管的开口，其深面有下颌下腺管。

图 9-13　舌腹

二、舌肌 Muscles of tongue

舌主要由横纹肌构成，其体内正中有一前后向的镰状舌中隔（lingual septum），为舌肌提供了附着点，也为左右舌的血管吻合交通隔了一道屏障。舌肌有舌内肌和舌外肌之分，舌内肌包括舌下纵肌（inferior longitudinal muscle of tongue）、舌上纵肌（superior longitudinal muscle of tongue）、舌横肌（transversus muscle of tongue）和舌垂直肌（vertical muscle of tongue）（图 9-14），舌的上下纵肌分成小束前后走向，舌横肌靠近舌背左右行走，但一般不跨越中隔，舌垂直肌掺杂在舌的纵、横肌束间，与舌背黏膜结合紧密。舌内肌间还嵌夹有舌腺（lingual glands），其分泌液加入唾液中，舌尖腺为最大一对，形似纺锤状，位于近舌尖处中隔两侧。

舌外肌共有 4 对（图 9-15），即颏舌肌（genioglossus）、舌骨舌肌（hyoglossus）、茎突舌

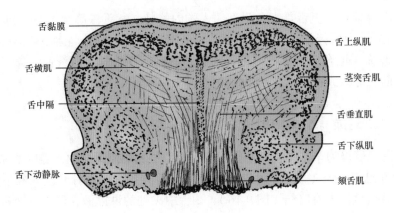

图 9-14　舌内肌

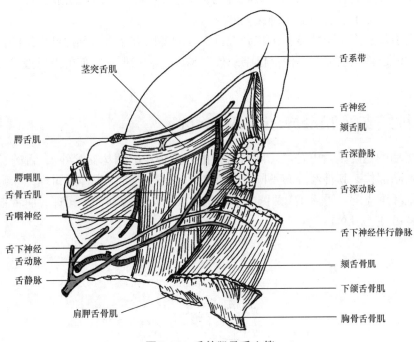

图 9-15　舌外肌及舌血管

肌（styloglossus）和腭舌肌（palatoglossus）。颏舌肌起于上颏棘，呈扇形向后止于舌中缝两侧，收缩时将舌体伸出口外；舌骨舌肌起于舌骨体和舌骨大角，肌纤维上行止于舌后部腹外侧，前缘部分覆盖颏舌肌后份止点处，从外形上构成颏舌肌-舌骨舌肌间间隙的基础。茎突舌肌起于茎突下段和茎突舌骨韧带，向前下止于舌根两侧，以平衡颏舌肌功能。腭舌肌是该 4 对肌中的最小一对，呈长束状起于腭腱膜，弓形向下止于舌根两侧，黏膜覆盖后形成一对舌腭弓，其主要功能为缩小咽门和下降腭帆。

　　舌内肌收缩改变舌之外形，舌外肌收缩改变舌的空间位置，舌内外肌同时收缩使舌具有复杂的功能活动。在正常清醒情况下，无论舌内肌抑或是舌外肌均维持一定张力状态，但在深度昏迷时，舌肌松弛易后坠阻塞气道，导致窒息可危及生命。

三、舌的血管 Blood vessels of tongue

　　舌的动脉供给主要来自舌动脉（图 9-15），舌后 1/3 还有咽升动脉及面动脉的扁桃体支供血。舌的静脉回流有两条途径：①舌背静脉（dorsal lingual vein），收集舌背和舌侧之静脉血，静脉干与同名动脉伴行，至舌骨大角附近注入颈内静脉。②舌深静脉（deep lingual vein），起于舌尖（图 9-15），向后行于舌腹黏膜深面，至舌骨舌肌前缘移处与舌下静脉（回流口底及其附近部位的静脉血）汇合成舌下神经伴行静脉，向后行经舌骨舌肌浅面，伴行于舌下神经下方，后行注入面总静脉或舌静脉。

四、舌的淋巴引流 Lymphatic drainage of tongue

舌的集合淋巴管极为丰富，它们主要起于舌的肌层和黏膜下层内，经以下途径回流：①舌前部和舌尖的淋巴液，经 2～4 条淋巴集合管向下后方穿下颌舌骨肌注入颏下淋巴结或下颌下淋巴结，最后至颈深上淋巴结（图 9-16）。②舌中央处的淋巴液，经 1～2 条集合淋巴管向下注入舌淋巴结，或同侧下颌下淋巴结，或直接注入颈深上淋巴结。③舌后部的淋巴液，经 1～4 条集合管行向下后外注入颈二腹肌淋巴结（图 9-16）。④舌侧缘淋巴管，一部分至下颌下淋巴结，另一部分淋巴管引流至颈深上淋巴结。

舌的淋巴引流还有两个特点：①越靠近舌尖处的淋巴液注入至颈深淋巴结的位置越低，越靠近舌根处的淋巴液则引流至颈深淋巴结的位置越高。②靠近舌中部的淋巴液可交叉流至对侧的淋巴结。

五、舌的神经支配 Innervation of tongue

支配舌运动的主要是舌下神经（除腭舌肌由迷走神经的咽丛支配外），舌的一般感觉和味觉在舌背的不同部位，其神经分布不同：舌前 2/3 的一般感觉由舌神经司理，味觉由导入舌神经的鼓索味觉纤维支配。舌后 1/3 两侧的一般感觉及味觉由舌咽神经司理，而舌根的中间部分则由迷走神经司理（图 9-17）。

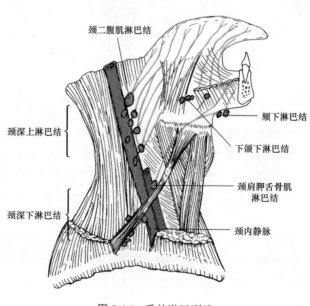

图 9-16　舌的淋巴引流

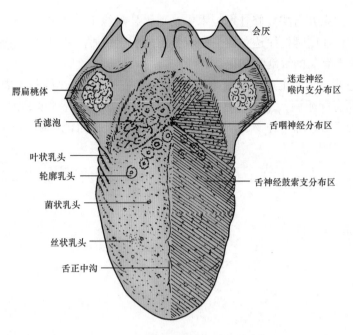

图 9-17 舌背及舌的感觉神经分布区

（ 皮 昕 崔念晖 杜昌连 ）

复习思考题及病例分析
Review Questions and Case Analysis

一、复习思考题 Review questions

1. 试述唇的表面标志。
2. 简述颊的层次结构。
3. 试述硬腭的表面标志。
4. 硬腭软组织有何特点？
5. 何谓腭咽闭合？有何重要生理意义？
6. 试述舌下区的内容排列关系。
7. 简述舌的血液供应、淋巴引流的特点及临床意义。

二、病例分析 Case analysis

1. 一患儿 10 分钟前不慎跌倒，上唇撕裂出血不止。急诊检查：左上唇（红白唇）有 1 cm 挫裂伤，局部仍有活跃出血。即行清创缝合术。请根据解剖知识分析出血来源及止血方法。

2. 男性，22 岁，因右侧舌下腺囊肿而行右舌下腺摘除术。术后次日复诊时患者自述右半侧舌麻木。请根据解剖知识分析该患者为何会出现半侧舌麻木的症状。

3. 一男性老年患者因义齿不适经常刺伤左舌侧缘，形成深大溃疡，经久不愈，疼痛逐渐加重已一年余，来院就诊。检查：下颌不良修复体，有锐利牙尖，舌根左侧缘有一 2 cm×2 cm 大小溃疡，边缘浸润。伸舌舌尖左偏。左颈深上、左下颌下各有肿大淋巴结，不易推动。病理活检：低分化鳞癌。试分析该患者上述体征产生的解剖学原因。

第九章　病例
分析参考答案

4.医生为一2岁患儿行腭裂修补术，术中切口沿牙龈缘1～2 mm前至侧切牙，后至翼下颌韧带稍内侧，切口在硬腭处深达骨面。将双侧游离的组织瓣向中央靠拢、后推、缝合，消除裂隙。请说明与此瓣有关的解剖学知识。

5.一8岁女患儿，因左上后牙反复疼痛1个月、左颊出现一小肿物1周来院就诊。检查：左上第一磨牙殆面有深龋洞，左颊部有一1 cm×1 cm肿物，中等硬度，活动，轻度压痛。经牙髓治疗并服抗炎药后颊部小肿物逐渐缩小。试分析该患儿的可能诊断。

（皮　昕　杜昌连　赵士杰　张　伟）

第十章　咽部局部解剖

Topographic Anatomy of Pharynx

咽（pharynx）为前后略扁的肌膜管，上部较宽，向下逐渐狭窄，长约 12 cm，是呼吸道和消化道的共同通道。咽上起颅底，下达第 6 颈椎平面和环状软骨下缘水平移行于食管。咽前方通鼻腔、口腔和喉腔，后壁借疏松结缔组织与椎前筋膜相连，两侧有颈部大血管和神经。

第一节　咽　腔
Pharyngeal Cavity

咽腔（cavity of pharynx）可分为鼻咽部、口咽部和喉咽部（图 10-1）。

一、鼻咽部 Nasopharynx

鼻咽部（nasopharynx）又称上咽部（epipharynx）位于鼻腔后方，咽穹与软腭之间。鼻咽部的顶壁由蝶骨体和枕骨底部构成，呈穹窿状。顶壁与后壁交界处有小叶状排列的淋巴组织，

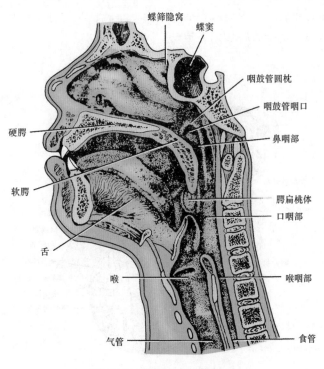

图 10-1　头部正中矢状断面

141

称咽扁桃体。侧壁相当于下鼻甲的后方约 1 cm 处有咽鼓管咽口，该口的前上方及后方的隆起为咽鼓管圆枕。咽鼓管圆枕后上方有一凹陷区，称咽隐窝，是鼻咽癌好发部位。因该处接近破裂孔，肿瘤可循此侵入颅内。咽鼓管周围有散在的淋巴组织，称咽鼓管扁桃体。

二、口咽部 Oropharynx

口咽部（oropharynx）又称中咽部（medpharynx）前方经咽门与口腔相通。咽峡是口咽部最狭窄区，由腭弓和舌根共同围成。每侧腭弓分为腭舌弓和腭咽弓，两弓之间的扁桃体窦容纳腭扁桃体。腭扁桃体上方空隙为扁桃体上窝，可发生炎症，常存留异物。

三、喉咽部 Laryngopharynx

喉咽部（laryngopharynx）又名下咽部（hypopharynx）位于喉的后方，上由会厌开始，两侧以咽会厌襞与口咽部分界，上通口咽部，下接食管入口，前方与喉腔相通。咽会厌襞下方、喉的两侧各有一凹窝，为梨状隐窝。

第二节　咽壁层次
Layers of Pharynx Wall

咽壁自内向外分为黏膜、纤维膜、肌层和外膜 4 层（图 10-2）。

1. 黏膜。

2. 纤维膜　位于黏膜层和肌层之间，为纤维组织，上厚下薄，上方附于枕骨底部及颞骨岩部，在咽后壁中线部分特别坚韧，形成咽缝，是咽缩肌的附着处。

3. 肌层　咽肌由咽缩肌及咽提肌组成。咽缩肌 3 对，包括咽上缩肌、咽中缩肌和咽下缩肌。两侧的咽缩肌附着于咽后壁正中的咽缝，咽缩肌收缩时使咽腔缩小。咽提肌 3 对，包括茎突咽肌、腭咽肌和咽鼓管咽肌。咽提肌在咽缩肌内侧下行，收缩时上提咽和喉。

咽肌收缩参与吞咽、发音的腭咽闭合运动。

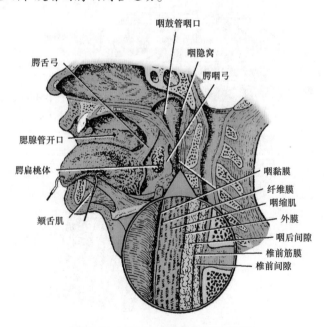

图 10-2　口腔、口咽部及咽后壁层次

4. 外膜　属颊咽筋膜的咽部。

咽后间隙位于咽后壁的颈脏器筋膜与椎前筋膜之间。咽后壁组织瓣手术即在椎前筋膜之前进行，咽后瓣组织包括黏膜、咽纤维膜和咽上缩肌。

第三节　咽淋巴环
Lymphatic Ring of Pharynx

咽部具有丰富的淋巴组织，除咽扁桃体和腭扁桃体外，在咽鼓管咽口周围有咽鼓管扁桃体。咽扁桃体、咽鼓管扁桃体、腭扁桃体和位于舌根的舌扁桃体，在消化道和呼吸道入口处，共同围成咽淋巴内环（图 10-3）。咽淋巴内环向外与咽淋巴外环（由咽后淋巴结、下颌角淋巴结、下颌下淋巴结及颏下淋巴结共同组成）密切交通。咽淋巴内环和咽淋巴外环又统称咽淋巴环，该淋巴环在咽部疾病的诊断、治疗及预后判定中，具有重要的临床意义。

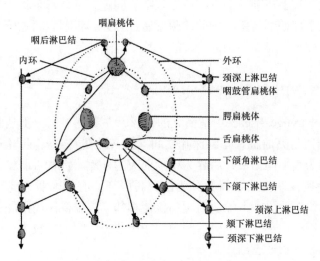

图 10-3　咽淋巴环与颈部淋巴结

第四节　咽的血液供应、淋巴引流和神经支配
Blood Supply，Lymphatic Drainage and Innervation of Pharynx

一、咽的血液供应 Blood supply of pharynx

咽的血液主要由咽升动脉（起自颈外动脉）和腭升动脉（起自上颌动脉）供应。静脉血经咽静脉注入颈内静脉。

二、咽的淋巴引流 Lymphatic drainage of pharynx

咽的淋巴经咽后淋巴结注入颈深淋巴结。

三、咽的神经支配 Innervation of pharynx

咽的神经支配来自咽神经丛（该神经丛由舌咽、迷走神经及颈交感干咽支组成）。
上述主要血管、神经皆循咽侧壁走行。

第五节　咽周围间隙
Peripharyngeal Spaces

在咽壁的后方及两侧，有蜂窝组织间隙，称为咽周围间隙。根据其位置，分为咽后间隙和咽旁间隙（图10-4）。

一、咽后间隙 Retropharyngeal space

咽后间隙（retropharyngeal space）位于咽后壁颈脏器筋膜与椎前筋膜之间。上起自颅底，下通后纵隔的食管后间隙，两侧与咽旁间隙仅有较薄的结缔组织相隔。此间隙内含有淋巴结，儿童较多，为8～10个，成年后渐萎缩，仅留2～3个。扁桃体、口腔、鼻腔后部和咽鼓管处的淋巴可引流至此。故上述部位的炎症可导致咽后间隙感染，且多见于小儿。此间隙内的蜂窝组织，往往于中线上部的咽后壁与椎前筋膜紧密连接处，将咽后间隙分为左右两个部分。咽后间隙感染因易于扩散至纵隔而特别危险，故又称"危险地带"。

二、咽旁间隙 Parapharyngeal space

咽旁间隙（parapharyngeal space）呈倒立的锥形，左右各一，位于咽腔侧方，故又称咽侧间隙；由于位于咽侧壁与翼内肌和腮腺深叶之间，故又称咽翼或翼咽间隙。该间隙上至颅底，下达舌骨平面。前界为翼下颌韧带，后界为椎前筋膜的外侧。舌骨舌肌将其与下颌下腺及其鞘分开。咽旁间隙由茎突及茎突诸肌将其分为前、后两部。前部称咽旁前间隙，又称茎突前间隙，较小，内含蜂窝组织，隔咽上缩肌与腭扁桃体相邻。腭扁桃体周围脓肿可向外直接穿破咽侧壁，进入咽旁前间隙。后部又称咽旁后间隙，或称茎突后间隙，较大，内有颈内动、静脉及第Ⅸ～Ⅻ对脑神经和颈深上淋巴结。

咽旁间隙与翼颌间隙、颞下间隙、舌下间隙、下颌下间隙、腮腺与咽后间隙相通，血管神经束上通颅内，下经内脏旁间隙等连通纵隔，成为炎症蔓延的途径。

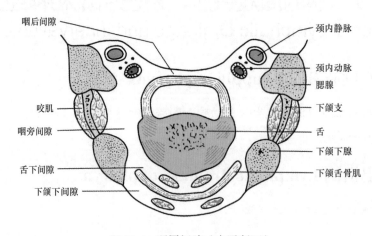

图10-4　咽周间隙（水平断面）

（皮　昕　周治波）

复习思考题及病例分析
Review Questions and Case Analysis

一、复习思考题 Review questions

1. 试述咽的层次结构。
2. 试述咽淋巴环。
3. 试述咽周围间隙。

二、病例分析 Case analysis

1. 在行咽成形术时，需要制备咽后黏膜肌瓣，或制备咽后壁创面以备腭咽肌瓣转移之用，其解剖深度要达到什么层面，请说明原因。

2. 一年轻男性患者，右下颌后牙肿痛6天，发热，张口受限，进食困难。临床检查：咽右侧壁、软腭、腭舌弓及腭咽弓明显红肿，悬雍垂被推向左侧。自右咽侧壁挤压棉球轻拭有脓液溢出。试分析该患者的症状和体征。

第十章 病例
分析参考答案

（ 皮 昕 赵士杰 何三纲 ）

第十一章 面部局部解剖

Topographic Anatomy of Face

面部的上界为发际，下界为下颌骨下缘，两侧以下颌支后缘为界。经过眉间点及鼻下点的两条水平线，可将面部分为上、中、下三等份，其中、下两等份又称颌面部。由于近代口腔医学的迅速发展，口腔解剖的研究范围已随口腔临床的发展由颌面部向面上等份和颅部拓展。

面部无论在外部形态还是功能上，均为人体极为重要的部位。由于该部位既具有眉、眼、鼻、唇等重要器官和颏部，又是容貌美的重要代表区，因此手术时既要注重容貌美，又不应影响视觉、咀嚼、吮吸、吞咽、言语、呼吸及面部表情等重要生理功能。本章通过对面部局部解剖和美容解剖的描述，使学生未来临床工作中，在注重面部解剖生理功能的前提下，能运用容貌美学意识和相应医疗手段，对不协调或有缺陷的面容进行矫治。

第一节　面部分区及表面解剖
Regions and Surface Anatomy of Face

一、面部的分区 Subdivision of face

根据解剖特点及临床应用，将面部分为 11 区：额面区、颞面区、眶区、鼻区、唇区、颏区、眶下区、颧区、颊区、腮腺咬肌区及面侧深区（图 11-1）。上述与口腔临床关系密切的唇区、颊区、腮腺咬肌区及面侧深区，参见口腔及面部局部解剖的有关章节。

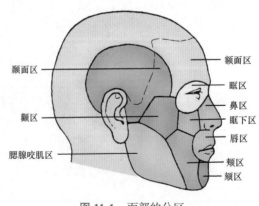

图 11-1　面部的分区

二、面部表面解剖标志及常用测量点和体表投影 Surface anatomical landmarks，common surveying points and surface projections of face

（一）面部表面解剖标志（图 11-2）

1. 睑裂（palpebral fissure） 为上、下眼睑之间的裂隙。

2. 睑内侧联合（medial palpebral commissure）和睑外侧联合（lateral palpebral commissure） 为上、下眼睑在睑内侧和睑外侧的结合处。睑外侧联合较睑内侧联合高 3 ～ 4 mm。

3. 内眦（medial angle of eye）和外眦（lateral angle of eye） 分别为睑内侧联合和睑外侧联合处所成的夹角。内眦较钝圆，外眦较锐。

4. 鼻根（radix nasi）、鼻尖（apex nasi）和鼻背（dorsum nasi） 外鼻上端较窄，连于额部，称为鼻根；外鼻前下端最隆起处，称鼻尖；鼻根与鼻尖之间者称为鼻背。

5. 鼻底（base of the nose）和鼻孔（nostril） 外鼻呈锥形，其底称鼻底；鼻底上有左、右卵圆形孔，称为鼻孔。

6. 鼻小柱（columella nasi）和鼻翼（alae nasi） 两侧鼻孔之间的隆嵴称鼻小柱；鼻孔外侧的弧形隆起称鼻翼。

7. 鼻面沟（nasofacial sulcus） 鼻外侧之长形凹陷称为鼻面沟。沿该沟做手术切口，愈合后瘢痕不明显。

8. 唇面沟（labiofacial sulcus） 上唇与颊部之间的斜行凹陷称为唇面沟。沿该沟做手切口，愈合后瘢痕不明显。唇面沟在矫治修复时，常作为判断面容恢复的指征。

9. 鼻唇沟（nasolabial sulcus） 鼻唇沟为鼻面沟与唇面沟的合称。

10. 口裂（oral fissure） 为上、下唇之间的横行裂隙。

11. 口角（angle of mouth） 口裂两端所成的角为口角，口角尖的正常位置约相当于两眼平视时，角膜内缘向下延伸的垂线上，即尖牙与第一前磨牙之间。施行口角开大或缩小术时，应注意此关系。

12. 唇红（vermilion） 为上、下唇皮肤与黏膜移行的红色区。

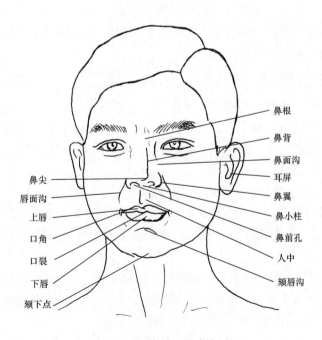

图 11-2　面部表面解剖标志

13. 人中（philtrum） 上唇皮肤表面正中，两侧人中嵴间纵行的浅沟称为人中。

14. 颏唇沟（mentolabial sulcus） 为下唇与颏部之间的横形凹陷。

15. 耳屏（tragus） 为外耳道前方之小隆起。在其前方，可触及髁突的活动。在耳屏前方约1 cm，可触及颞浅动脉。

（二）面部常用测量点及体表投影

1. 眉间点（glabella） 为左右眉头间的正中点。

2. 鼻根点（nasion） 为额鼻缝（额骨与鼻骨相接处）与正中矢状面的交点，位于鼻根最凹处的稍上方。

3. 鼻尖点（pronasale） 为鼻尖部的最突点。

4. 鼻下点（subnasale） 为鼻小柱与上唇的连接点。

5. 鼻翼点（alare） 为鼻翼外缘的最突点。

6. 颏上点（supramentale） 为颏唇沟与正中矢状面之交点。

7. 颏前点（pg. pogonion） 为颏部正中的最前点。

8. 颏下点（menton） 为颏部正中的最低点，常用以作为测量面部距离的标志。

9. 颈点（cervical point） 为颏下部与舌骨下区的连接点。

10. 眶下孔（infraorbital foramen） 体表投影为自鼻尖至睑外侧联合连线的中点。眶下孔位于眶下缘中点下约0.5 cm，是眶下神经阻滞麻醉的进针部位。

11. 颏孔（mental foramen） 成人颏孔多位于下颌体外侧面，距正中线2～3 cm处、下颌第二前磨牙或第一、二前磨牙之间的下方，下颌体上、下缘中点微上方。颏孔为颏神经阻滞麻醉的进针部位。

12. 腮腺管（parotid duct） 投影于耳垂至鼻翼点与口角间中点连线的中1/3段。了解腮腺管的体表投影，将有助于颊部手术时，避免损伤腮腺管。

三、面部比例及其他关系 Proportions and other relations of face

有关头面部比例的资料，15世纪Leonardo da Vinci以鼻根为标志，将颅面部分为上、下二等份；也有以面部中线、虹膜外缘和面部外缘为标志作垂线，将面部分为四等份等。然而最符合中国人面部比例规律者，乃属我国古代画论中提出的"三停、五眼"之说，这一精辟的概括，至今仍不失其参考和实用价值。

（一）三停

三停系指面部长度的比例，即面部水平比例，又可分为大三停、小三停和侧三停。

1. 大三停 通过眉间点、鼻下点作水平线，可将面部分成水平三等份（图11-3）：发际中点至眉间点为面部上等份（上1/3）；眉间点至鼻下点为面部中等份（中1/3）；鼻下点至颏下点为面部下等份（下1/3）。

大三停的水平三等份：发际中点至眉间点间距＝眉间点至鼻下点间距＝鼻下点至颏下点间距。

2. 小三停 通过口裂点、颏上点作水平线，将面下等份（下1/3）又分成水平三等份（图11-3）：鼻下点至口裂点为上等份（上1/3）；口裂点至颏上点为中等份（中1/3）；颏上点至颏下点为下等份（下1/3）。

小三停的水平三等份：鼻下点至口裂点间距＝口裂点至颏上点间距＝颏上点至颏下点间距。

3. 侧三停 以耳屏为中心向发际中点、眉间点、鼻尖点和颏前点分别作4条连线，形成3个夹角（图11-4），其夹角差＜10°，则符合容貌美的要求。

三停的意义：大、小、侧三停的有关等份或夹角基本相等，符合容貌美的要求。眼、鼻位

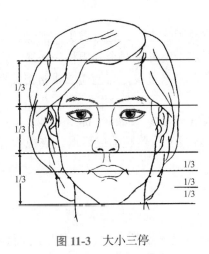

图 11-3 大小三停

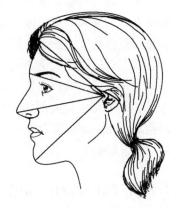

图 11-4 侧三停

于面中等份（面中 1/3）。口腔位于面下等份（面下 1/3）。小三停中的上等份（上 1/3）为上唇高度。中、下等份（下 2/3）为下唇及颏的高度。颅面畸形致使面上等份（面上 1/3）及面中等份（面中 1/3）比例失调；牙颌面畸形致使面中等份（面中 1/3）及面下等份（面下 1/3）比例异常。

（二）五眼

五眼系指面部垂直比例，即面部正面宽度的比例。通过两眼睑内、外侧联合和耳轮外缘作垂线，可将面部在睑裂水平分为 5 等份，称为"五眼"（图 11-5）。每一等份的宽度与一个睑裂的宽度相等（为 30 ～ 35 mm）。

五眼 5 等份：左耳轮外缘至左睑外侧联合间距＝左睑裂宽度＝两眼睑内侧联合间距＝右睑裂宽度＝右睑外侧联合至耳轮外缘间距。五眼的意义在于：五眼的 5 等份基本相等，符合容貌美的要求。颌骨发育畸形致使五眼比例失调。

（三）黄金分割及面部器官间的关系

黄金分割为公元前 6 世纪，古希腊 Pythagoras 哲学派所发现。黄金分割实际上是一数字比例，即将一线段分成两段，长段与短段之比＝全长与长段之比，其比例约为 1.618：1，近似 8：5。头面部各器官和部位间也存在着这种关系（图 11-6）：①颏至发际中点间距比颏至睑外侧联合间距；②颏至鼻翼间距比颏至口角间距；③面宽比睑外侧联合间宽；④睑外侧联合间宽

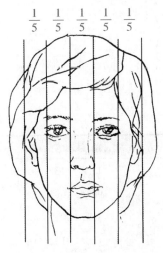

图 11-5 面部纵行的五眼法分割

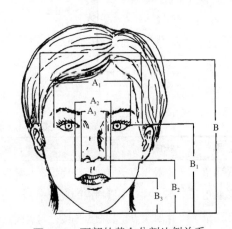

图 11-6 面部的黄金分割比例关系
A 面宽度　A₁ 眼外眦间宽　A₂ 口裂宽　A₃ 鼻底宽　B
发至颏　B₁ 颏至眼外眦　B₂ 颏至鼻翼　B₃ 颏至口裂

比口裂宽；⑤口裂宽比鼻底宽等。

　　面部器官间的关系：鼻、眼、眉关系是面部协调的重要因素之一，通过眉头内侧缘、睑内侧联合和鼻翼点作连线，三者在同一垂直线上；通过鼻翼点、睑外侧联合和眉梢作连线，三者也在同一直线上；通过眉头下缘与眉梢的连线，该二者常在一水平线，与上述二线相交成直角三角形，该直角三角形的顶点位于眉头下方（图11-7）。

　　鼻、唇、颏关系也是面部协调的重要因素之一，美国正畸学家 Ricketts 提出连接鼻尖点与颏前点所构成的 Ricketts 美容线（图11-8），下唇应位于该线上，若超前或后退，应视为容貌欠美，但存在种族差异。

四、美容角 Cosmetic angles

　　从侧面观察，面部的额、鼻、唇、颏等部位之间会形成一定的角度，该角度与面容美的关系密切，故称为美容角（图11-9）。面部美容角主要有鼻额角（nasofrontal angle）、鼻唇角（nasolabial angle）、鼻面角（nasofacial angle）、鼻颏角（nasomental angle）和颏颈角（mentocervical angle）。美容角的构成及角度见表11-1。

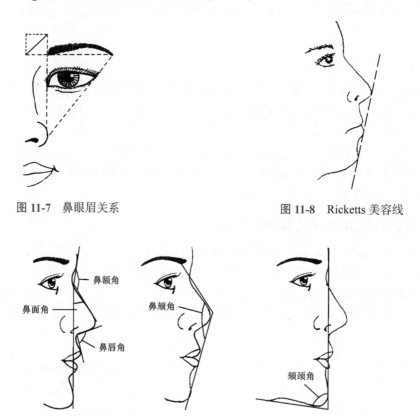

图 11-7　鼻眼眉关系　　　　　　　　图 11-8　Ricketts 美容线

图 11-9　美容角

表 11-1　面部美容角的构成及角度

名称	构成	角度
鼻额角	由鼻根点至眉间点的连线，与鼻根点至鼻尖点连线构成的夹角	125°～135°
鼻唇角	鼻小柱与上唇构成的夹角	90°～100°
鼻面角	由鼻尖点至鼻根点连线，与眉间点至颏前点连线相交的夹角	36°～40°
鼻颏角	由鼻尖点至鼻根点连线，与鼻尖点至颏前点连线构成夹角	120°～132°
颏颈角	由眉间点至颏前点连线，与颈点至颏下点连线，两线延长的夹角	85°

面部局部与器官或器官与器官之间形成美容角的角度受诸多因素的影响：额部形态和鼻尖突度影响鼻额角的大小；上颌骨手术对鼻唇角的影响较明显；颏部、下颌骨正颌手术，可影响鼻面角的角度；上、下颌骨手术均可影响鼻颏角的角度；颏颈角的角度受颏部正颌手术、面颈部皮下脂肪吸除等手术的影响。

五、口腔、面部有关的美学参数 Relative esthetic parameters of oral cavity and face

（一）眼睑及角膜的美学参数

1. 睑裂宽度为 30～35 mm，睑裂高度为 10～12 mm。

2. 上睑缘与眉间距为 15～20 mm。上睑缘最高点约位于内、中 1/3 交界处；下睑缘最低点约位于外、中 1/3 交界处。上睑和下睑运动幅度的比率约为 9∶1。

3. 睑外侧联合较睑内侧联合高 3～4 mm。内眦为 48°～55°，外眦为 30°～40°。

4. 直视正前方时，角膜露出率一般为 50%～80%。上睑覆盖角膜约为 2 mm，下睑缘与角膜下缘相接触。角膜直径为 12～13.6 mm，平均露出直径约为 11 mm。

（二）鼻的美学参数

1. 鼻长度约为面长度的 1/3。正常人鼻长一般为 60～75 mm。大于面长度 1/3 者为长鼻；小于 1/3 者为短鼻。

2. 鼻宽度即鼻翼点间距，一般约为鼻长的 70%。鼻翼宽度与两眼睑内侧联合间的距离相等，约为 35 mm。

3. 鼻尖高度为鼻尖点至鼻下点间距，男性约为 26 mm，女性约为 23 mm。小于 22 mm 者为低鼻型。

4. 鼻根部高度，男性约为 12 mm，在女性约为 11 mm。鼻根宽度约为 10 mm。

5. 鼻根高度、鼻尖高度、鼻面角、鼻唇角和鼻额角等对鼻的美观影响很大。

（三）唇的美学参数

1. 上唇皮肤高度（鼻基底至红唇缘间距离）　男性为 19～23 mm，女性为 16～20 mm。

2. 上唇唇红高度（口唇轻闭时）　男性约为 9.5 mm，女性约为 8.2 mm。下唇唇红高度（口唇轻闭时）：男性约为 10.5 mm，女性约为 9.1 mm。

3. 高度比　上唇高比下唇高比颏上点至颏下点高为 1∶1∶1。

4. 口唇厚度　上唇厚度约为 8 mm，下唇厚度约为 10 mm。

5. 口裂宽度（口唇轻闭时）　一般为 40～45 mm。口角尖位置相当于两眼平视时，角膜内缘向下延伸的垂线上。

（四）牙的美学参数

1. 下颌处于姿势位时，上颌切牙切缘在上唇下缘下 1～2 mm，下颌切牙与下唇上缘平齐。微笑时，上颌切牙约显露唇面的 2/3，下颌切牙约显露唇面的 1/2。

2. 正常的成年人，侧面观上颌前牙略向前倾斜覆盖下颌前牙，但不超过 3 mm。正面观覆盖不超过下颌前牙唇面 1/3。上、下颌中切牙牙体长轴的夹角约为 140°。

（五）耳的美学参数

影响面容美主要是外耳的耳郭。

1. 耳郭长一般为 62～65 mm，宽 30～33 mm。耳廓长轴与鼻背大致平行。耳廓上缘平眉，下端平鼻小柱基底线。

2. 耳郭位于头部两侧，与头侧壁约呈30°夹角。

应当指出的是：即使符合上述美学参数，还应视眉、眼、鼻、唇、耳、额部的相互关系和与面部整体关系是否协调。因此，在临床应用中，不应孤立地强调某一器官或部位的特殊性，必须从面部整体协调的角度加以考虑，这样才能达到比较理想的美容效果。

六、对称与协调 Symmetry and harmony

在面部，"对称"系指以面部中线为准，面部左右两部分的形态、大小为一一对应的关系。对称是面容美的重要标志之一，也常作为颌面外科和美容整形外科手术前诊断和手术后评价的标准。例如左右眉、左右眼、面形及鼻和唇的左右侧的形态、大小应是对应的。

协调系指面部与其局部之间，或面部局部与器官之间，配合适当的和谐关系。在面容美中，无论是三停、五眼或鼻、眼、眉及鼻、唇、颏关系，还是美容角或对称，均集中地体现在协调关系上。有的人的五官若分开观察是美的，但构成面部整体观并不一定美，说明协调在面容美中的重要性。面部医学美容就是运用医学的手段和美容解剖生理知识，对面部不协调或有缺陷的面容进行治疗的。

王兴和张震康对中国美貌人群颜面结构及水平断面对称性的研究表明：美貌人群眼、鼻、口裂等颜面主要结构具有高度对称性，平均非对称率最高为5.37%，最低为1.61%。水平断面各水平非对称率均小于10%，鼻根点水平最低，颏前点水平最高。越靠近面下部，非对称率有增加趋势。男性水平断面非对称率大于女性。说明颜面主要结构具有高度对称性，但非绝对对称。他们还通过对中国美貌人群颜面结构相互关系的三维测量分析发现：鼻唇颏之间、唇颏之间、颜面宽度与高度之间不仅存在明显的相关关系，还存在着在统计学上确认的直线回归方程，使颜面美可以通过数学方程表达，即可由一个已知的变量推算出另一个变量，为正颌外科和成形外科创造美貌面容提供定量参考。

七、面部皮肤皱纹线与面部 Langer 皮肤裂线 Wrinkle line and Langer's line of face

（一）面部皮肤皱纹线

在面部，皮肤皱纹线主要分为两类。

1. 动力性皱纹线（dynamic wrinkles）（图 11-10） 动力性皱纹线系面部表情肌收缩时，其表面的皮肤未能相应收缩的结果，为 Cloquet（1816）首先发现。该皱纹与相应的肌纤维方向垂直，并随年龄的增长而加深。因此，动力性皱纹线为老化的征象。面部主要的动力性皱纹线如下（图 11-10）。①额纹（frontal wrinkles），俗称抬头纹，位于额部，横向排列，为垂直方向排列的额肌纤维收缩所致。②眉间纹（glabellar wrinkles），垂直排列，位于眉头之间，与眉间肌纤维方向垂直，为该肌收缩所致。③鼻根纹（nasion wrinkles），横向排列于鼻根部，为纵行降眉间肌收缩所致。④眼睑纹（palpebral wrinkles），上睑纹内、外侧部，分别排列向内、外上，上睑纹中部垂直排列；下睑纹垂直排列或稍向外下；眼睑纹为环形眼轮匝肌收缩所致。⑤鱼尾纹（fish tail wrinkles），位于睑外侧联合及其附近，排列呈放射状，为环形眼轮匝肌收缩所致。⑥鼻唇沟纹（nasolabial wrinkles），构

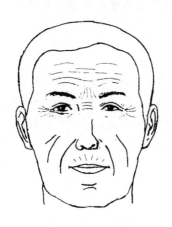

图 11-10　动力性皱纹线

成鼻唇沟外侧缘，该纹系上唇外上方的表情肌收缩所致。⑦颏纹（mental wrinkles），系颏部横向排列的皮肤皱纹线，为颏肌收缩所致。⑧唇纹（labial wrinkles），上、下唇中部皮肤表面的唇纹呈垂直状；上、下唇两侧部，皮肤表面皱纹分别斜向外上和外下；在口角附近则呈放射状排列；唇纹为环形口轮匝肌收缩所致。⑨颊纹（buccal wrinkles），位于颊部，平行于鼻唇沟纹的外侧，为颊肌收缩所致。

2.重力性皱纹线（gravitation wrinkles） 系骨萎缩、肌肉松弛、皮下脂肪减少和皮肤弹性减弱松弛下垂所致，如上睑部的"肿眼泡"；在下睑，则因眶隔萎缩，眶内脂肪突出，以致形成皮肤臃肿下垂的"眼袋"。

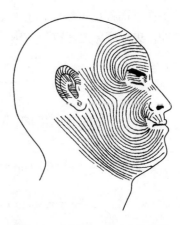

图 11-11　面部 Langer 皮肤裂线

（二）Langer 皮肤裂线

用圆锥穿刺尸体皮肤时，其穿刺口呈宽窄不一的线状裂缝，身体不同部位，线状裂缝排列方向亦不相同，为 Duputren（1934）首先提出，后经 Langer 重复该试验，绘出第一张人体皮肤裂线图，故称此线为 Langer 皮肤裂线（Langer cleavage lines）（简称 Langer 线）（图 11-11）。Langer 并指出皮肤裂线的排列方向是依赖于皮肤真皮内纤维的排列方向。

（三）面部皮肤皱纹线与 Langer 皮肤裂线的主要区别及其临床意义

面部皮肤皱纹线与 Langer 皮肤裂线的主要区别见表 11-2。

面部皮肤皱纹线与 Langer 线除在眉间（皮肤皱纹线为垂直向，Langer 线为水平向）及睑外侧联合附近（皮肤皱纹线呈放射状，Langer 线为斜行）等处有所差异外，面部其余的大部分范围，两者的走向基本是相似的。因此，目前认为面部皮肤切口方向，在面部皮肤皱纹线明显时，多按皮肤皱纹线作切口；否则，按 Langer 线切口。至于眉间、外眦等处，术者可根据具体情况，选择最佳切口方向。

表 11-2　面部皮肤皱纹线与 Langer 皮肤裂线的主要区别

	皱纹线	Langer 皮肤裂线
肉眼观	可见	不可见
与年龄关系	随年龄增长而明显	终生不变
与活体、尸体关系	活体上的动力线	尸体上的静止线
与皮肤老化关系	密切相关	无关
与骨、肌肉关系	密切相关	无关

第二节　面部浅层软组织的特点
Characteristics of Superficial Soft Tissues of Face

面部皮肤薄而柔软，皮下组织疏松，皮肤易于伸展移动，有利于外伤缝合及整形美容手术。但在颏部尤其是鼻翼的皮肤与皮下组织结合紧密，不易剥离，手术时需注意，以免发生缝合困难。

面部皮肤富含皮脂腺、毛囊和汗腺，有利于排出新陈代谢产物。腺管阻塞、细菌繁殖可引起皮脂腺囊肿或疖。

　　面部浅层软组织血管密集，血运丰富，因而组织再生和抗感染能力强，有利于创口愈合，为美容整形手术提供了便利条件，但创伤时出血亦较多。面部皮下静脉与颅内静脉窦关系密切，炎症时应注意有向颅内蔓延的可能。面部皮肤是表情肌的止点，表情肌收缩时牵动皮肤，形成丰富多彩的面部表情，术中应注意处理每一块表情肌与皮肤之间的关系，以免表情肌功能受损。面部皮下组织内有面神经、血管及腮腺管等穿行，手术除应注意皮肤皱纹及沟的走向外，更应避免上述重要结构的损伤。

第三节　浅表肌腱膜系统
Superficial Musculoaponeurotic System（SMAS）

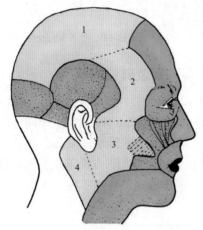

图11-12　浅表肌腱膜系统的分区
1. 帽状腱膜　2. 颞浅筋膜　3. 耳前腱膜　4. 颈浅筋膜

　　浅表肌腱膜系统（superficial musculoapo-neurotic system，SMAS）系指连续布于颅、面、颈部浅筋膜深面的一层肌肉腱膜结构，由 Mitz 和 Peyronie（1976）首先提出。根据 SMAS 所含的结构特点，可将其分为肌性区、腱膜性区、混合性区（图 11-12）。

　　1. SMAS 肌性区　包括枕额肌、眼轮匝肌、颧大肌、提上唇肌、笑肌、口轮匝肌、耳周肌和颈阔肌。

　　2. SMAS 腱膜性区　包括帽状腱膜、颞浅筋膜、耳前腱膜和胸锁乳突肌区的颈浅筋膜。

　　3. SMAS 混合性区　该区肌肉和腱膜不完整。

　　浅表肌腱膜系统在面神经的支配下参与表情功能。

　　在 SMAS 的深面，根据有无脂肪，又可分为两类：①深面有脂肪者为颞区、咬肌区、下颌区，较易剥离；②深面无脂肪者为腮腺区、胸锁乳突肌区，与深部结合紧密，需行锐性分离。了解 SMAS 深面的解剖，有助于美容除皱术的进行。

第四节　面部皮肤支持韧带
Supporting Ligaments of Facial Skin

　　面部皮肤支持韧带（图 11-13）为起自颅骨或筋膜，止于 SMAS，或穿经 SMAS 与浅筋膜，止于真皮的致密结缔组织束。

　　面部皮肤支持韧带主要有①浅表肌腱膜系统-颧颊部韧带（SMAS-malar ligament，SMAS-ML）；②颧弓韧带（zygomatic ligament，ZL）；③颈阔肌前韧带（anterior platysma ligament，APL）；④下颌骨韧带（mandibular ligament，ML）；⑤颈阔肌悬韧带（suspensory platysma ligament，SPL）和⑥颈阔肌耳韧带（platysma-auricular ligament）。面部皮肤支持韧带的起点、行径及止点见表 11-3。

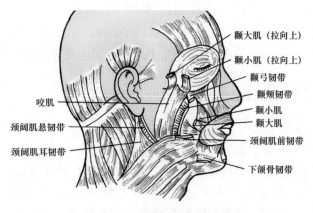

图 11-13 面部皮肤支持韧带

表 11-3 面部皮肤支持韧带的起点、行经及止点

名称	起点	行径及止点
浅表肌腱膜系统-颧颊部韧带	韧带上部起于咬肌起始部的咬肌筋膜前缘和（或）颊咽筋膜；下部起于下颌体近牙槽缘处骨膜	韧带上部行向浅面止于 SMAS；下部行向上、浅方止于颈阔肌
颧弓韧带	起于颧弓前端下缘或颧骨颊面	纤维束斜向前下穿 SMAS 和浅筋膜，呈扇形止于真皮
颈阔肌前韧带	起于颈阔肌后上缘	斜向前外，止于颊部真皮
下颌骨韧带	起于下颌骨体前 1/3 外侧面的条状区域	伸向浅面，止于真皮
颈阔肌悬韧带	起于茎突下颌韧带、茎突舌骨肌及二腹肌后腹表面	上部纤维止于与颈阔肌相续的 SMAS 的腱膜性区；下部纤维止于颈阔肌深面
颈阔肌耳韧带	颈阔肌后上缘	耳垂后下方

面部皮肤支持韧带具有直接固定或间接牵拉和支持皮肤的作用。在行面部除皱术时，根据需要，切断有关韧带，以便提高手术质量，取得理想的美容效果。

第五节　腮腺咬肌区
Parotideomasseteric Region

腮腺和咬肌及其浅面的软组织合称腮腺咬肌区（parotideomasseteric region）。

一、境界 Boundarics

腮腺咬肌区位于前为咬肌前缘，后为胸锁乳突肌、乳突及二腹肌后腹的前缘，上为颧弓和外耳道，下为下颌骨下缘，内侧为咽旁间隙，外侧以皮肤为界的范围内。

二、表面标志及体表投影 Surface landmarks and surface projections

颧弓的表面标志为从耳屏至眼眶外下缘的连线。下颌孔的体表投影为从耳屏至咬肌前下角附丽于下颌骨下缘处连线的中点。

三、层次 Layers

由浅入深依次为：皮肤、皮下组织、腮腺咬肌筋膜、腮腺及穿经腮腺的神经、血管和咬肌。

四、腮腺咬肌筋膜 Parotideomasseteric fascia

颈深筋膜浅层在腮腺处形成腮腺鞘，包被腮腺。在腺体前缘，腮腺鞘的浅、深两层筋膜复合为一，形成咬肌筋膜，外耳道软骨向前覆盖于咬肌表面。腮腺鞘不仅包被腮腺，并且形成许多间隔伸入腺质内，将腮腺实质分成很多小叶。腮腺鞘上部与外耳道相连紧密，并发出索状纤维束，伸入外耳道前下壁软骨部的 Santorini 裂隙中（图 11-14）。腮腺鞘浅层致密，但其深层薄弱，在茎突与翼内肌之间有一裂隙，腮腺深叶经此与咽旁间隙和翼下颌间隙相通。

五、腮腺和面神经 Parotid gland and facial nerve

（一）腮腺的位置、形态和毗邻

腮腺（parotid gland）位于腮腺间隙内，是人体最大的涎腺。腮腺的形态不规则，略呈楔形（图 11-15），底向外，尖朝内，突向咽旁间隙。外形分为外、上、前内及后内四面（图 11-16、11-17）。各面毗邻如下。

腮腺外面覆以皮肤、浅筋膜、颈阔肌和深筋膜。腮腺外面周边不齐，下端嵌入下颌角与胸锁乳突肌之间。上面形凹，与外耳道及颞下颌关节后面相邻。前内侧面包绕咬肌、下颌支及翼内肌后部。腮腺后内侧面有一排压迹，由外向内为：胸锁乳突肌沟、二腹肌沟和茎突压迹，并与茎突诸肌和第Ⅸ～Ⅻ对脑神经和颈内动、静脉相毗邻（图 11-18）。面神经干即从后内侧面进入腮腺。前内侧面与后内侧面相接伸向咽旁间隙。

临床常以面神经主干及其分支经过的平面作为腮腺深、浅叶的分界面，即位于面神经及其分腮腺管支浅面的腮腺组织为浅叶，位于其深面者为深叶。此种分法较有临床使用价值。腮腺管（parotid duct）于颧弓下一横指宽从腺体前缘穿出，向前越过咬肌表面，在其前缘几成直角向内穿过颊脂体、颊筋膜和颊肌，开口于口腔前庭上颌第二磨牙牙冠颊面相对的颊黏膜点与口角间中点连线的中 1/3 段。活体咬紧牙时，可于咬肌表面，扪及腮腺管呈索状滚动。成人腮腺管直径约为 2.5 mm，长 5～7 cm。在腮腺浅部前缘与咬肌前缘之间、腮腺管上

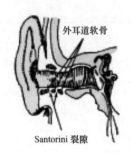

图 11-14　Santorini 裂隙

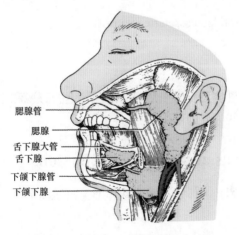

图 11-15　腮腺、下颌下腺及舌下腺

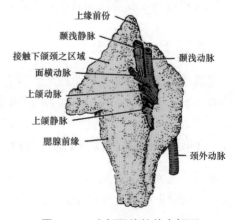

图 11-16　右侧腮腺的前内侧面

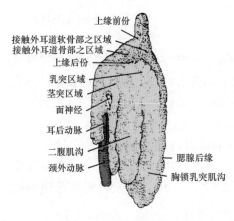

图 11-17　右侧腮腺的后内侧面

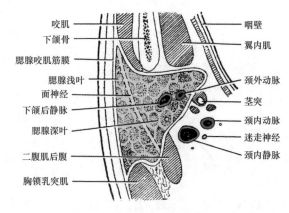

图 11-18　腮腺和面侧部横切面

方，或有形态、大小不等孤立的副腮腺，其腺管汇入腮腺管。

（二）面神经颅外段与腮腺的关系

面神经颅外段与腮腺的关系极为密切（图 11-19），面神经主干出茎乳孔后，初被腮腺覆盖（颅外第一段又称腮腺前段），继而穿入腮腺再分支（颅外第二段又称腮腺内段），终从腺体边缘露出，呈扇形以 5 组分支分布于表情肌（颅外第三段又称腮腺后段）。

面神经颅外第一段位于乳突与外耳道软骨之间，尚未进入腮腺，为腮腺浅叶所覆盖，故显露面神经主干可在此处进行。

（三）显露面神经主干及其分支的方法

腮腺是肿瘤的好发部位，肿瘤多为良性腮腺混合瘤，但亦可为低度和高度恶性肿瘤。若肿瘤为良性或低度恶性，可保留面神经；但若为中度或高度恶性肿瘤，应将腮腺连同面神经一并切除。

临床在进行保留面神经的腮腺切除术时，常根据肿瘤所在部位和移动性，一般采取两种不同方式解剖面神经以切除腮腺：①先寻找从茎乳孔穿出的面神经主干，再循主干向远端分离其分支的顺行解剖法；②先显露面神经分支，再循其分支向近端分离主干的逆行解剖法。

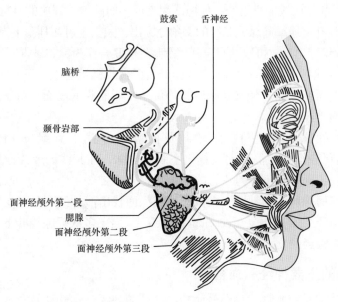

图 11-19　面神经（模式图）

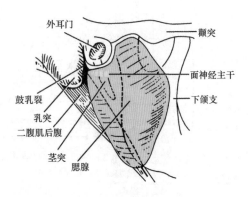

图 11-20　面神经主干的位置关系（示意图）
（仿 George）

下列数种方法，可供解剖或手术时显露面神经主干或分支的参考。

1. 显露面神经主干的方法（图 11-20）　面神经主干位于前为茎突、后为乳突、上为外耳道软骨、下为二腹肌后腹的间隙内，因此，上述边界均可作为显露面神经主干的标志。

（1）经乳突前缘显露面神经主干：面神经主干较为恒定地位于乳突尖平面上方约 1 cm 的乳突前缘处，距皮肤表面深 2～3 cm，解剖时将腮腺鞘向前推开，即可找到面神经主干。

（2）从外耳道软骨解剖腮腺鞘以显露面神经主干：面神经自茎乳孔穿出后，恰位于上为外耳道，下为二腹肌后腹，前为茎突，后为乳突的间隙内，其越过茎突根部向前长 1～1.5 cm 的一段位于腮腺覆盖之下，并未进入腮腺，因此，可在此显露面神经主干。腮腺鞘上端紧密地附着于外耳道软骨部的下缘，显露面神经主干而又使其不受损伤的关键，在于紧密地沿外耳道软骨弯曲的下缘分离至其三角形尖，距软骨三角尖内侧或后内约 1 cm，即可见面神经主干显现于视野之中。

（3）经鼓乳裂寻找面神经主干：鼓乳裂位于皮下，为颞骨鼓板与乳突连接处，恰位于外耳道的后下方。沿鼓乳裂向下、内或垂直向内约 1 cm 追寻，即至茎乳孔而找到面神经主干。

（4）经茎突及二腹肌后腹寻找面神经主干：二腹肌后腹起于颞骨乳突内侧之乳突切迹，该切迹之前端正指向茎乳孔，茎乳孔之前方为茎突。因此茎突、茎乳孔及乳突切迹三者恰位于一条直线上。面神经出茎乳孔时，位于二腹肌后腹起点之前方，继而向前、外、下经二腹肌后腹的前上方，交叉越过茎突的浅面进入腮腺，其交叉处（其间隔以腮腺组织）至茎突根部的距离约 1 cm。因此，可经茎突及二腹肌后腹寻找面神经主干。

2. 寻找面神经分支的方法（图 11-21）

（1）经耳屏基部或颞浅动脉寻找颞支（temporal branch）：面神经颞支一般在耳屏基部前 1～1.5 cm 或颞浅动脉前约 1 cm 处，从腮腺浅叶上缘穿出，故可以耳屏基部或颞浅动脉为标志显露面神经颞支。

（2）经耳屏基部及耳垂前缘寻找颧支（zygomatic branch）：过耳屏基部及耳垂前缘作一垂直线，再平耳垂下缘自后向前作该线的垂直线，使两线相交成一向前上方开放的直角。颧支约在此分角线（45°线）的腮腺浅叶上缘或前缘或二缘的交角处穿出；颧支也可在耳垂下缘与睑外侧联合的连线上，从腮腺浅叶前缘穿出。故可以耳屏、耳垂及睑外侧联合作为标志显露面神经颧支。

（3）经腮腺管寻找颊支（buccal branch）：颊支多位于腮腺管上、下约 1 cm 范围内，甚或有分支位于腮腺管浅面或深面。颊支及腮腺管均位于咬肌筋膜的浅面，可于该筋膜的浅面，以腮腺管为标志显露面神经颊支。

（4）沿下颌后静脉、下颌角、面动脉及面静脉寻找下颌缘支（marginal mandibular branch）：①解剖时可先沿颈外静脉向上找出下颌后静脉，在其浅面或深面找出面神经下颌缘支；②于下颌角处找出面神经下颌缘支，再向上后追寻面神经主干；③于咬肌前下角附丽于下颌骨下缘处，先显露面静脉及面动脉，在其浅面或深面找出面神经下颌缘支。

（5）经腮腺浅叶下端显露颈支（cervical branch）：颈支多从腮腺浅叶下端处穿出，故可于腮腺浅叶下端显露面神经颈支。

（四）腮腺内的主要神经和血管

腮腺内有众多的神经和血管，它们是面神经、耳颞神经、颈外动脉及其分支颞浅动脉和上颌动脉、下颌后静脉及其属支颞浅静脉和上颌静脉等。其中颈外动脉、下颌后静脉、颞浅动、静脉及耳颞神经纵向走行；面神经和上颌动、静脉及面横动脉等横行向前。

　　腮腺内面神经、颈外动脉和下颌后静脉的关系是：颈外动脉达下颌后窝后，上行在下颌支中、下 1/3 交界处进入腮腺（有时经过腮腺深面），位于下颌后静脉的深面。面神经从腮腺后内面进入腮腺，由后向前越过上、下走行的颈外动脉及下颌后静脉的浅面（图 11-22）。

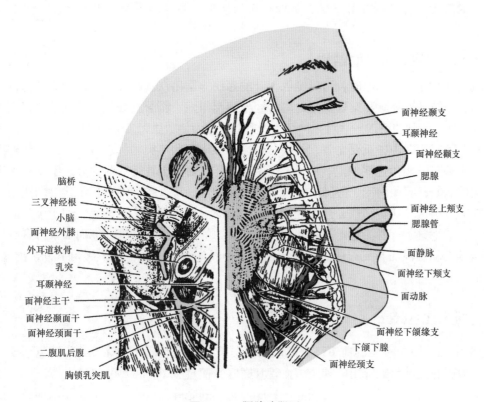

面神经颞支
耳颞神经
面神经颞支
腮腺
面神经上颊支
腮腺管
面静脉
面神经下颊支
面动脉
面神经下颌缘支
下颌下腺
面神经颈支

脑桥
三叉神经根
小脑
面神经外膝
外耳道软骨
乳突
耳颞神经
面神经主干
面神经颞面干
面神经颈面干
二腹肌后腹
胸锁乳突肌

图 11-21　腮腺咬肌区

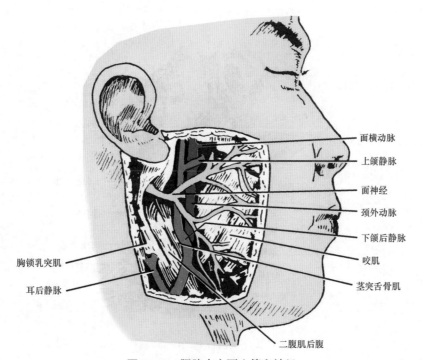

面横动脉
上颌静脉
面神经
颈外动脉
下颌后静脉
咬肌
茎突舌骨肌

胸锁乳突肌
耳后静脉
二腹肌后腹

图 11-22　腮腺内主要血管和神经

（五）腮腺边缘露出的结构

解剖至腮腺边缘，可见腮腺边缘露出众多的神经、血管和腮腺管（图 11-21）：它们是面神经分支，耳颞神经，颞动、静脉和腮腺管等。其排列关系是：在腮腺浅叶上缘，从后往前依次是颞浅静脉、耳颞神经（有时在颞浅静脉后）、颞浅动脉、面神经颞支及颧支；在腮腺浅叶前缘由上往下依次是：面横动脉、面神经颧支、面神经上颊支、腮腺管、面神经下颊支及面神经下颌缘支。在腮腺浅叶下端，从前往后依次是：面神经下颌缘支、面神经颈支和下颌后静脉。

（六）腮腺深叶深面的结构

解剖至腮腺深叶的深面时，可见腮腺深叶的深面显露出众多的神经、血管等结构，它们是茎突诸肌，颈内动、静脉和第Ⅸ～Ⅻ对脑神经及蜂窝组织。腮腺犹如侧卧其上，故将围以蜂窝组织的颈内动、静脉和第Ⅸ～Ⅻ对脑神经及茎突诸肌称为"腮腺床（parotid bed）"（图 11-23）。

寻找"腮腺床"内各重要血管、神经，可以环椎横突和茎突为标志进行辨认。环椎横突约位于乳突尖端与下颌角连线的上、中 1/3 交界处；茎突则位于乳突的前内方。于环椎横突的前方和茎突的深面，有颈内动、静脉和第Ⅸ～Ⅻ对脑神经通行。颈外动脉位于茎突的浅面。在环椎横突前方，第Ⅸ～Ⅻ对脑神经开始分散而行：①向后外下行者为副神经，列于颈内静脉的浅面或深面；②垂直下行者为迷走神经，列于颈内动、静脉之间的后方；③向前下行者有舌咽神经，行于颈内动脉浅面与二腹肌后腹深面；舌下神经亦行向前下，于下颌角下方，越过颈内、外动脉的浅面。

六、咬肌 Masseter

咬肌（masseter）浅面的前下部有咬肌筋膜覆盖，其后上部为腮腺浅叶所被覆。咬肌筋膜浅面，有自腮腺浅叶前缘穿出的神经、血管和腮腺管横过（图 11-21）。

如上所述，腮腺咬肌区中，在腮腺内、腮腺边缘和腮腺深叶深面，为重要的神经、血管所在处，腮腺浅面并无重要结构。

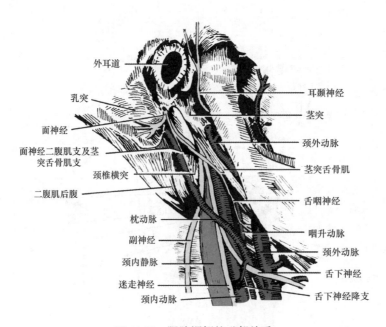

图 11-23　腮腺深侧的毗邻关系

临床链接

腮腺咬肌区的临床意义

1.腮腺咬肌区的上界颧弓与下颌切迹间所围成的半月形区中点，是咬肌神经封闭和上、下颌神经阻滞麻醉的刺入点。

2.从耳屏至咬肌前下角附丽于下颌骨下缘处的连线中点，为下颌孔的表面投影。故可从下颌骨下缘经下颌支内侧，施行下牙槽神经阻滞麻醉的口外法注射。

3.由于腮腺鞘浅层致密，并发出许多间隔伸入腺内，将腮腺分成若干小叶。在化脓性腮腺炎时，形成多数散在脓肿，不易扪及波动感。应即时切开引流，并应注意分开各腺叶的脓腔，以利引流通畅。

4.腮腺鞘浅层致密，但其深层薄弱，在茎突和翼内肌之间有一裂隙，腮腺深叶经此与咽旁间隙相通。故腮腺化脓时，脓液不易向浅层穿破，而通过深层薄弱部位，形成咽旁脓肿。

5.腮腺鞘上部与外耳道紧密相连，并发出纤维束，伸入外耳道前下壁软骨部的Santorini裂隙，腮腺内的小动、静脉及神经，经该裂隙进入外耳道，外耳道前下部的淋巴亦经此裂隙流入腮腺区的耳前淋巴结。由于上述解剖特点，所以不论腮腺内还是腮腺外的化脓性感染，均可沿腮腺鞘与外耳道软骨前下壁的裂隙，向外耳道蔓延。

6.腮腺咬肌区的病变，如压迫刺激耳颞神经时，不仅可出现病变区疼痛，还可沿耳颞神经放射到耳、颞下颌关节及颞部；面神经及其分支受侵，可出现面肌瘫痪；静脉受压，可出现面部水肿等症状。正常面神经外膜与腮腺组织易于分离，但在病变时往往紧密粘连，给手术带来困难。

7.在面部手术时，应避免在腮腺浅叶或颊部做垂直深切口，以免伤及腮腺内或腮腺浅叶前缘走出的面神经分支或腮腺管，导致面瘫、腮腺体瘘或腮腺导管瘘。

8.腮腺管开口部位和穿过颊肌的部分是导管狭窄处，故易有结石潴留。腮腺组织与面神经及其四周组织颜色相近，手术时可从腮腺管口注入1%亚甲蓝溶液2 ml，使腮腺组织染成蓝色，以便与面神经及其四周组织以颜色相区别。为寻找腮腺管，可经腮腺管口导入塑料管，以便寻找。腮腺管上方有面神经上颊支，下方有面神经下颊支走行，故腮腺管常用来作为寻找面神经颊支的解剖标志。

9.当腮腺肿瘤侵入"腮腺床"附近并与其粘连时，或颈淋巴组织整块切除涉及腮腺床时，慎勿伤及"腮腺床"内的重要血管、神经。

10.由于副腮腺与腮腺的组织结构一致，累及腮腺的病变也可累及副腮腺，所以手术治疗腮腺肿瘤时，为防止术后复发，副腮腺也应一并切除。

11.面神经主干位置恒定，标志明确，对先沿主干解剖面神经是有利的。但面神经主干距皮肤较深，且术野窄小，视野受限，增加手术难度。行主干解剖面神经应审慎仔细，以免伤及。

第六节　面侧深区
Deep Region of Lateral Face

一、境界 Boundaries

面侧深区（deep region of lateral face）（图 11-24）位于前为上颌骨的后面，后为腮腺深叶，内为翼外板，外为下颌支之间的部位，亦即腮腺咬肌区前部的深面、颞下间隙及翼颌间隙的范围。

二、层次及内容 Layers and content

本区内有众多的血管和神经位于下颌支与翼外板之间，走向复杂，层次不明显，分述如下（图 11-25）。

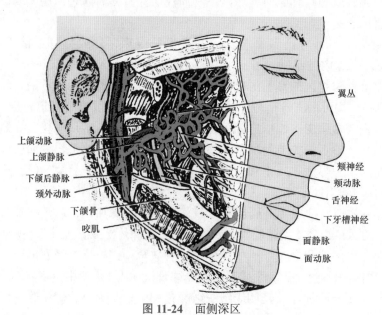

图 11-24　面侧深区

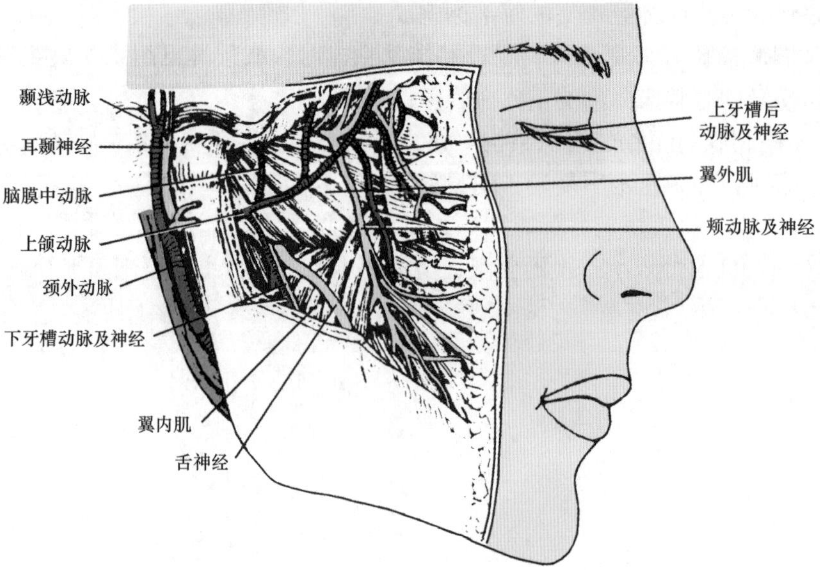

图 11-25　面侧深区

（一）翼丛

翼丛（pterygoid plexus）（图 11-24）位于颞下窝内，下颌支深面，颞肌与翼外肌之间及翼内、外二肌之间。凡与上颌动脉分支伴行的静脉，均参与此静脉丛的构成，该丛最后向后汇集成上颌静脉。

（二）翼外肌（lateral pterygoid）与翼内肌（medial pterygoid）

详见第四章第一节。

（三）上颌动脉

上颌动脉（maxillary artery）（图 11-25）经下颌骨髁颈的深面前行，越过翼外肌浅面（少数在其深面），经翼外肌两头间进入翼腭窝。自上颌动脉发出多个分支（详见第六章第一节）。上颌动脉周围有面深淋巴结。

（四）下颌神经

下颌神经（mandibular nerve）与翼外肌关系密切，出卵圆孔后，即位于翼外肌深面，分出脑膜支（meningeal branch）（又名棘孔神经，经棘孔入颅分布于硬脑膜）和翼内肌神经（medial pterygoid nerve）（经翼内肌深面分布于该肌）后，再发出以下分支（图 11-25）。

1. 从翼外肌上缘穿出者　有颞深神经（deep temporal nerve）和咬肌神经（masseteric nerve），分别分布于颞肌和咬肌。

2. 从翼外肌上、下两头间穿出者　有颊神经（buccal nerve）（又名颊长神经），行于舌神经的前方，分布于颊部黏膜及颊侧牙龈和皮肤。

3. 经翼外肌下缘穿出者

（1）下牙槽神经（inferior alveolar nerve）：经翼外肌下缘穿出，下行入翼下颌间隙，与其后方的同名血管，经翼内肌外侧面下行进入下颌孔入下颌管，分支支配 8-1|1-8 及其牙周膜和牙槽骨等。下牙槽神经行经下颌第三磨牙时，距该牙根尖很近，在拔除下颌阻生第三磨牙时，应注意此点。下牙槽神经于进入下颌孔前，发出下颌舌骨神经，支配二腹肌前腹和下颌舌骨肌。

（2）舌神经（lingual nerve）：在翼外肌深面下行至该肌下缘，接纳面神经的分支鼓索，继而下行于下颌支与翼内肌之间，恰位于下牙槽神经的前内侧。舌神经通行于口底黏膜深面，发出分支分布于舌下腺、舌侧牙龈、舌前 2/3 及口底黏膜。

4. 位于翼外肌深面者　有翼外肌神经（lateral pterygoid nerve），分支分布于翼外肌上、下头。

5. 位于翼外肌深面及髁突颈部深面者　有耳颞神经（auriculotemporal nerve），以两根起于下颌神经，夹持脑膜中动脉后合为一干，向后经翼外肌及髁突颈部的深面，至髁突颈部后方上行进入腮腺，于腮腺浅叶上缘浅出。

由于上述翼外肌与翼丛、上颌动脉、下颌神经及其分支的关系如此密切，故翼外肌被视为面侧深区的钥匙。

此外，在卵圆孔下方，贴于下颌神经深面有耳神经节（otic ganglion），其副交感根来自岩小神经，于耳神经节交换神经元，其节后纤维经耳颞神经分布于腮腺。

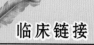

临床链接

面侧深区临床意义

1. 翼丛向前上与眶内眼下静脉相通；向上经破裂孔和卵圆孔导静脉与颅内海绵窦相交通；向前下经面深静脉与面静脉相吻合。因此，面部的炎症可沿上述途径蔓延至颅内。

2. 在施行上颌结节阻滞麻醉时，如不注意翼丛的位置关系，可刺破翼丛，发生血肿。

3. 上颌动脉距翼突上颌缝近约 5 mm，做上颌骨截断前徒术分离该缝时，慎勿伤及上颌动脉。

4. 上颌骨切除时，可在翼外肌二头之间显露和结扎上颌动脉，以代替结扎颈外动脉。

5. 上颌动脉通行于髁突颈部深面，行颞下颌关节成形术或髁突切除术时，应注意保护。当下颌骨髁突颈部骨折时，亦可伤及上颌动脉。

6. 做颞下颌关节手术时，应注意保护髁突颈部深面及后方的耳颞神经。

第七节　面部蜂窝组织间隙及其连通
Areola Tissue Spaces of Face and Their Communications

一、面部蜂窝组织间隙 Areola tissue spaces of face

面部蜂窝组织间隙系指位于颅底与上、下颌骨及其周围的肌肉和筋膜间，充满蜂窝组织的潜在间隙。某些间隙尚含有唾液腺及淋巴结，或有血管、神经等穿行。现将面部蜂窝组织间隙的位置及其通连，和数个国内外尚存在争议的蜂窝组织间隙分述如下。

（一）眶下间隙 Infraorbital space

眶下间隙（图 11-26）位于上为眶下缘，下为上颌骨牙槽突，内为鼻侧缘，外为颧大肌，前为表情肌（诸如提口角肌、提上唇肌及颧小肌等），后为上颌骨前壁之间的范围内。该间隙内有眶下神经、血管及蜂窝组织，有时还有眶下淋巴结。内侧尚有面静脉及面动脉经过，面静脉连于内眦静脉经眼静脉与海绵窦相通，炎症可循此蔓延。眶下间隙邻近上颌前牙及上颌第一前磨牙、鼻侧部和上唇，上述部位的化脓性炎症，可侵及眶下间隙。

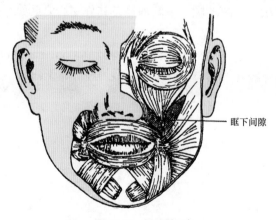

眶下间隙

图 11-26　眶下间隙

（二）颊间隙 Buccal space

颊间隙（图 11-27）位于前为咬肌前缘，后为下颌支前缘及颞肌前缘、外为咬肌、内为颊肌之间的范围内。间隙内有脂肪组织及颊神经、颊动脉和面深静脉穿行。颊间隙邻近磨牙，磨牙根尖的感染或牙槽脓肿等，可侵入颊间隙。

（三）咬肌间隙 Masseteric space

咬肌间隙（图 11-27，图 11-29）位于咬肌与下颌支之间，故又称咬肌下间隙（submasseteric space）或咬肌下颌间隙（masseter-mandibular space）。咬肌间隙前邻磨牙后区，后邻腮腺。间隙感染多来自下颌智齿冠周炎。

（四）翼下颌间隙 Ptcrygomandibular space

翼下颌间隙（图 11-28，图 11-29）因在翼内肌与下颌支之间，故又称翼颌间隙。该间隙的额切面呈一底朝上、尖向下的三角形。翼下颌间隙位于前为颞肌及颊肌（借颊肌与口腔分隔），后为腮腺，上为翼外肌下缘，下为翼内肌附丽于下颌支处的范围内。间隙内主要有舌神经、下牙槽神经及其同名血管穿行。翼下颌间隙与下颌磨牙邻近，间隙感染多来自下颌智齿冠周炎及下颌磨牙根尖周炎。

（五）颞下间隙 Infratemporal space

颞下间隙（图 11-29）位于翼下颌间隙的上方。前为上颌骨的后面，后为腮腺深叶，内为蝶骨翼外板，外为下颌支上份及颧弓，上为蝶骨大翼的颞下面和颞下嵴，下以翼外肌下缘平面为界。颞下间隙位于颌面深部诸间隙的中央，间隙中有翼丛、上颌动脉及其分支和上、下颌神经的分支通过。感染多来自临近间隙或上颌磨牙的根周感染等。

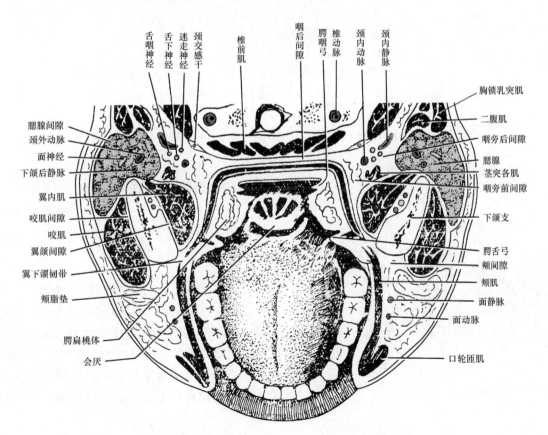

图 11-27　头部蜂窝组织间隙（平咬合面的水平切面）

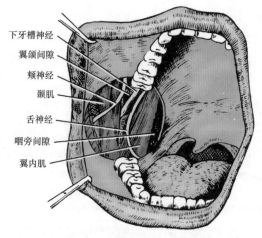

图 11-28　翼颌间隙及咽旁间隙

下牙槽神经
翼颌间隙
颊神经
颊肌
舌神经
咽旁间隙
翼内肌

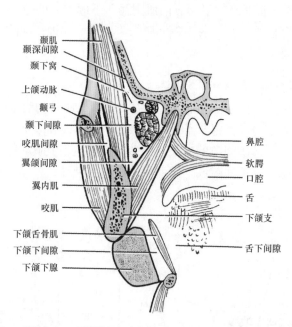

颞肌
颞深间隙
颞下窝
上颌动脉
颧弓
颞下间隙
咬肌间隙
翼颌间隙
翼内肌
咬肌
下颌舌骨肌
下颌下间隙
下颌下腺

鼻腔
软腭
口腔
舌
下颌支
舌下间隙

图 11-29　面部间隙（右侧近下颌角处冠状切面）

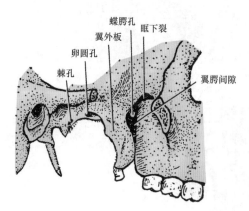

蝶腭孔
眶下裂
翼外板
卵圆孔
翼腭间隙
棘孔

图 11-30　翼腭间隙

（六）腮腺间隙 Parotid space

腮腺间隙（图 11-27）为位于腮腺鞘内的筋膜间隙，该间隙内有腮腺及通行于腺体内的血管、神经以及淋巴结。

（七）翼腭间隙 Pterygopalatine space

翼腭间隙（图 11-30）或称翼腭窝，为一略呈锥体形间隙。位于颞下窝的内侧，眶尖的下方。翼腭间隙前为上颌骨体，后为蝶骨翼突，上为蝶骨大翼，内为腭骨垂直板，外为翼上颌裂。翼腭间隙内主要有上颌神经、翼腭神经节、上颌动脉的第三段及其分支穿行。

（八）舌下间隙 Sublingual space

舌下间隙（图 11-29）形似马蹄铁形，位于上为口底黏膜，下为下颌舌骨肌及舌骨舌肌，前外侧为下颌舌骨线以上的下颌骨体内侧面，后界止于舌根的范围内。由颏舌肌及颏舌骨肌将舌下间隙分为左右两部分，二者在舌系带深面相交通。舌下间隙内有舌神经、舌下神经和舌下动、静脉及舌下腺、下颌下腺深部及其导管等。舌下间隙感染多来自下颌牙、舌下腺、下颌下腺管的炎症。由于下颌前牙及第一前磨牙的根尖位于下颌舌骨线的上方，因此，上述诸牙的牙源性感染，若形成脓肿，破坏下颌骨舌侧骨板，则进入舌下间隙。

（九）舌深部间隙 Deep lingual space

舌深部间隙（图 11-31）舌深部间隙系指位于舌外肌之间的潜在间隙，包括：①颏舌肌间间隙，为位于左右颏舌肌之间的扇形间隙（正中矢状剖面），间隙内含蜂窝组织。②颏舌肌-舌骨舌肌间间隙，位于颏舌肌与舌骨舌肌之间，该间隙内有舌动脉及蜂窝组织。

二、面部蜂窝组织间隙的通连 Communications of areola tissue spaces of face

面部相邻的蜂窝组织间隙，由于有蜂窝组织或血管神经束穿行，致使相邻的间隙彼此通连。间隙感染时，炎症既可局限于一个间隙，也可波及邻近的一个或数个间隙，甚或向上侵入颅内，向下侵及纵隔。因此，了解面部蜂窝组织间隙的通连，具有重要的临床意义。现将面部蜂窝组织间隙的通连分述如下。

1. 眶下间隙向后通颊间隙。
2. 颊间隙与翼下颌间隙、咬肌间隙、眶下间隙、颞下间隙及颞间隙相连通。
3. 咬肌间隙与翼下颌间隙、颊间隙及颞间隙相连通。
4. 翼下颌间隙向前通颊间隙，向下与舌下、下颌下间隙相通，向后通咽旁间隙及腮腺间隙，向上与颞下间隙及颞间隙通连，向外通咬肌间隙。
5. 颞下间隙与颞间隙、翼下颌间隙、颊间隙、翼腭间隙及咽旁间隙相通，并借眶下裂与眶内、经卵圆孔和棘孔与颅腔通连。
6. 腮腺间隙内侧面未封闭，直接通咽旁间隙和翼下颌间隙。
7. 翼腭间隙向前经眶下裂通眼眶，向后上经圆孔通颅腔，向后经翼管通破裂孔，向内经蝶

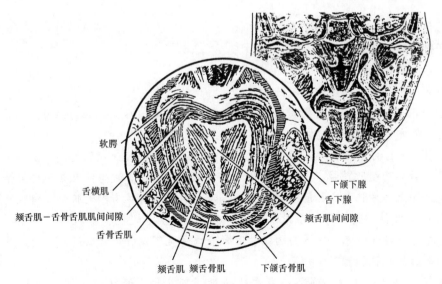

图 11-31 颏舌肌间间隙、颏舌肌-舌骨舌肌间间隙
（通过鞍背、颞下颌关节后部、下颌支所做的额切面）

腭孔通鼻腔，向外经翼上颌裂连通颞下间隙，向下经翼腭管通口腔。因而翼腭窝与眼眶、颅中窝、颅底、鼻腔、口腔及颞下窝均有交通。

8.舌下间隙向后通下颌下间隙、颏舌肌间间隙及颏舌肌-舌骨舌肌间间隙，往后上通翼下颌间隙，向后内通咽旁间隙。

9.舌深部间隙向前通舌下间隙。

附：面部蜂窝组织间隙连通示意图

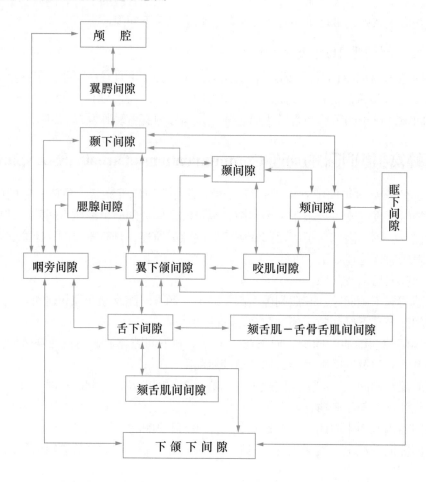

国内外关于蜂窝组织间隙的争议

1.关于颊间隙的争议

争议点：解剖范围。

文献对颊间隙位置的描述概括有三：

（1）Elwood 和 Granite 叙述颊间隙位于颊肌与咬肌之间，略呈倒立的锥形，前界为咬肌前缘，后界为下颌支前缘及颞肌前缘。

（2）Gallia 和 Laskin 描述颊间隙位于皮肤、浅筋膜与颊筋膜、颊肌之间，上界颧弓，下界下颌骨下缘，后界为咬肌前缘。前界两者则有不同描述：Gallia 认为伸入至面部表情肌（诸如笑肌、颧大肌和上唇方肌）及其筋膜的深面；Laskin 则认为前界为颧大肌和三角肌的后缘。

（3）国内有书籍描述颊间隙系指位于颊部皮肤与颊黏膜之间，颊肌所在部位：上界为颧骨下缘，下界为下颌骨下缘，前界为由颧骨下缘经口角至下颌骨下缘的连线，后界浅面相当于咬肌前缘，深面是颞肌和翼下颌韧带。

从解剖角度认为：皮肤、浅筋膜或皮肤与黏膜不应构成蜂窝组织间隙的壁。Elwood 和 Granite 对颊间隙描述，有明确的解剖部位和境界，位于颊肌与咬肌之间，符合蜂窝组织间隙的要求。故为本书所采用。

2. 关于咬肌间隙的争议

争议点：①是否存在；②解剖范围。

咬肌间隙是否存在，至今仍有两种截然相反的描述：一种认为存在咬肌间隙，另一种则否认其存在。

（1）认为存在咬肌间隙者：① Bronsby-Zachary（1894）首先论及咬肌间隙为位于咬肌与下颌支之间的狭窄间隙，在咬肌中部和深部附丽之间向上后方延伸。间隙前邻磨牙后区黏膜，后界为腮腺。② Mac Dougll（1955）在对尸体进行咬肌的 X 线对比剂（硫酸钡糊剂）注射造影时，发现咬肌的上、下附着处均坚实而致密，仅在下颌支中份咬肌的上、下附着处较为疏松。③国内有关书籍对咬肌间隙描述为：咬肌间隙位于咬肌与下颌支外侧骨壁之间，上界颧弓下缘，下界下颌骨下缘，前界咬肌前缘，后界下颌支后缘。

（2）否认存在咬肌间隙者：① Warwick 等在其名著《格氏解剖学》（Gray's Anatomy）中描述咬肌浅深两层纤维均连续附着于下颌支外侧面，未见有咬肌间隙存在；②高绍璞等（1993）通过 30 侧头部进行间隙解剖，亦证明咬肌与下颌支之间无间隙存在，但在咬肌各肌层之间，存在不等量的蜂窝组织，因而认为存在咬肌肌层间蜂窝组织间隙。

综上所述，咬肌间隙是否存在，有待进一步研究。虽然咬肌间隙存在与否尚无定论，但不影响临床对咬肌间隙感染的诊治，因为感染既可发生在间隙内，亦可发生于非间隙部位。但认为咬肌间隙位于上界为颧弓下缘、下界为下颌骨下缘、前界为咬肌前缘和后界为下颌支后缘的描述，易使读者误解在咬肌与下颌支间存在一广阔的潜在间隙，则是不符合解剖实际情况的。

3. 关于舌下间隙的争议

争议点：解剖范围。

舌下间隙在解剖上极为复杂，不同学者对其解剖范围做出过不同描述。

（1）通称的舌下间隙呈马蹄铁形，上界为口底黏膜，下界为下颌舌骨肌及舌骨舌肌，前外侧界为下颌舌骨线以上的下颌骨体内侧面，后界止于舌根。舌下间隙被颏舌肌及颏舌骨肌平分为左右对称的两部分，二者在舌系带深面相交通。

（2）Granite 认为上述通称的舌下间隙的内侧界为舌中缝或舌中隔，后界止于舌骨。

（3）Dingman 将舌下间隙分为浅、深两部：浅部位于下颌舌骨肌和颏舌骨肌之间；深部在颏舌骨肌与颏舌肌之间。

（4）Carr 将舌下间隙分为颏舌骨肌上间隙和颏舌骨肌下间隙。鉴于舌下间隙在解剖上极为复杂，其解剖范围有待进一步探讨。

（　皮　昕　　王晓霞）

复习思考题及病例分析
Review Questions and Case Analysis

一、复习思考题 Review questions

1. 腮腺鞘有何解剖特点？
2. 简述面神经主干及分支的解剖部位和寻找方法。
3. 翼外肌为何被称为面侧深区的解剖钥匙？
4. 试述面部蜂窝组织间隙的名称、位置及其交通。

二、病例分析 Case analysis

1. 某女性患者因右上颌第三磨牙颊侧倾斜，拟拔除该牙。在行上牙槽后神经阻滞麻醉时，由于注射点偏后，入针较深，并回抽有血，在改变进针路径及方向后，再行麻药注射后数分钟，患者右侧面颊区域迅速肿胀，口腔内注射点处有暗红色血液渗出。麻醉效果欠佳。请分析注射后引起患者面颊部肿胀的解剖学原因。

2. 女性，66岁。因患腮腺混合瘤，拟行腮腺浅叶摘除术和面神经解剖术。请分析如何在手术中寻找面神经。

3. 某年轻患者于二周前突感左下颌智齿肿痛不适，当时做消炎镇痛处理。一周前左侧面部出现肿胀，后逐渐加重并出现张口受限、咀嚼疼痛和吞咽困难。体检见患者左侧颊部肿胀饱满，皮温较高，左侧下颌下淋巴结肿大，压痛明显。开口度1 cm，磨牙后区及翼下颌皱襞处黏膜水肿，穿刺有脓液。结合患者症状和体征，分析病变累及的解剖结构。

4. 男性，52岁，因左眶下区麻木、进行性张口困难来院求治。检查：张口极度受限，仅4 mm。左眼球突出，复视。左眶下、颧部膨隆。左鼻阻塞，左眶下区痛觉减退。CT检查显示左上颌窦充满肿物，上颌窦各骨壁均遭破坏，肿物侵及左翼腭窝及颞下窝。病理组织检查为上颌窦鳞癌。请根据所掌握的解剖学知识，试分析导致该患上述症状及体征的原因。

5. 男性，40岁。因左下颌下区肿物1年入院，拟行下颌下腺切除术。请从解剖学的角度分析如何选择切口，术中需要保护什么重要结构。

6. 女性，9个月。出生后即被发现腭部裂开，喝奶呛咳。查体可见患儿营养中等，无心肺等疾病。面部对称，上唇无明显异常，口内检查可见软腭至硬腭中份裂开，裂隙处约1 cm。临床诊断为II°腭裂，拟行腭裂修复术。请分析手术中对腭部肌肉的处理。

7. 某老年男性左侧腮腺区反复肿胀3年，进食加重，1周前又出现左腮腺区疼痛明显，经消炎镇痛处理无效，病情加重，出现发热、张口受限、咀嚼疼痛。检查：左侧腮腺肿胀，皮温高，压痛明显。口内全口义齿修复，左侧腮腺管口有脓性分泌物。增强CT检查可见腮腺内脓肿表现，穿刺有脓液。临床诊断为腮腺脓肿。请用解剖学的知识分析其临床症状和治疗。

8. 某62岁男性糖尿病患者，因口底肿胀伴发呼吸困难1周急诊入院。患者2周前出现左下后牙疼痛，病情进展迅速，出现左侧下颌下区肿胀，发展至对侧下颌下区、颈部，并发高热。查体可见端坐呼吸，呼吸急迫，口底肿胀，舌体上抬，舌体运动受限。下颌下区广泛肿胀，皮肤发紫，皮下可有捻发音。请从解剖学角度分析累及的解剖结构。

第十一章 病例分析参考答案

（皮 昕 何三纲 赵士杰 蔡志刚）

第十二章 颈部局部解剖

Topographic Anatomy of Neck

第一节 概 述
Introduction

　　颈部介于头部与上肢和胸部之间，以脊柱颈段为支柱，在颈部正中，由前向后依次纵列有呼吸道和消化道的颈段；在其两旁，有颈部的大血管和神经上下通行。在颈下部，除有斜行于颈部与上肢之间的颈部大血管、神经外，尚有胸膜顶和肺尖突入其间。

　　颈部肌肉分群和层次较为复杂，筋膜层次较多，蜂窝组织充填于肌肉、器官之间及血管和神经干的周围，形成筋膜鞘和筋膜间隙，适应于颈部进行多种活动时器官的移动。当头后仰时，颈部器官向上、前突出；颈部侧转时，喉、气管及颈部大血管均向旋转侧移动，在施行颈部手术时，应了解此特点。

一、颈部的境界和分区 Boundaries and subdivision of neck

（一）颈部的境界

　　颈部位于上为下颌骨下缘、乳突尖、上项线及枕外隆突的连线；下为胸骨颈静脉切迹、胸锁关节、锁骨上缘、肩峰和第 7 颈椎棘突连线的范围内。

（二）颈部的分区

　　颈部以斜方肌前缘为界，将颈部分为前、后两部（图 12-1）；前部称为固有颈部，即通称的颈部；后部称为项部（颈后部）。

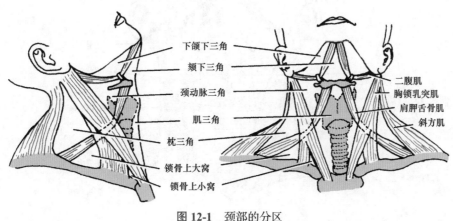

图 12-1　颈部的分区

固有颈部与口腔临床关系密切，该部又以胸锁乳突肌的前、后缘为界，将每侧分为三部：由前向后依次为颈前（颈内侧）三角、胸锁乳突肌区和颈后（颈外侧）三角。两侧颈前三角合称颈前区；胸锁乳突肌区及颈后三角合称颈侧区。

1. 颈前区（anterior region of neck） 以舌骨为界，分为舌骨上区和舌骨下区。

（1）舌骨上区：包括颏下三角和左、右下颌下三角。

1）颏下三角（submental triangle）：为两侧颈前三角之一部分，由两侧二腹肌前腹与舌骨所围成。

2）下颌下三角（submandibular triangle）：又称二腹肌三角。由二腹肌前、后腹与下颌骨下缘所围成。

（2）舌骨下区：包括左、右颈动脉三角和左、右肌三角。

1）颈动脉三角（carotid triangle）：由胸锁乳突肌、二腹肌后腹及肩胛舌骨肌上腹所围成。

2）肌三角（muscular triangle）：又称肩胛舌骨肌气管三角，由胸锁乳突肌、肩胛舌骨肌上腹及颈前正中线所围成。

2. 颈侧区（lateral region of neck） 包括胸锁乳突肌区和颈后三角。

（1）胸锁乳突肌区（sternocleidomastoid region）：相当于胸锁乳突肌及其浅面和覆盖的部位，即上界乳突，下界胸骨和锁骨胸骨端的上缘，前内和后外分别以胸锁乳突肌的前、后缘为界。

（2）颈后三角（posterior triangle of neck）：由胸锁乳突肌后缘、斜方肌前缘及锁骨中 1/3 上缘所围成。此三角又被肩胛舌骨肌下腹分为两个三角：

1）枕三角（occipital triangle）：又称肩胛舌骨肌斜方肌三角，位于肩胛舌骨肌下腹之上。

2）锁骨上三角（supraclavicular triangle）：又称肩胛舌骨肌锁骨三角，位于肩胛舌骨肌下腹之下。

二、颈部的外形及体表标志 External features and surface landmarks of neck

颈部的外形可因年龄、性别及个人而有所差异。颈部可长而细，亦可粗而短。儿童和妇女颈部皮下脂肪较多，故其外形较圆；男性在颈前部正中可见明显的喉结。

循颈部正中自上而下可触及舌骨、甲状软骨、环状软骨、气管颈段和胸骨上窝，两侧可触及锁骨上窝（图 12-2）：①舌骨（hyoid bone），位于颈前区的软组织内，适平第 3 颈椎平面。②甲状软骨（thyroid cartilage），位于舌骨与环状软骨之间，成人男性的甲状软骨前上

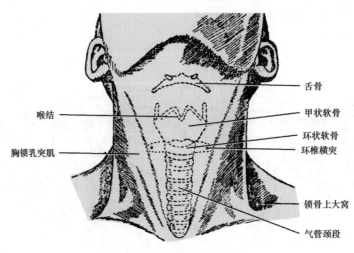

喉结

胸锁乳突肌

舌骨
甲状软骨
环状软骨
环椎横突

锁骨上大窝

气管颈段

图 12-2　颈部体表标志

部突出，形成喉结。甲状软骨上缘约平第 4 颈椎，颈总动脉约平此处分为颈内动脉和颈外动脉。③环状软骨（cricoid cartilage），位于甲状软骨的下方，适平第 6 颈椎平面。甲状软骨与环状软骨间有环甲膜相连。喉与气管及咽与食管均在此平面分界。④气管颈段（cervical segment of trachea），可循颈部正中自环状软骨下缘至胸骨颈静脉切迹之间触及。⑤胸锁乳突肌（sternocleidomastoid），为颈部分区的重要标志。颈外静脉越过胸锁乳突肌的浅面；颈总动脉、颈内静脉和迷走神经通行于胸锁乳突肌的深面。⑥胸骨上窝（suprasternal fossa），位于胸骨颈静脉切迹上方，窝内可触及气管颈段。⑦锁骨上窝（supraclavicular fossa），为位于锁骨上方的凹陷，可在此窝扪及锁骨下动脉的搏动。

✎ 临床链接

颈部体表标志的临床意义

1. 舌骨体两侧为舌骨大角，它是寻找或结扎舌动脉的重要标志。颈外动脉结扎的常用部位为平舌骨大角高度，于甲状腺上动脉与舌动脉之间进行。

2. 环甲膜为抢救窒息的入路。临床可用粗针头自环甲膜刺入，或横行切开环甲膜，插管进入声门下区，作为来不及气管切开术时，抢救窒息的另一紧急措施之用。

3. 胸骨上窝为触诊气管颈段的部位。

4. 胸锁乳突肌前缘，可作为显露颈外动脉及颈内动、静脉等的切口标志；该肌后缘可作为显露副神经等的切口标志。

5. 胸锁乳突肌后缘中点，为颈神经丛皮支的浅出点，颈神经丛皮支阻滞麻醉即由此点刺入，故称此点为神经点。

三、颈部主要血管、神经干和胸膜顶的体表投影 Surface projections of main blood vessels and nerve trunks of neck and cupula pleurae

1. 颈外静脉（external jugular vein） 体表投影为自下颌角至锁骨中点的连线。

2. 颈总动脉（common carotid artery）及颈外动脉（external carotid artery） 右侧颈总动脉体表投影于右侧下颌角与右侧乳突尖连线的中点至右侧胸锁关节连线；左侧颈总动脉体表投影于左侧下颌角与左侧乳突尖连线的中点至左侧胸锁乳突肌两脚间的连线。每侧连线又被甲状软骨上缘的水平线分为上、下两段：上段为颈外动脉的体表投影，下段为颈总动脉的体表投影。

3. 副神经（accessory nerve） 体表投影为由胸锁乳突肌后缘上、中 1/3 交点至斜方肌前缘中、下 1/3 交点的连线。

4. 胸膜顶（cupula of pleura） 体表投影于自胸锁关节至锁骨内、中 1/3 交点处凸向上的弧形线，该线之最高点在锁骨上方 2～3 cm 处。

5. 锁骨下动脉（subclavian artery） 投影于自胸锁关节至锁骨中点凸向上方的弧形线，该线最高点距锁骨上缘处约 1 cm（图 12-3）。

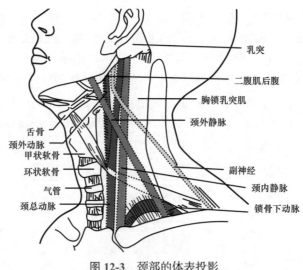

图 12-3　颈部的体表投影

第二节　颈部层次结构
Layers and Structures of Neck

一、浅层结构 Superficial structures

（一）皮肤

颈前外侧部皮肤较薄，活动性较大，皮肤皱纹横行，故手术时常采用横切口，以利切口的愈合及使愈合后瘢痕不明显。

（二）颈浅筋膜

颈浅筋膜（superficial cervical fascia）为全身浅筋膜的一部分，以一薄层包绕颈阔肌及颈部浅层的脉管和神经。

二、颈深筋膜 Deep cervical fascia

颈深筋膜无论在局部解剖还是在临床手术上，均为分层的重要标志。筋膜之间还存在着潜在的筋膜间隙，成为炎症蔓延的途径。颈深筋膜由浅至深可分为 4 层（图 12-4，图 12-5）。

（一）颈深筋膜浅层

颈深筋膜浅层（superficial layer of deep cervical fascia）位于颈浅筋膜深面。颈深筋膜浅层形成一完整的封套，包围颈部，故又称为颈深筋膜封套层或包围层。该层筋膜上方附着于下颌骨下缘、颧弓、乳突基部、上项线及枕外隆凸；下方附着于胸骨柄的前缘、锁骨、肩峰及第 7 颈椎棘突。颈深筋膜浅层在腮腺、下颌下腺、胸锁乳突肌及斜方肌四处分为两层包被上述结构，分别形成腮腺鞘、下颌下腺鞘、胸锁乳突肌鞘及斜方肌鞘，其余部分均为一层。颈部除浅层结构外，几乎全被颈深筋膜浅层包被。

（二）颈深筋膜中层

颈深筋膜中层（middle layer of deep cervical fascia）位于颈深筋膜浅层深面。颈深筋膜中层呈梯形，向上附着于舌骨，向下附着于锁骨和胸骨柄的后缘，两侧至肩胛舌骨肌外缘，包被

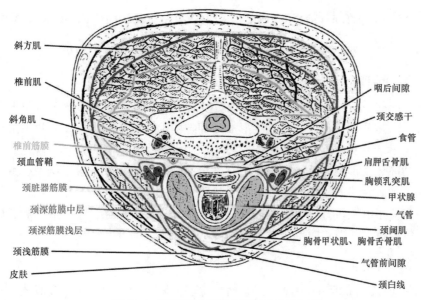

图 12-4 颈筋膜（平第七颈椎水平切面）

舌骨下肌群形成其鞘。

（三）颈脏器筋膜

颈脏器筋膜（visceral cervical fascia）位于颈深筋膜中层深面。颈脏器筋膜分为脏、壁两层：脏层包被于颈部脏器，如喉、气管、甲状腺、咽及食管的表面；壁层则包于全部脏器的外围，并向外包被颈内静脉（居外侧）、颈内动脉或颈总动脉（位于内侧）及迷走神经（位于上述动、静脉之间的后方），形成颈鞘（或称颈动脉鞘、颈血管鞘）。

（四）椎前筋膜

椎前筋膜（prevertebral fascia）又名颈深筋膜深层。位于颈脏器筋膜壁的深面，覆盖于椎前肌和斜角肌的前面，该筋膜上起颅底，下续胸内筋膜。在外侧，椎前筋膜形成颈后（颈外侧）三角的底。膈神经、颈交感神经干及颈丛神经根和臂丛神经根，均为椎前筋膜所覆盖；颈深淋巴结、颈鞘及鞘内的颈内静脉、颈内或颈总动脉和迷走神经，均位于椎前筋膜的浅面；椎前筋膜还包被锁骨下血管及臂丛进入腋腔形成腋鞘。

临床链接

颈筋膜和颈阔肌的临床意义

1. 颈阔肌在手术中是分层的标志，颈部浅层的颈横神经、颈外静脉和颈浅淋巴结即在其深面与颈深筋膜浅层之间。手术缝合切口时，应将切断的颈阔肌及其筋膜对位缝合，以免瘢痕明显。

2. 颈深筋膜浅、中两层在中线结合，形成宽 2～3 mm 的颈白线，在胸骨柄上方约 3 cm 处，颈深筋膜浅、中两层又复分开，形成胸骨上间隙，其中主要有颈静脉弓。颈白线血管较少，颈部有关手术，可经此分离舌骨下肌群。

3. 行颈淋巴清扫术时，通常以椎前筋膜作为底界，只要不切开此层筋膜，就不致伤及该筋膜深面重要的神经和血管。

三、颈部筋膜间隙及其交通 Cervical fascial spaces and their communications

颈部筋膜间隙是指颈深筋膜各层间存在的潜在间隙，主要有下列数处。

（一）颏下间隙

颏下间隙（submental space）介于两侧二腹肌前腹与舌骨之间。下颌舌骨肌形成此间隙的底，借此与舌下间隙分隔，颈深筋膜浅层形成此间隙的顶，该间隙内主要有颏下淋巴结。

颏下间隙与下颌下间隙相交通。颏下间隙以腺源性感染较多见，因颏下淋巴结收集下唇中部、颏部、下颌前牙及舌尖等处的淋巴，上述部位的感染可引起颏下淋巴结炎，继发颏下间隙感染。颏下间隙牙源性感染较少，乃因下颌舌骨肌在下颌体前部的附着处较低，下颌前牙及第一前磨牙根尖多位于下颌舌骨线以上。因此，上述诸牙根尖的炎症，若形成脓肿，破坏下颌骨舌侧骨板，即侵入舌下间隙，而不进入颏下间隙。

（二）下颌下间隙

下颌下间隙（submandibular space）为一骨-筋膜间隙，即间隙由颈深筋膜浅层分为浅、深两层与下颌骨所围成。颈深筋膜浅层的浅、深两层，向上分别附丽于下颌骨下缘和下颌舌骨线。因此，下颌下间隙的上界较下颌下三角为高。深层筋膜在下颌舌骨肌与舌骨舌肌的裂隙处疏松，下颌下间隙借此与舌下间隙相通。下颌下间隙内含有下颌下腺、下颌下淋巴结、面静脉及面动脉。

下颌下间隙与舌下、颏下、翼下颌及咽旁诸间隙相交通。

下颌下间隙感染多来自下颌磨牙根尖感染和下颌第三磨牙冠周炎。由于下颌骨舌侧骨板较薄，且下颌磨牙的根尖多位于下颌舌骨线以下。因此，上述诸牙根尖的炎症，若形成脓肿，破坏下颌骨舌侧骨板，即侵入下颌下间隙。

（三）内脏周围间隙

内脏周围间隙包括气管前间隙、咽旁间隙、内脏旁间隙、咽后间隙及食管后间隙等。

1. 气管前间隙（pretracheal space）（图 12-5） 位于气管前方，由颈脏器筋膜脏、壁两层所围成，间隙中主要含有甲状腺奇静脉丛、甲状腺下静脉，有时还有甲状腺最下动脉。作低位气管切开术时，应注意此关系。

气管前间隙因与前纵隔相通，故其感染可蔓延至前纵隔；该纵隔的气肿亦可上行扩散至颈部。气管前间隙还与内脏旁间隙相交通。

2. 咽旁间隙（parapharyngeal space） 位于咽侧壁与翼内肌和腮腺深叶之间，该间隙上至颅底，下达舌骨平面。咽旁间隙与翼颌、颞下、舌下、下颌下、腮腺与咽后诸间隙相通，血管神经束上通颅内，下经内脏旁间隙等连通纵隔，成为炎症蔓延的途径。

3. 内脏旁间隙（paravisceral space） 上续咽旁间隙，该间隙前通气管前间隙，后通食管后间隙。

4. 咽后间隙（retropharyngeal space）（图 12-5） 位于咽后壁的颈脏器筋膜与椎前筋膜之间。该间隙上起自颅底，下通食管后间隙，两侧与咽旁间隙相交通。

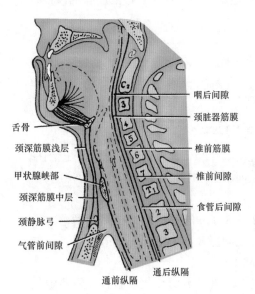

咽后间隙
颈脏器筋膜
椎前筋膜
椎前间隙
食管后间隙

舌骨
颈深筋膜浅层
甲状腺峡部
颈深筋膜中层
颈静脉弓
气管前间隙

通前纵隔　　通后纵隔

图 12-5　颈深筋膜及颈筋膜间隙（矢状断面模式图）

5. 食管后间隙（retroesophageal space）（图 12-5） 位于食管后壁的颈脏器筋膜与椎前筋膜之间，上续咽后间隙，下通后纵隔。

（四）椎前间隙

椎前间隙（prevertebral space）位于椎前筋膜与椎骨骨膜之间，内有椎前肌（图 12-5）。

附：颈部蜂窝组织间隙连通示意图

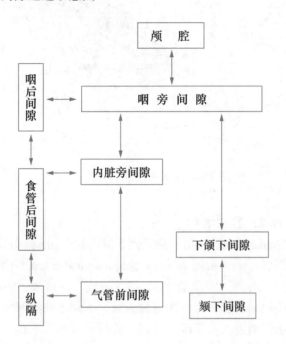

第三节　颈前区
Anterior Region of Neck

以舌骨为界，将颈前区（anterior region of neck）分为舌骨上区和舌骨下区。

一、舌骨上区 Suprahyoid region

舌骨上区包括颏下三角和左、右下颌下三角。

（一）颏下三角

颏下三角（submental triangle）由左、右二腹肌前腹与舌骨体所围成。浅面为皮肤、颈浅筋膜、颈深筋膜浅层所覆盖，其深面由下颌舌骨肌构成。下颌舌骨肌深面即舌下间隙。颏下三角内有数个颏下淋巴结。

（二）下颌下三角

1. 境界及层次　下颌下三角（submandibular triangle）又称二腹肌三角、下颌下区。下颌下三角由下颌骨下缘及二腹肌前腹、后腹所围成。该三角浅面由浅至深为皮肤、颈浅筋膜、颈深筋膜浅层所覆盖；其深面为下颌舌骨肌、舌骨舌肌及咽上缩肌等构成。在颈浅筋膜（superficial cervical fascia）中含有颈阔肌及其深面的面神经下颌缘支和颈支（图 12-6）。

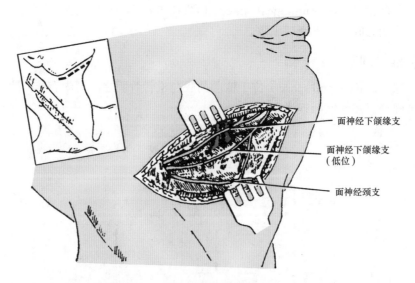

图 12-6　下颌下三角（浅层解剖）

2. 内容及毗邻（图 12-7，图 12-8）

（1）下颌下腺（submandibular gland）及下颌下淋巴结（submandibular lymph nodes）：下颌下腺包被于颈深筋膜浅层（superficial layer of deep cervical fascia）形成的下颌下腺鞘内，腺与鞘间连以蜂窝组织，易于分离。腺体呈"U"形，分浅、深两部：浅部位于下颌舌骨肌的浅面，绕该肌后缘向前至该肌深面者，为下颌下腺深部。下颌下腺深部发出下颌下腺管，于舌骨舌肌浅面，经下颌舌骨肌深面进入舌下区，开口于舌系带旁的舌下阜。下颌下腺管的行程方向自后下斜向前上，唾液排出缓慢，为下颌下腺结石形成的因素之一。下颌下腺浅部的上部与下颌体内侧面的下颌下腺窝及翼内肌下部邻接，下部越过下颌骨下缘，位于下颌下腺鞘浅层的深面；在下颌下腺鞘内的下颌下腺周围，有 3 ~ 6 个下颌下淋巴结，其中一淋巴结位于下颌下腺前极，另两个分居面动脉之前后。此外，也有淋巴结潜于下颌下腺内或腺鞘之浅面者。

（2）面动脉（facial artery）及面静脉（facial vein）：在面部，虽然面静脉在面动脉的稍后方与该动脉相伴而行。但在下颌下三角内，二者却分道而行：面静脉越过下颌下缘，穿下颌下

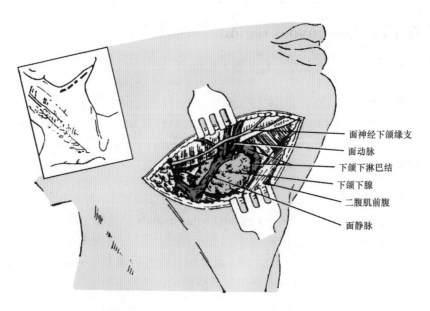

图 12-7　下颌下三角（深层解剖、下颌下腺鞘浅层已切除）

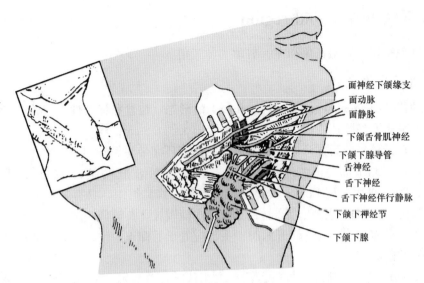

图 12-8　下颌下三角（深层解剖、下颌下腺向后拉开）

腺鞘浅层，向后下方行于下颌下腺后部及二腹肌后腹的浅面，进入颈动脉三角；面动脉则经二腹肌后腹及茎突舌骨肌深面穿入下颌下腺鞘，沿该腺后、上面的沟内前行，出腺鞘后，在咬肌前下角，绕下颌骨下缘至面部。面动脉发出腺支营养下颌下腺。

（3）舌神经（lingual nerve）、下颌下腺管（submandibular duct）与舌下神经（hypoglossal nerve）（图 12-8）　舌神经、下颌下腺管与舌下神经，三者自上而下排列在舌骨舌肌的浅面。舌神经与下颌下腺管关系密切，舌神经经翼外肌深面下行，进入翼颌间隙，向下前行于最后磨牙后内侧的黏膜下。继续向前下行经舌骨舌肌与下颌舌骨肌之间，若将下颌舌骨肌的后缘向前拉开，则可见舌神经自外上钩绕下颌下腺管，经其下方转至其内侧和上方。舌下神经则位于二腹肌中间腱的上方。

> ### 临床链接
>
> #### 下颌下三角的临床意义
>
> 　　1. 面神经下颌缘支约有 1/5 出现于下颌下三角，其最低平面不超过下颌下缘以下 1.5 cm，因此，临床上下颌下区切口应选择在下颌下缘以下 1.5 ～ 2 cm 处，做平行于下颌下缘的切口，以避免损伤面神经下颌缘支，导致口角歪斜。在下颌下腺手术处理面动脉时，亦应避免伤及面神经下颌缘支。
>
> 　　2. 下颌下腺摘除术中，应仔细牢固结扎面动脉，以免结扎线滑脱造成严重出血、口底血肿，若处理不及时，可造成危及生命的严重后果。
>
> 　　3. 临床行下颌下腺摘除术时，根据舌神经较下颌下腺管坚韧，且粗而扁、舌神经钩绕下颌下腺管的位置关系及舌神经连于下颌下神经节的 3 个主要解剖特点，仔细辨认舌神经与下颌下腺管，以免将舌神经误认为下颌下腺管而予以切断，造成术后半侧舌麻木。
>
> 　　4. 舌下神经位于二腹肌中间腱的上方。手术分离下颌下腺下缘时，应注意避免损伤其深面的舌下神经。

二、舌骨下区 Infrahyoid region

舌骨下区包括左、右肌三角和左、右颈动脉三角。

（一）气管颈段

1. 气管颈段（cervical segment of trachea）的形态、位置和移动性　气管颈段上接环状软骨下缘，下平胸骨颈静脉切迹与气管胸段相延续，长约 6.5 cm，横径为 1.5 ～ 2 cm，具有软骨环 6 ～ 8 个，软骨环呈向后方开放的马蹄形，由气管环韧带将气管环相互连接。气管颈段正常位于舌骨下区肌三角下部的正中，近环状软骨处最浅，距皮肤仅有 1 ～ 2 cm；近胸骨颈静脉切迹处最深，距皮肤达 3 ～ 4 cm。气管颈段周围包以蜂窝组织，具有一定的移动性，即头俯时，气管颈段位置深而较短；头后仰时，其位置浅而较长。头转向一侧时，气管即随之转向该侧，不利于气管显露，故行气管切开术时，头部应处于后仰正中位，以利于显露气管。

2. 气管颈段的毗邻

（1）气管颈段前方的毗邻：气管颈段前方由浅至深为皮肤、颈浅筋膜、颈深筋膜浅层及颈深筋膜中层和浅、中两层结合形成的颈白线（图 12-9），为气管切开术的入路。在胸骨柄上方约 3 cm 处，有胸骨上间隙，其中主要有颈静脉弓。中线两侧有被颈深筋膜中层包被的胸骨舌骨肌和胸骨甲状肌。在气管颈段第 2 ～ 4 气管软骨环的前方有甲状腺峡部横过。在气管前方，有颈脏器筋膜脏、壁两层所围成的气管前间隙（pretracheal space）（图 12-5），间隙中主要含有甲状腺奇静脉丛、甲状腺下静脉，有时还有甲状腺最下动脉。

在小儿，胸腺、甲状腺最下动脉、左头臂静脉、头臂干，甚至主动脉弓（图 12-10），可出现在胸骨颈静脉切迹的稍上方，成为气管颈段前方的毗邻。

（2）气管颈段两侧的毗邻：气管颈段两侧上部与甲状腺侧叶相邻，下部与颈动脉鞘相邻。愈近胸骨上缘，颈动脉鞘与气管的距离愈近。因此，在做气管切开时，应强调切口的正中位。

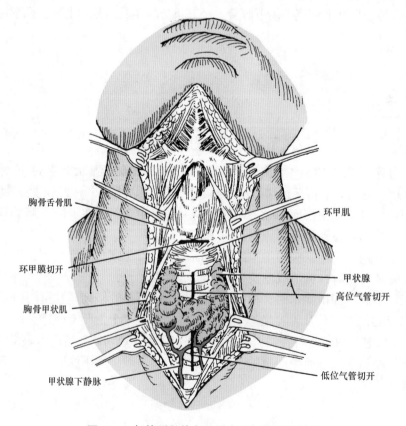

图 12-9　气管颈段前方的层次及气管切开部位

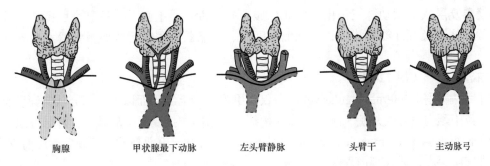

| 胸腺 | 甲状腺最下动脉 | 左头臂静脉 | 头臂干 | 主动脉弓 |

图 12-10 气管颈段前面可能存在的结构

（3）气管颈段后方的毗邻：气管颈段后方紧邻食管，切开气管时，深度应适当。此外，在气管与食管之间的沟内尚有喉返神经通行。

3. 气管颈段的血供、淋巴引流及神经支配　气管颈段的血供来自甲状腺下动脉的分支；静脉血注入甲状腺下静脉；淋巴流入气管旁淋巴结；神经由喉返神经的分支支配。

✒ **临床链接**

气管颈段的临床意义

1. 气管颈段正常位于舌骨下区下部的正中，由于颈部或纵隔内器官病变的牵引或推挤，气管颈段可偏向一侧。

2. 临床行气管切开术时应采取头正中后仰位，正中位可避免伤及颈动脉鞘内容，后仰位可使气管位置变浅。

3. 在气管前间隙中有甲状腺奇静脉丛、甲状腺下静脉，有时还有甲状腺最下动脉。行低位气管切开术时，应注意此关系。

4. 甲状腺峡部因有左、右甲状腺上、下动脉的分支吻合，故切断后易引起出血。

5. 因小儿胸骨颈静脉切迹的稍上方，可见胸腺、甲状腺最下动脉、左头臂静脉、头臂干，甚至主动脉弓，故在小儿气管切开术时，更应注意这一解剖特点。

6. 勿切环状软骨，以免术后发生喉狭窄。

7. 气管切开多在第 3 ~ 5 软骨环的范围内，不宜切开过深，以免刺伤气管后壁，甚至伤及食管；亦不应低于第 5 气管软骨环，以免引起头臂干等损伤。

（二）食管颈段

食管颈段（cervical segment of esophagus）（图 12-4、图 12-14）平第 6 颈椎和环状软骨下缘，与咽相接，于胸骨颈静脉切迹平面移行为食管胸段。食管颈段前邻气管，但稍偏左，故颈部食管手术多选择左侧入路。食管颈段后外侧隔椎前筋膜与颈交感干相邻，其外侧与颈动脉鞘和甲状腺侧叶相邻。

食管颈段的血供来自甲状腺下动脉的分支；静脉血注入甲状腺下静脉；淋巴注入气管旁淋巴结；神经由迷走神经和交感干的分支形成的食管丛支配。

（三）颈动脉三角

颈动脉三角（carotid triangle）位于胸锁乳突肌上部的前方。

1. 境界及层次 颈动脉三角由二腹肌后腹、肩胛舌骨肌上腹及胸锁乳突肌围成。浅面有皮肤、颈浅筋膜及颈深筋膜浅层；其深面由咽中、下缩肌，甲状舌骨肌及舌骨大角各一部分构成。

2. 内容及毗邻（图 12-11）

（1）颈内静脉（internal jugular vein）：仅在甲状软骨上缘平面以上，部分从胸锁乳突肌前缘露出，位于颈内动脉的外侧。颈内静脉在颈动脉三角内，接受面总静脉和舌静脉等属支。

（2）面总静脉（common facial vein）：在下颌角下后方，由面静脉与下颌后静脉前支合成，在胸锁乳突肌深面，注入颈内静脉。

（3）颈总动脉（common carotid artery）：颈总动脉上段位于颈动脉三角，位置较浅。颈总动脉位于颈内静脉的内侧，沿气管及喉的外侧上行，一般约平甲状软骨上缘，分叉为颈内动脉和颈外动脉，分叉部位最高可至下颌角平面，最低达甲状软骨上缘平面以下。其分叉部位多在舌骨大角平面与甲状软骨上缘平面之间（74%）。颈总动脉通常仅分为颈内动脉、颈外动脉两个终支，但在高位颈总动脉分叉者，约有 20% 的甲状腺上动脉由颈总动脉发出。

（4）颈内动脉（internal carotid artery）：从颈总动脉分出后上行，初在颈外动脉的后外侧，继而转至其后内侧。颈内动脉浅面有枕动脉、舌下神经、面总静脉及舌静脉越过，后外侧邻近迷走神经，内侧为咽侧壁及喉上神经内、外侧支，外侧有颈内静脉。

（5）颈外动脉（external carotid artery）：从颈总动脉分出后上行，初在颈内动脉的前内侧，继而转至其前外侧。颈外动脉的浅面自上而下有舌下神经、面总静脉和舌静脉越过；内侧为咽侧壁及喉上神经的内、外侧支。

（6）舌下神经（hypoglossal nerve）：经二腹肌后腹深面至其下缘进入颈动脉三角上部，呈弓形经过颈内、外动脉及舌动脉的浅面，在舌骨大角上方，再经二腹肌后腹下部的下缘至其深面进入下颌下三角。舌下神经在绕枕动脉处发出降支（颈袢上根），在颈鞘浅面下行，参与舌下神经袢（颈袢）的组成。

（7）喉上神经（superior laryngeal nerve）：发自迷走神经，于颈内、外动脉的深面下行，于舌骨平面分为喉内、外侧 2 支，分别布于喉和环甲肌。

（8）二腹肌后腹（posterior belly of the digastric）：为颈动脉三角与下颌下三角的分界，其位置与血管、神经关系密切。在二腹肌后腹浅面，有耳大神经、下颌后静脉及面神经颈支；在

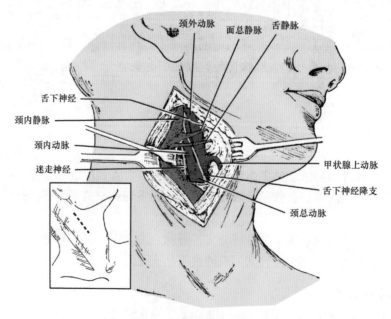

图 12-11 颈动脉三角

二腹肌后腹深面，有颈内动、静脉，颈外动脉和第 X～XII 对脑神经；在该肌上缘有耳后动脉、面神经及舌咽神经；在该肌下缘，自后向前依次排列为副神经、颈内静脉、舌下神经、颈内动脉、颈外动脉及面动脉。

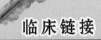

临床链接

颈动脉三角的临床意义

1. 面总静脉越过舌下神经及颈外、内动脉的浅面，约平舌骨高度，注入颈内静脉。颈外动脉结扎时，如面总静脉有碍显露颈外动脉，一般将其牵开或结扎切断。

2. 由于甲状腺上动脉可起自颈总动脉，故在甲状腺上动脉与舌动脉之间结扎颈外动脉时，若周围解剖关系不清楚，就有可能误扎颈总动脉，可引起同侧脑部血液循环障碍，导致偏瘫，甚至死亡，其死亡率可高达 28%。

3. 颈外动脉与其周围血管、神经关系密切，在甲状腺上动脉与舌动脉之间结扎颈外动脉时，务须分离清楚，以免误伤周围血管、神经。由于两侧颈外动脉有丰富的吻合，故结扎一侧颈外动脉，其所营养部位不受影响。

4. 临床行颈外动脉结扎术，均在颈动脉三角内施行。术中应特别注意辨认颈内、外动脉。

①根据颈内、外动脉的位置：颈内动脉初在颈外动脉的后外侧，继而转至其后内侧。②根据颈内、外动脉有无分支：颈内动脉在颈部无分支，颈外动脉在颈部发出一系列分支。在颈动脉三角内，颈外动脉发出甲状腺上动脉、舌动脉、面动脉、枕动脉及咽升动脉 5 个分支。③根据暂时阻断颈外动脉试验：将颈外动脉分离牵引阻断，检测颞浅动脉或面动脉，若无搏动，即为颈外动脉。但此试验必须在已认清颈外动脉的基础上进行，才有可靠价值，否则若将颈内、外动脉同时阻断，也可出现颞浅动脉或面动脉无搏动，亦可能造成误扎。临床上施行颈外动脉结扎的主要危险之一，在于误将颈内动脉认为是颈外动脉而加以结扎。误扎后可能引起同侧脑部血液循环障碍，导致偏瘫，甚至死亡，其死亡率可高达 49%。

5. 由于二腹肌后腹毗邻关系复杂，故在该肌附近进行手术时，慎勿伤及该肌紧邻的重要血管、神经。

第四节　颈侧区
Lateral Region of Neck

颈侧区包括胸锁乳突肌区和颈后三角。

一、胸锁乳突肌区 Sternocleidomastoid region

胸锁乳突肌区为相当于胸锁乳突肌及其浅面和被该肌覆盖的部位。

（一）境界及层次

胸锁乳突肌区上以乳突，下以胸骨和锁骨胸骨端的上缘，前内和后外分别以胸锁乳突肌的前、后缘为界。胸锁乳突肌区的层次由浅至深为皮肤、颈浅筋膜及其内的颈阔肌，该肌深面与颈深筋膜浅层之间有颈横神经、颈外静脉和颈浅淋巴结（图 12-12）。

（二）内容及毗邻

1. 胸锁乳突肌（sternocleidomastoid）及其鞘　胸锁乳突肌位于肌鞘内，该鞘由颈深筋膜浅层包被该肌而形成。

2. 颈鞘（cervical sheath）

（1）颈鞘及其毗邻：颈鞘（图 12-13）或称颈动脉鞘、颈血管鞘，来自颈脏器筋膜壁层，呈管状，位于胸锁乳突肌鞘深面。该鞘上方附着于颅底颈静脉孔和颈动脉管外口周缘的颅骨外膜；下方止于锁骨胸骨端和胸锁关节的深面。由鞘向内伸出间隔，分隔鞘内的颈内静脉、颈内动脉或颈总动脉及迷走神经。

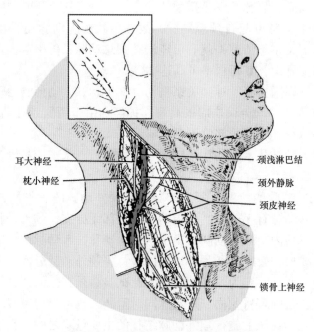

耳大神经　　　　　　　　　　　　　　　　　颈浅淋巴结
枕小神经　　　　　　　　　　　　　　　　　颈外静脉
　　　　　　　　　　　　　　　　　　　　　颈皮神经

　　　　　　　　　　　　　　　　　　　　　锁骨上神经

图 12-12　胸锁乳突肌区（颈阔肌深面）

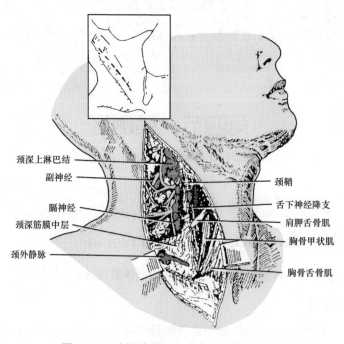

颈深上淋巴结
副神经　　　　　　　　　　　　　　　　　颈鞘
膈神经　　　　　　　　　　　　　　　　　舌下神经降支
颈深筋膜中层　　　　　　　　　　　　　　肩胛舌骨肌
　　　　　　　　　　　　　　　　　　　　胸骨甲状肌
颈外静脉　　　　　　　　　　　　　　　　胸骨舌骨肌

图 12-13　胸锁乳突肌区（胸锁乳突肌深面）

颈鞘浅面毗邻胸锁乳突肌、胸骨舌骨肌、胸骨甲状肌、舌下神经袢（ansa of hypoglossal nerve）或称颈袢（ansa cervicalis）及甲状腺中静脉；颈鞘内侧有喉与气管颈段及咽与食管颈段、甲状腺侧叶及喉返神经。颈鞘深面有覆盖椎前筋膜的颈交感干。

（2）颈鞘内容：颈鞘内有颈内静脉（居外侧）、颈内动脉或颈总动脉（位于内侧）和迷走神经下行于上述动、静脉之间的后方。

1）颈内静脉（internal jugular vein）：位于颈鞘内，大部分为胸锁乳突肌所覆盖，仅在颈动脉三角之上部，在胸锁乳突肌之前缘露出少许。颈内静脉与颈鞘结合紧密，使管腔经常保持扩张状态。

2）颈总动脉（common carotid artery）：位于颈鞘内，颈总动脉上段位于颈动脉三角，位置较浅。下段位于本区内，位置较深。颈总动脉外侧有颈内静脉，后外有迷走神经。

3）颈内动脉（internal carotid artery）：位于颈鞘内，其外侧有颈内静脉，后外有迷走神经。

4）迷走神经（vagus nerve）：于颈鞘中，居颈内静脉与颈内或颈总动脉之间的后方垂直下行进入胸腔。

3. 颈深淋巴结（deep cervical lymph nodes）（图 12-13）　在颈深淋巴结群中，颈深淋巴结主链为沿颈鞘排列者，总数约 30 个。该链上起颅底，下达颈根部，以肩胛舌骨肌为界，将其分为上方的颈深上淋巴结及其下方的颈深下淋巴结。

4. 副神经（accessory nerve）　经二腹肌后腹后份深面下缘穿出，在乳突尖下约 3.5 cm 处进入胸锁乳突肌上份前缘的深面，发支支配该肌，其本干经该肌后缘上、中 1/3 交界点处进入颈后三角。

5. 胸导管颈段（cervical part of thoracic duct）（图 12-14）　位于左颈根部，先沿食管与左锁骨下动脉之间上行，距锁骨上 3 ～ 4 cm 处（约平第 7 颈高度），转向前、外、下，呈凸向上的胸导管弓，于胸膜顶之上及颈鞘后方和前斜角肌的内侧缘，注入左静脉角。

6. 膈神经颈段（cervical part of phrenic nerve）（图 12-14）　由第 3、4、5 颈神经前支组成，位于前斜角肌表面，被椎前筋膜所覆盖，自上外行斜向下内，经锁骨下动、静脉之间进入胸腔。

7. 胸膜顶（cupula of pleura）（图 12-14）　及锁骨下动脉第一段（first segment of subclavian artery）胸膜顶位于锁骨内 1/3 的上方 2 ～ 3 cm 处，相当于第 7 颈椎的高度。前邻锁骨下动、静脉，迷走神经和膈神经，左侧尚有胸导管；后方有颈交感干；内侧有气管。左、右锁骨

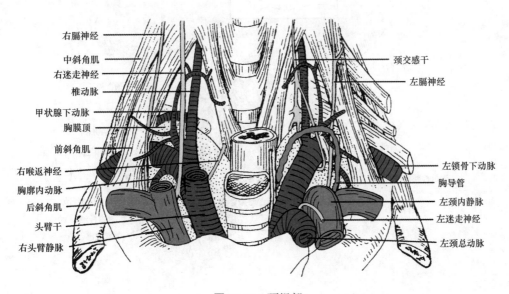

右膈神经
中斜角肌
右迷走神经
椎动脉
甲状腺下动脉
胸膜顶
前斜角肌
右喉返神经
胸廓内动脉
后斜角肌
头臂干
右头臂静脉

颈交感干
左膈神经

左锁骨下动脉
胸导管
左颈内静脉
左迷走神经
左颈总动脉

图 12-14　颈根部

下动脉第一段前面除被胸锁乳突肌覆盖外，左侧者其前尚有左颈内静脉、左头臂静脉、胸导管、左迷走神经及左膈神经；右侧者其前面尚有右颈内静脉及右迷走神经和右膈神经等；左、右锁骨下动脉第一段的后方为胸膜顶。

8. 颈交感干（cervical sympathetic trunk）（图 12-14，图 12-15）　由颈上神经节、颈中神经节、颈下神经节和节间支相连而成。位于颈鞘后方、椎前筋膜的深面。上起于颅底，下与胸交感干相延续。垂直纵列于颈椎横突的前方。

9. 前斜角肌（scalenus anterior）（图 12-14）　位于胸锁乳突肌之深面，为颈根部的重要标志。由于前斜角肌的毗邻关系颇为复杂，且极为重要，故前斜角肌被视为颈根部的钥匙。其毗邻关系如下。

（1）前斜角肌浅面：除有上下行的颈内静脉及膈神经外，在该肌下半部的浅面，尚有横行跨越的颈横动脉、肩胛上动脉及锁骨下静脉。

（2）前斜角肌的内侧：有锁骨下动脉第一段。

（3）前斜角肌的内后侧：有胸膜顶。

（4）前斜角肌的深面：有臂丛及锁骨下动脉第二段。

（5）前斜角肌的外侧：有臂丛及锁骨下动脉第三段。

二、颈后三角 Posterior triangle of neck

颈后三角位于胸锁乳突肌区的后方。

（一）境界及层次

颈后三角由胸锁乳突肌后缘、斜方肌前缘及锁骨中 1/3 的上缘围成。该三角的浅面由浅至深为：皮肤、颈浅筋膜、颈深筋膜浅层和颈深筋膜中层。其中，颈浅筋膜（superficial cervical

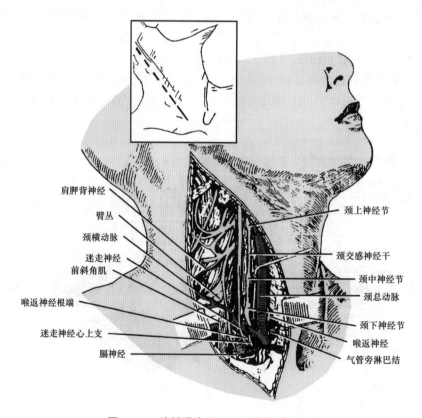

图 12-15　胸锁乳突肌区（颈内静脉深面）

临床链接

胸锁乳突肌区的临床意义

1. 颈丛皮神经分支为枕小神经、耳大神经、颈横神经和锁骨上神经。它们先集中于胸锁乳突肌后缘中点附近，然后呈放射状布于枕部、耳郭、腮腺区的皮肤及肩部和胸上部皮肤。故在颈部手术和腮腺手术时，可在此点进行阻滞麻醉。

2. 颈内静脉上端位于颈内动脉上端之后外侧，其间隔以第Ⅸ～Ⅻ对脑神经。颈淋巴清扫术处理颈内静脉上端时，应注意此关系。第Ⅸ～Ⅻ对脑神经于颈内静脉上端下方即行分散，其辨别法是：副神经行向后外，列于颈内静脉的浅面或深面；迷走神经垂直下行，列于颈内动、静脉之间的后方；舌咽神经行向前下，在下颌角上方，向前穿过颈内、外动脉之间；舌下神经亦行向前下，于下颌角下方，跨越颈内、外动脉的浅面。

3. 颈内静脉下端后邻锁骨下动脉第一段、胸膜顶及胸导管之末段。由于上述解剖关系，在颈淋巴清扫术中处理颈内静脉下端时，应避免过分向下剥离，以防气栓和引起纵隔气肿或误伤胸膜顶，并应注意勿伤及胸导管和右淋巴导管，以免造成乳糜漏。胸导管任何部位的损伤，只要予以结扎，其淋巴引流不受影响，这是由于胸导管各段之间及其与奇静脉之间存在广泛的淋巴管静脉吻合之故。

4. 颈深淋巴结主链位于颈鞘周围。在颈部肿瘤或淋巴结核病变时，颈内静脉常与颈鞘及其周围受累的淋巴结粘连紧密，手术时注意勿撕破颈内静脉，否则，可发生空气栓塞。由于结扎一侧颈内静脉，一般不影响脑的血液回流，故临床可做预防性的颈内静脉结扎。

5. 临床可经右颈内静脉进行穿刺或插管，用以测定中心静脉压或向体内长期输入营养物质，乃因右侧颈内静脉的行程与右头臂静脉几呈直线，且较左侧者粗大之故。

6. 口腔颌面部癌瘤的颈淋巴结转移，常累及颈深上淋巴结，如颈二腹肌淋巴结（或称角淋巴结）与舌根癌的淋巴转移密切相关。

7. 膈神经颈段和颈交感干，二者均位于椎前筋膜的深面。该筋膜为颈淋巴清扫术的底界，清扫术时不应突破椎前筋膜，以避免伤及膈神经颈段和颈交感干。

fascia）（图 12-16）包被部分颈阔肌。在颈阔肌深面，有颈外静脉终段，经胸锁乳突肌与锁骨所夹之角，穿深筋膜注入锁骨下静脉。枕小神经沿胸锁乳突肌后缘上行，布于枕部皮肤。锁骨上神经的中、后支，向下布于颈下部、胸上部及肩部的皮肤。颈后三角的底由椎前筋膜（prevertebral fascia）及被其覆盖的夹肌、肩胛提肌、后斜角肌及中斜角肌所构成。

（二）内容及毗邻

1. 副神经（accessory nerve）（图 12-17，图 12-18） 副神经发支至胸锁乳突肌后，经该肌后缘上、中 1/3 交界处进入颈后三角，经颈深筋膜浅层与椎前筋膜之间斜向外下，潜入斜方肌前缘中、下 1/3 交界处（或斜方肌前缘与锁骨上缘的夹角上方二横指处）布于该肌。

2. 副神经淋巴结（accessory nerve lymph nodes） 副神经周围常排列有淋巴结，称为副神经淋巴结，该淋巴结为颈深淋巴结的一部分。

3. 颈横动脉（transverse cervical artery）及锁骨上淋巴结（supraclavicular lymph nodes）（图 12-17，图 12-18） 颈横动脉多起于甲状颈干，向外经前斜角肌及膈神经浅面、颈内静脉和胸锁乳突肌深面，在胸锁乳突肌后缘进入颈后三角下部，继而经肩胛舌骨肌深面横行向外，

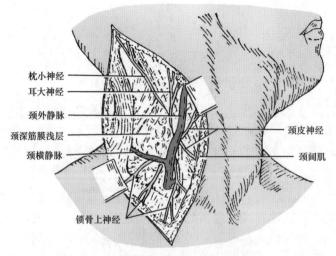

枕小神经
耳大神经
颈外静脉
颈深筋膜浅层
颈横静脉

颈皮神经
颈阔肌

锁骨上神经

图 12-16　颈后三角（浅层解剖）

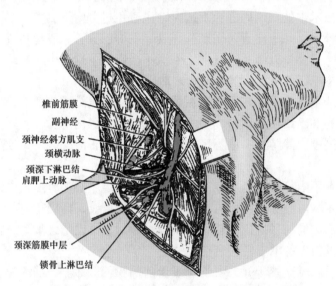

椎前筋膜
副神经
颈神经斜方肌支
颈横动脉
颈深下淋巴结
肩胛上动脉

颈深筋膜中层

锁骨上淋巴结

图 12-17　颈后三角（深层解剖，椎前筋膜浅面）

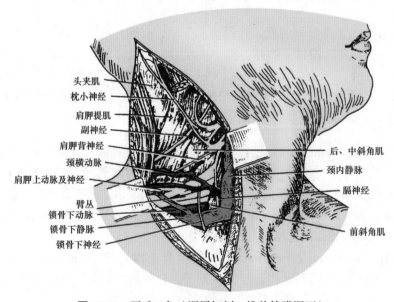

头夹肌
枕小神经
肩胛提肌
副神经
肩胛背神经
颈横动脉
肩胛上动脉及神经
臂丛
锁骨下动脉
锁骨下静脉
锁骨下神经

后、中斜角肌
颈内静脉
膈神经

前斜角肌

图 12-18　颈后三角（深层解剖，椎前筋膜深面）

潜入斜方肌深面。沿颈横动脉排列有锁骨上淋巴结。

4. 臂丛（brachial plexus）及锁骨下动、静脉（图 12-18） 臂丛自斜角肌间隙走出，于胸锁乳突肌下部的后缘进入颈后三角，经锁骨和锁骨下动脉的上方或后方进入腋腔。臂丛的前内下方为锁骨下动静脉，内下方为胸膜顶。锁骨下动、静脉与臂丛由椎前筋膜形成的筋膜鞘所包被，延伸至腋腔成为腋鞘。

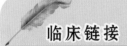
临床链接

颈后三角的临床意义

1. 副神经于胸锁乳突肌后缘上、中 1/3 交界处进入颈后三角，潜入斜方肌前缘中、下 1/3 交界处（或斜方肌前缘与锁骨上缘的夹角上方二横指处）。因而手术时，可在胸锁乳突肌后缘或斜方肌前缘显露副神经。

2. 副神经周围有副神经淋巴结。行颈淋巴结切除术（如颈淋巴结核切除术）时，应注意保护副神经。在颈淋巴清扫术中，若切断副神经，可导致斜方肌萎缩及功能丧失，出现肩部及上肢的运动受限。在副神经下方约一指宽处，有与副神经并行的第 3～4 脊神经前支进入斜方肌深面，应加以识别。

3. 在颈淋巴结清扫术清扫颈后三角时，一般均结扎或切除颈横动脉及其下前方的肩胛上动脉，以利于较彻底地清除颈后三角的淋巴结组织及蜂窝组织。

4. 椎前筋膜覆盖颈后三角的底，包被臂丛和锁骨下血管，延伸至腋腔成为腋鞘。椎前筋膜为颈淋巴清扫术的底界，不应突破椎前筋膜，以避免伤其深面的重要血管神经。

（皮 昕 许向亮）

复习思考题及病例分析
Review questions and case analysis

一、复习思考题 Review questions

1. 试述颈深筋膜的分层。
2. 试述下颌下三角的境界及内容。
3. 试述舌神经、下颌下腺管及舌下神经的关系。
4. 试述颈动脉三角的境界及内容。
5. 如何鉴别颈内、外动脉？
6. 试述气管颈段前方的解剖层次及气管切开的注意事项？

二、病例分析 Case analysis

1. 男性，45 岁，因患右下颌下腺良性肿物，拟行右下颌下腺切除术。请根据你所掌握的该区局部解剖知识，说明在切除下颌下腺的手术中有哪些危险？术中需注意保护哪些重要解剖结构？

2. 某肿瘤患者在接受根治性颈淋巴清扫术后，出现右侧肩部疼痛不适、麻木，右肩下垂、耸肩无力，上臂不能外展等症状。请问手术伤及了患者的什么解剖结构？

3. 某一年轻男性住院术后患者，因上呼吸道梗阻，须急行气管切开术。请说明施行气管切开术有关的解剖层次、重要解剖结构及如何避免副损伤。

4. 因肿瘤切除或外伤等引起难以控制的颌面部出血，临床需要施行颈外动脉结扎术。虽然结扎颈外动脉是有效的减少失血的治疗方法之一，但有误扎颈内动脉的风险。请说明如何辨别颈内、外动脉？

5. 男性，30岁，主因"发现左上颈部肿物2个月"就诊。检查：在左颈部舌骨水平，胸锁乳突肌前缘附近可触及2 cm×3 cm×3.5 cm大小囊性肿物，触诊肿物表面光滑，质地柔软，有波动感。CT显示肿物位于胸锁乳突肌前缘及深面，自颈内、外动脉分叉之间突向咽侧壁。患者于全麻下手术摘除囊肿，术后病理报告：符合鳃裂囊肿。患者术后出现舌运动障碍、伸舌时舌尖左偏，舌后1/3感觉障碍及左侧耸肩无力等不适症状。请利用解剖学知识分析上述现象。

6. 临床上对颈外动脉进行结扎是处理颌面部大出血的方法之一。由于颈外动脉与颈内动脉、颈总动脉位置接近，若未辨别清楚，不慎将颈内动脉或颈总动脉误扎会导致严重的后果。有统计表明临床上若误将颈内动脉以为是颈外动脉而加以结扎，导致偏瘫，甚至死亡，其死亡率可高达49%，而误将颈总动脉结扎，其死亡率可达28%。误结扎颈总动脉患者的死亡率低于结扎颈内动脉的死亡率，请利用解剖学知识进行解释。

7. 中学生谭某与同学在河边玩耍，不慎落水，一位医生恰巧路过，与众人迅速将落水学生救起，发现其脉搏骤停，立即对其实施心肺复苏术。经过努力施救，谭某成功获救，脉搏与呼吸逐渐恢复，请用你学过的解剖知识分析如何在颈部检查脉搏。

8. 对一名舌癌患者行根治性颈淋巴清扫术，术后患者出现患侧瞳孔缩小、眼球内陷及面颈部皮肤发红等症状，请利用解剖学知识解释出现上述症状的原因。

第十二章 病例分析参考答案

（　皮　昕　　何三纲　　许向亮　　赵士杰　）

第十三章　颅部局部解剖

Cranial Topographic Anatomy

第一节　颅　顶
Calvaria

　　颅顶与颅底的分界线为眶上缘、颞下嵴、乳突基底、上项线和枕外隆凸的连线。由软组织（解剖头皮）和颅顶骨组成。根据局部解剖特点，可将颅顶分为额、顶、枕区和颞区两部分。

一、额、顶、枕区 Frontal，parietal and occipital regions

（一）境界及层次、结构

　　额、顶、枕区前界为眶上缘，两侧为颞上线，后界为上项线及枕外隆凸。额、顶、枕区的软组织，由浅至深分为5层（图13-1），即①皮肤；②皮下组织；③颅顶肌及帽状腱膜；④腱膜下蜂窝组织；⑤颅骨外膜。软组织深面为颅顶骨。各层特点如下：

　　1. 皮肤　厚而致密，富含血管、淋巴管、毛根、毛囊、皮脂腺和汗腺。

　　2. 皮下组织　主要由致密结缔组织和脂肪组织构成，致密结缔组织使皮肤与帽状腱膜紧密相连，形成多数纤维隔，隔间含有血管、神经、淋巴管及脂肪。

　　皮下组织内含有头皮的主要血管、神经和淋巴管。血管、神经多相伴而行（图13-2），具有辐辏状的行程。它们由周边自下而上趋向颅顶中部，可归纳为前组、外侧组和后组。前组主

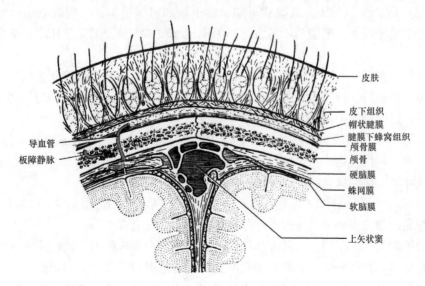

图 13-1　额、顶、枕区（额切面）

191

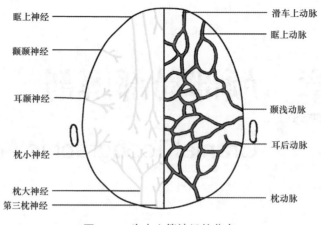

图 13-2　头皮血管神经的分布

要有眶上动、静脉和眶上神经；外侧组主要有颞浅动、静脉和耳颞神经；后组主要有枕动、静脉和枕大神经。

皮下组织内淋巴管吻合丰富，额区淋巴引流至下颌下淋巴结；顶区回流至耳后淋巴结；枕区回流至枕淋巴结。

3. 帽状腱膜及额、枕肌　帽状腱膜位于此层中部，前连额肌，后接枕肌。帽状腱膜坚韧致密，两侧变薄，与颞浅筋膜相延续。

4. 腱膜下蜂窝组织　又称腱膜下间隙，为帽状腱膜与颅骨外膜之间的疏松结缔组织间隙。

5. 颅顶骨外膜　由致密结缔组织构成，与颅顶骨借疏松结缔组织疏松结合，易于分离；但在骨缝处与骨紧密结合，难以分开。

6. 颅顶骨　本区的颅顶骨由额、顶、枕骨的一部分组成。颅顶骨分为外板、板障及内板 3 层。内、外板均由骨密质构成。外板较厚，具有一定的弹性；内板薄，较脆弱，故有"玻璃样板"之称。

（二）临床意义

1. 颅顶皮肤为一良好的供皮区。这是因为该区血管、淋巴管丰富，再生力强，损伤后易于修复之故。因此，临床可在此区多次切取表层皮片并不影响头发的生长。

2. 皮下组织因被致密结缔组织分成许多间隔，其间有血管、神经及淋巴管穿行。此层发生炎症，不易扩散，张力较大，故炎症早期，渗出物即可压迫神经，引起剧痛。血管壁与其周围的结缔组织紧密接合，断裂后不易收缩，因而出血较多，须及时采用压迫、缝合等方法进行止血。

3. 头皮血管、神经均行于皮下组织中，由颅顶周围向颅顶中部呈辐辏状走行。头皮单纯切开术，为避免损伤血管、神经主干，应考虑切口的方向。开颅术做皮瓣时，为有利于皮瓣的成活，蒂应朝下，以保留入蒂的血管、神经干在其内。

4. 头皮动脉由于在同侧与对侧形成密集的动脉网，因而裂伤后结扎或压迫一侧血管主干，亦难以完全止血。但因血运丰富，组织再生和抗感染力强，伤口愈合迅速，撕裂伤所形成的窄蒂皮瓣常不致坏死，清创缝合时应注意这一特点。

5. 头皮静脉由于借导静脉（顶导静脉和乳突导静脉等）与板障静脉（图 13-3）及颅内硬脑膜静脉窦相通，故头皮感染可通过导静脉蔓延至颅内，反之亦然。

6. 头皮的神经行于皮下层内，故在切口部位进行局部浸润麻醉时，药物应注入皮下层。因相邻区域神经分布互相重叠，故单纯采用阻滞麻醉，常难取得满意的效果。

7. 颅顶肌及帽状腱膜通过皮下组织与皮肤紧密相连，头皮裂伤若未伤及帽状腱膜伤口裂开

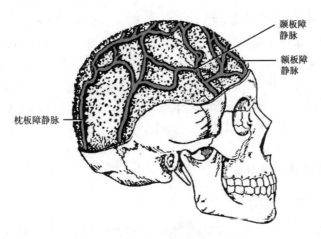

颞板障
静脉

额板障
静脉

枕板障静脉

图 13-3　板障静脉

不显；若伤口裂开，说明裂伤至少深达帽状腱膜，特别是横向裂伤，由于额、枕肌收缩，裂口更大。帽状腱膜能经受较大的张力，修复时一定要将其缝合，以利伤口愈合和止血。

8. 皮肤、皮下组织和帽状腱膜三层结构紧密结合，不易分离，宛如一层，故当外伤头皮撕脱或开颅术翻转皮瓣时均成一片。临床上所称头皮，即指此三层而言。

9. 腱膜下蜂窝组织系连接于头皮与颅顶骨外膜之间的疏松结缔组织，故外伤撕脱头皮时，即自腱膜下蜂窝组织层分离。若有出血或化脓，可于此层内蔓延至全颅部。此层因有导静脉穿行，将头皮的皮下静脉与板障静脉和颅内静脉窦沟通。此层感染，可经导静脉蔓延至颅骨或颅内，故临床常称此层为颅顶的"危险区"。

10. 腱膜下蜂窝组织在修复秃发中，具有重要的临床意义。其方法是在秃发区周围做切口，经帽状腱膜下分离腱膜下间隙，于有发头皮区埋入头皮扩张器，以腱膜下蜂窝组织深面坚硬的颅骨作为衬垫，用头皮扩张器来扩张其浅面有发的头皮。所需扩张有发头皮应为秃发区面积的 2 倍，其中一半用于修复秃发区，另一半用于闭合供发区。用此法修复秃发被誉为当今治疗秃发最有效的美容方法之一，因该法较以往采用的插秧法、分次切除缝合法、游离头皮瓣法和局部头皮瓣转移法，具有优越性。

11. 颅顶骨外膜具有与颅顶骨疏松相连，而在骨缝处却与骨结合紧密不易分开的特点，故在骨膜下积血或积脓时，因受骨缝限制，常局限于一块骨的范围内。应与弥漫性的帽状腱膜下积脓或积血加以鉴别。

12. 颅顶骨外板较厚，具有一定的耐受力；内板则薄而脆弱。故当外伤时，往往颅顶骨外板完整，而内板却发生骨折。颅骨骨折后，骨折片可刺破脑膜、静脉窦、脑血管或脑实质，引起严重的后果。颅骨内外板间的板障，由骨松质构成，内有板障静脉穿行的骨道，有时在 X 线片显影，可被误认为是骨折线，应注意鉴别。板障静脉除与颅内静脉窦相通外，还通过导静脉与颅外的皮下静脉相通。脑肿瘤或脑积水等患者，因颅内压长期增高，板障静脉和导静脉可极度扩张而变粗，施行开颅术时应注意止血。

13. 在颅顶处理创伤或手术时，应尽可能保存颅顶骨与软组织间的联系。乃因颅顶骨之血供主要来自颅顶软组织。

14. 颅骨具有保护其深面脑实质、脑膜及脑血管的作用。在临床，颅骨外板移植亦具有重要的意义，与肋骨和髂骨移植相比，颅骨外板移植具有瘢痕隐蔽、疼痛较轻、术后骨吸收量少、保存植骨量大、易于成活及抗感染力强等诸多优越性。故自 20 世纪 80 年代颅面外科的创始人法国 Tessier 医生使用颅骨外板修复面部缺损以来，该移植术已在国际上得到了广泛的应用。

Pensler 和 McCarthy 认为：颅骨在顶结节处最厚（7.45～7.72 mm）。Markowitz 认为：颅顶及枕区为适宜的取骨区。吴继聪等研究认为：国人顶骨厚度平均为 5.059 mm，随年龄增长，顶骨厚度增加缓慢，板障层厚度随年龄增长而变薄甚至消失。伊彪等认为，年轻者颅骨薄且血运丰富，术中出血较多；老年者虽然颅骨较厚，但主要为骨密质，取骨术出血较少，但骨板劈开较困难。由于颅顶骨存在种族、年龄和个体差异，因此，术前应采用 CT 和（或）X 线体层片，借以了解取骨区颅骨的厚度，以便手术顺利进行。

二、颞区 Temporal region

（一）境界及层次、结构

颞区（temporal region）前界为额骨颞突及颧骨额突的后缘，后界为乳突基底和外耳门，上界为颞上线，下以颧弓上缘为界。颞区层次由浅至深为（图 13-4）：

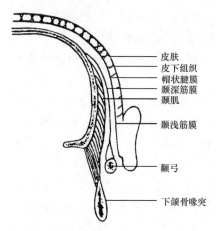

图 13-4　颞区层次（额切面示意图）

皮肤
皮下组织
帽状腱膜
颞深筋膜
颞肌
颞浅筋膜
颧弓
下颌骨喙突

1. 皮肤　前部较薄，且可移动；后部较厚。

2. 皮下组织　脂肪较少，有颞浅动、静脉及耳颞神经穿行。

3. 颞筋膜　分为颞浅筋膜和颞深筋膜。

（1）颞浅筋膜：与帽状腱膜相延续。

（2）颞深筋膜：致密坚韧，起于颞上线，向下分为浅、深两层，分别附着于颧弓的内、外面，其间为颞筋膜间间隙。颞深筋膜与颞肌之间为颞浅间隙。

4. 颞肌　坚厚。在颞肌与颞窝之间为颞深间隙（图 11-28）。

5. 颞区颅顶骨外膜　很薄，紧贴于颞鳞浅面。

6. 颞区颅骨　此区颅骨主要由颞鳞及蝶骨大翼、额骨和顶骨的一部分组成，其中以颞鳞最薄。

（二）临床意义

1. 根据颞浅动、静脉及耳颞神经在颞区皮下组织中的行程，在此进行开颅术时，所做皮瓣蒂应朝下，且需将颞浅动、静脉和神经包括在内，以保证皮瓣的存活及感觉。颞浅动脉在耳屏前约 1 cm 上行，位置表浅，是测脉和压迫止血的部位，也是临床上施行动脉插管、灌注化疗药物、治疗面颈部恶性肿瘤的常用途径之一。

2. 颞肌有部分纤维起于颞深筋膜深面，故颞深筋膜深层特别致密，并含有腱纤维。该层裂开后，其裂缘坚硬似骨，应注意鉴别。

3. 颞区手术如需切除颞鳞，由于浅面有坚厚的颞肌及致密坚韧的颞深筋膜，也足以保护其深面的脑组织。颞鳞处骨外膜与骨质紧密结合，故该处较少发生骨膜下血肿。

4. 颞深筋膜致密、颞肌坚厚。因此，颞间隙脓肿形成后，难以向外自行穿破，脓液过久积存于骨质表面，压迫骨密质坏死，感染由此可直接向颅内或通过邻脑膜的血管蔓延，导致脑膜炎、脑脓肿等并发症。

5. 颅顶骨内面有脑膜中动脉沟（图 13-5）。脑膜中动脉（前支）沟，在蝶骨大翼内面向上前走行，在顶骨、蝶骨大翼、额骨、颞鳞四骨结合处即翼点（体表投影相当于一手拇指垂直置于颧骨额突之后，另一手示、中二指横置颧弓上方所成的夹角，图 13-6），约有 1/2 的人在该处形成骨管而有脑膜中动脉前支通过。颞部外伤骨折可损伤脑膜中动脉，形成脑膜外血肿。若损伤脑膜中动脉前支，所产生的血肿可压迫邻近的中央前回，引起对侧面肌、上肢肌出现瘫痪。若血肿扩大，可引起对侧下肢瘫痪等症状。

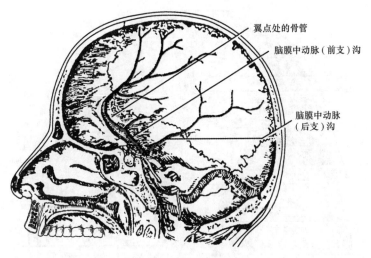

图 13-5　脑膜中动脉沟

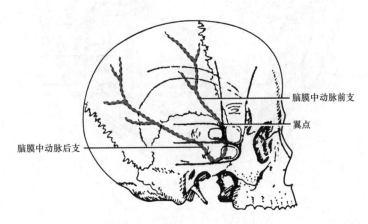

图 13-6　脑膜中动脉的体表投影

第二节　颅　底
Base of Skull

颅底（base of skull）由额骨、筛骨、蝶骨、颞骨及枕骨等连接而成。颅底分为内、外两面。其解剖形态见第二章，本节主要叙述颅底内、外面的应用解剖（图 13-7）。

一、颅底内面的应用解剖 Applied anatomy of internal surface of cranial base

1. 颅前窝以薄层骨板与鼻腔和眼眶分隔，面部外伤时可发生骨折，若伤及嗅丝，可出现嗅觉障碍；若脑膜同时撕裂，可出现脑脊液鼻漏。伤及眼眶，可引起眶周淤血。

2. 眶上裂骨折时，可发生眶上裂综合征，表现为损伤侧眼球完全固定、瞳孔散大、上睑下垂、额部皮肤感觉和角膜反射消失，此为伤及动眼神经、滑车神经、展神经及眼神经所致。

3. 脑膜中动脉经棘孔入颅腔，向外前走行，分为前、后两支，颞下颌关节手术时，应加注意。否则，若不慎损伤颞下颌关节窝及关节结节，伤及颅内的脑膜中动脉或其分支，可引起难以控制的出血。因脑膜中动脉前、后支间及与对侧脑膜前、中、后动脉间均有吻合，故结扎同

颅底内面观
（请扫描二维码
获取地址后使用
电脑加载并观察
立体模型）

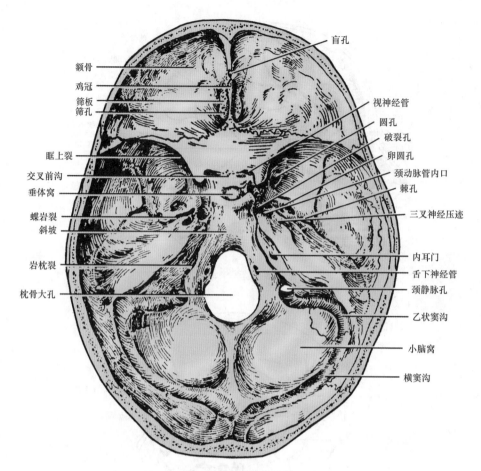

图13-7　颅底内面观

侧上颌动脉或颈外动脉均难以完全止血。根据 皮昕 等对颅骨脑膜中动脉沟的X线片和直接观察研究，脑膜中动脉前支经过关节结节的颅腔面者占93%；脑膜中动脉后支经颞下颌关节窝的颅腔面者占55.9%，颞下颌关节手术时，应注意这一特点。

　　4.颅中窝蝶鞍内有脑下垂体，蝶鞍两侧有海绵窦（图13-8），该窦内有颈内动脉和展神经通过，窦的外侧壁有动眼神经、滑车神经、眼神经和上颌神经穿行，颅颌面切除术应视为禁区。颅颌面切除术中，颅中窝切除的凿骨线，即循从前内向后外连接眶上裂、圆孔、卵圆孔和棘孔的弧形线进行，为免伤及海绵窦及窦内的颈内动脉、展神经和窦外侧壁的动眼神经、滑车

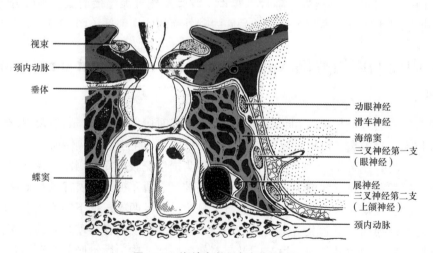

图13-8　海绵窦的局部解剖关系

神经、眼神经和上颌神经，切割线不应越过此弧形线。

5. 颌骨骨折如波及蝶骨体，伤及蛛网膜下腔、蝶窦及其黏膜，可使蛛网膜下腔与蝶窦相通，患者可出现鼻腔出血及脑脊液鼻漏；若颞骨岩部骨折伤及面、听神经，可出现面神经麻痹和失听；若颞骨岩部骨折波及内耳，可引起晕眩及平衡障碍；若骨折累及鼓室，血液及脑脊液可流入鼓室，并可经咽鼓管咽口流至鼻腔，出现脑脊液鼻漏；若骨折在累及鼓室的同时伴有鼓膜破裂，可出现脑脊液耳漏。

6. 颅底骨折如波及颅后窝的颈静脉孔，可发生颈静脉孔综合征，患者可出现喝水发呛、吞咽固体食物困难、声音嘶哑、胸锁乳突肌及斜方肌麻痹，此为伤及第Ⅸ～Ⅺ对脑神经所致。

二、颅底外面的应用解剖 Applied anatomy of external surface of cranial base

1. 位于两侧上颌中切牙间腭侧的切牙孔，为鼻腭神经阻滞麻醉的部位；位于上颌第三磨牙腭侧的腭大孔，是腭前神经阻滞麻醉的部位；位于翼内板下端、向外弯曲呈钩状的翼钩，有腭帆张肌腱呈直角绕过，在行腭裂修复术时，需将翼钩凿断，使在翼钩上滑行的腭帆张肌腱失去其紧张软腭前部的作用，以利软组织减张缝合。

2. 茎突为颞骨鼓部下方伸出的锥形突起，指向下前方，手术时易于扪及。由于茎突浅面有面神经主干及颈外动脉越过；茎突深面与颈内动、静脉和第Ⅸ～Ⅺ对脑神经邻近。故茎突为颅底重要的应用解剖标志，它具有标志其浅面及深面大血管、神经的作用。

3. 茎突位于乳突的前内方，正常长约2.5 cm，超过者称为茎突过长。为便于咽旁、颞下间隙手术的顺利进行，可利用茎突或鼓板下缘作为标志，来推测颅底各孔的方位和距离，从而有利于辨别有关的重要血管和神经。皮昕对74例颅底血管、神经孔形态结构的关系进行观测，结果如下：①茎突根部的内方有颈静脉孔，该孔的外缘距茎突根部的内缘约0.3 cm；②颈静脉孔之前内有颈动脉管外口，两者隔以薄层骨板，该板下缘厚约0.2 cm；③颈静脉孔和颈动脉管外口的外侧，有鼓板向前内延伸，其下缘较上述二血管孔之下缘约低0.5 cm；④在颈动脉管外口前外方有蝶骨角棘；⑤角棘之外侧有颞下颌关节窝；⑥角棘前方有棘孔；⑦棘孔之前内侧有卵圆孔，二者之边缘最短距离约0.35 cm。

4. 如上所述，茎突不仅具有标志其浅面及深面具有大血管、神经的作用，还与茎突舌骨韧带、舌骨小角和舌骨体共同组成茎突舌骨链。若茎突舌骨链骨化，当头旋转时，其浅面或深面的毗邻结构可受压迫，以致出现相应的症状；若颞部、耳部、枕部或眶下部疼痛，应辨别是否因茎突舌骨链骨化，压迫颈外动脉及其分支所致；若出现眼部疼痛、视物模糊、眩晕，甚至晕厥或颅底部疼痛，应分析是否因茎突舌骨链骨化，压迫颈内动脉引起（图13-9）；若正颌手术时，下颌骨后退困难，应分辨是否因茎突舌骨链骨化，使后退手术受阻。

综上所述，颅底在结构上具有下列应用解剖特点：

1. 颅底的颅前窝、颅中窝和颅后窝各部骨质厚薄不一，其中以颅前窝骨质最薄，颅后窝最厚。颅底骨折好发于骨质薄弱的部位。

2. 颅底有许多孔、裂和管，是血管和脑神经进出颅的通道，并含有腔窦，如鼻旁窦、鼓室等，系颅底结构上的薄弱处，不但外伤时易发生骨折，而且可能伴随脑神经和血管损伤。

3. 颅底骨与硬脑膜紧密结合，外伤后二者间不易形成硬膜外血肿；相反却因伴随颅底骨折，而使硬脑膜和蛛网膜撕裂，导致脑脊液漏。颅颌面切除术时，应注意颅底骨与硬脑膜结合紧密的特点。

4. 颅底外面邻近眼眶、颞下窝、翼腭窝和咽周间隙。上述部位的病变，如炎症、肿瘤，可经邻近的孔、裂和管侵入颅内。

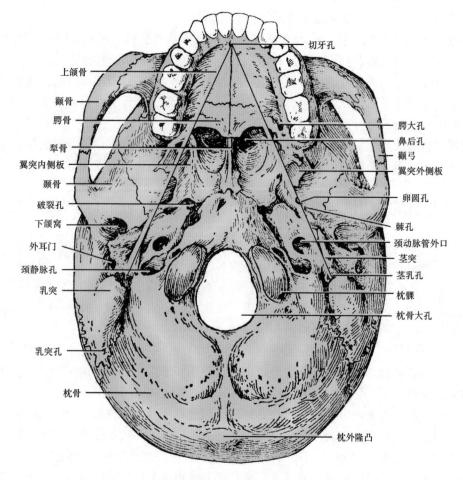

图 13-9　颅底外面观

（ 皮　昕　王晓霞 ）

复习思考题及病例分析
Review Questions and Case Analysis

一、复习思考题 Review questions

　　1.试述头皮层次的名称及其临床意义。
　　2.试述颅底内、外面解剖的临床意义。

二、病例分析 Case analysis

　　1.男性，23 岁，遭铁棍打伤面部，造成颧弓凹陷骨折，来院急诊。医生当即行颧弓复位术，在患侧颞部发际处切开皮肤、皮下及颞深筋膜，在颞深筋膜与颞肌之间插入骨膜分离器，将骨折片向前外方复位。用解剖学原理解释为何须将颞深筋膜切开。

　　2.某患者因车祸致右颧上颌骨塌陷移位、颧弓骨折、复视和张口受限。拟行头皮冠状切口复位固定法。请说明该切口的层次及需要注意保护的解剖结构。

　　3.男性，32 岁，建筑工人，半小时前不慎从 5 米高的建筑物上坠落，未有昏迷，左外耳道出血。到达医院后，患者清醒，左耳不断溢出淡红色液体，颜色逐渐变淡。X线颅底片：未见明显骨折。试述该患者左耳流血的原因。

4.患者男性，主因"车祸造成额部、鼻背外伤2小时"经急诊收入院治疗。检查发现患者侧卧体位，神志不清，鼻部塌陷，眉间骨凹陷、眶周瘀斑、前额眶上神经支配区麻木，有淡黄色清亮液体自鼻孔中流出。诊断考虑为颅脑损伤、脑脊液鼻漏、颅骨鼻骨骨折。请用所学解剖学知识分析上述现象。

第十三章　病例分析参考答案

（皮　昕　何三纲　许向亮　赵士杰）

第十四章 口腔面颈部断层解剖

Sectional Anatomy of Oral, Facial and Cervical Regions

第一节 概 述
Introduction

一、断层解剖学的概念 Concept of sectional anatomy

断层解剖学（sectional anatomy）是研究人体各器官、结构在断层层面上的形态、位置及相互关系的一门学科，属于形态学的范畴。断层解剖学是解剖学与医学影像学相结合而产生的边缘学科，因此，它的基础是系统解剖学、局部解剖学以及医学影像技术知识。断层解剖学与临床医学课密切相连，具有很强的实用性，已成为医学生所必备的基础知识。

二、断层解剖学的发展 Development of sectional anatomy

早在 16 世纪初，意大利画家 Leonardo da vinci 就曾绘制了男、女躯干的正中矢状断面图，成为最早的断层解剖学的记载，在以后相当长的年代里，解剖学家对断层解剖的研究只是停留在绘制人体断层图谱的水平。到了 20 世纪 70 年代前后，随着超声成像、X 线计算机断层成像、磁共振成像和发射型计算机断层成像等影像技术的相继出现，由于电子计算机广泛应用于医学影像成像技术，使断层解剖学的研究有了新的突破发展，断层解剖学已不是停留在尸体断层的水平，而成为影像断层解剖的基础，并与之密切结合，为临床诊治需要提供新的理论，形成了一门崭新的学科。

20 世纪 50 年代，超声诊断仪研制成功，开拓了影像断层解剖研究的先河。1969 年英国科学家 Hounsfield 发明了 X 线计算机断层成像（X-ray computed tomography，X-CT），通过人体横断层成像来研究机体各器官的形态结构，使 CT 解剖学（CT anatomy）开始了研究。1978 年，由于磁共振成像（magnetic resonance imaging，MRI）应用于临床，磁共振成像解剖学（MRI anatomy）对人体横、矢、冠、斜四种层面进行了深入研究，进一步充实了断层解剖学的内容。随着正电子发射计算机断层成像（positron emission computed tomography，PET）和单光子发射计算机断层成像（single photon emission computed tomography，SPECT）的出现，断层影像已能显示机体横、矢、冠三种断面内组织的功能和代谢状况。近年来，随着立体超声、CT 血管造影、磁共振血管造影、计算机图像三维重建和多媒体技术等新技术在临床的应用和发展，断层解剖学也研究到了三维和四维的水平。介入治疗技术由于与影像诊断密切相关，加之它的微创性优势，在临床诊治上发展迅速。与之同步发展的介入放射解剖学（interventional radiologic

200

anatomy）也使断层解剖学在理论和内容上得到了丰富和充实。

在数字化技术的推动下，断层解剖，特别是断层影像数据的连续采集与后处理效果不断提升。这些技术能够在任意角度的二维平面内呈现断面结构，也可将解剖结构进行三维重建，有助于对人体解剖结构及相互位置关系的理解，也提高了疾病诊断的准确性。

随着科学技术的发展，各学科在自身领域内的发展及学科间的渗透、分化和组合，断层解剖学也将在更广阔的空间内得到发展。

三、断层解剖学的常用术语 Common terms of sectional anatomy

依据解剖学的标准姿势和方位术语，断层解剖学对人体断层结构的描述，有一些常用的术语。

1. 断层和断面　断层是指沿人体某一方向所做的具有一定厚度的切片或扫描，尸体切片所需的结果称断层标本，扫描仪扫描所要的结果称断层图像。断面是指断层的表面，亦称剖面或切面。切片或扫描的厚度越薄，断层与断面则越接近，故实际应用中，常不作严格区别。

2. 横断面　亦称水平面，即与垂直轴垂直，将人体分为上、下两部分的切面。横断面标本一般观察其下表面，即由足向头观察切面。

3. 矢状面　即按前后方向将人体分为左、右两部分的断面，其中通过人体正中线将人体分为左、右对等的两部分的断面称正中矢状面或正中面。矢状面标本一般观察其左表面，但超声扫描观察其右表面。

4. 冠状面　又称额状面，即沿左右方向纵切人体为前、后两部分的断面。冠状面标本或断层图像一般观察其前表面。

5. 头部断层常用的基线

（1）Reid 基线（Reid's base line，RBL）：为眶下缘至外耳道中点的连线。冠状断层标本的制作基线与此线垂直（图 14-1）。

（2）眦耳线（canthomeatal line，CML）：又称眶耳线（orbitomeatal line，OML）为外眦与外耳道中点的连线。颅脑断层扫描多以此为基线，但实际应用时常依检查目的的不同使扫描平面与 CML 向上或向下成 0 ~ 20°角。CML 与 RBL 向头侧成角为 16.74°±2.52°。

（3）上眶耳线（supraorbitomeatal line，SML）：为眶上缘中点至外耳道中点的连线。颅底平面为经该线的平面，依此线扫描观察颅后窝结构显示较清晰且可减少颅骨伪影。SML 与

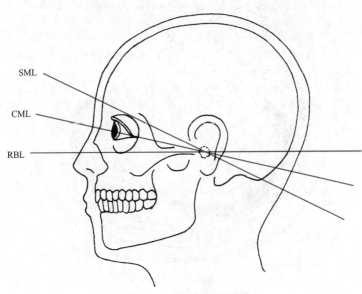

图 14-1　头部断层的基线

RBL 的夹角为 26.12°±4.56°。

（4）连合间线（intercommissural line）：为前连合（anterior commissure，AC）后缘中点至后连合（posterior commissure，PC）前缘中点的连线，又称 AC-PC 线。脑立体定向手术和 X- 刀、γ- 刀治疗多以此线为准。人脑立体定位断层解剖研究亦多以此线为准。

第二节　面颈部横断层
Transverse Sections of Facial and Cervical Regions

　　面及颈部横断层为头颈部连续断层的一部分。断层切线均以 Reid 基线为准。本节选择面部及颈部的几个典型断面，其中，在面部横断面上，重点描述有关颌面部的结构，对颅脑的结构则略去，只在断层图上做一简单标注，供学生学习时参考。需要明确的是，人体是统一的整体，每一个断层都是整体中的一部分，理解掌握断层结构要有鲜明的整体概念，这就必须具备坚实的系统解剖学和局部解剖学的知识。只有对器官的全貌及连属关系有清晰的认识，才能掌握某一断层各结构的形态。

一、经眼球中部的断层 Section through the middle part of eyeballs

　　此断层为 Reid 基线上方第 3 断层（图 14-2）。

　　断面自前向后分为 3 部分：前部为眶、鼻腔，中部为三角形的颞叶，后部为脑桥和小脑，中、后两部之间隔以颞骨岩部。断面前部中央的正中为鼻中隔，其两侧为筛骨迷路的筛窦，筛

经眼球中部的
CT 横断面

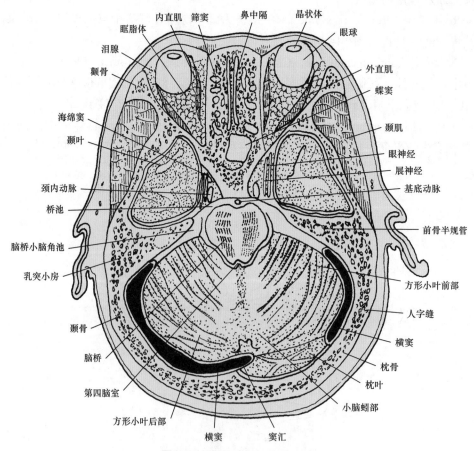

图 14-2　经眼球中部的横断层

窦后方为蝶窦。居两侧的眶腔呈喇叭形,其前方为眼球中部切面,眼球两侧为内、外直肌,眼球后方为眶脂体充满。眶的前外侧部可见泪腺。眶尖在稍高一点的层面可见视神经向后内方进入颅腔。眶的外侧壁由颧骨及蝶骨大翼构成。在眶外侧壁外后方为颞肌充满。

二、经下颌头的断层 Section through the head of mandible

此断层为 Reid 基线上方的第 1 断层(图 14-3)。

断面分为前后两部分,前部为面部各器官,后部为颅后窝。两部分界的骨性结构为蝶骨体和大翼、颞骨岩部和枕骨基底部。颅腔中主要被小脑半球及中间的蚓部所占据。面部的中份为鼻腔,由犁骨及鼻中隔软骨构成的鼻中隔居正中,鼻腔外侧壁可见中鼻甲伸入,中鼻甲两侧扩大部为中鼻道。鼻腔两侧有前后排列的骨性鼻泪管和上颌窦,再向外侧切经眶腔下部,眶内充满眶脂体。在颌面部,上颌骨后壁与蝶骨大翼的颞下面及翼突之间,为一小三角形的窄隙即翼腭窝,窝内有翼腭动脉、上颌神经和翼腭神经节。临床上常以病变是否累及翼腭窝作为手术指征和判断预后的依据。翼腭窝向外为颞下窝,窝内主要为颞肌及其后方的翼外肌。颞下窝断面的外壁为颧弓。颧弓后方为下颌头的断面,其后方可见耳郭及外耳道的断面。

三、经寰枕关节的断层 Section through the atlantooccipital joint

此断层为 Reid 基线下方第 2 断层(图 14-4)。

断面以寰椎的侧块与枕髁构成的寰枕关节为界,前部较大,为面部;后部稍小。断面后部正中在寰枕关节后方已至枕骨大孔下面,但仍可见小脑扁桃体及延髓,MRI 显示,小脑扁桃

经下颌头的
CT 横断面

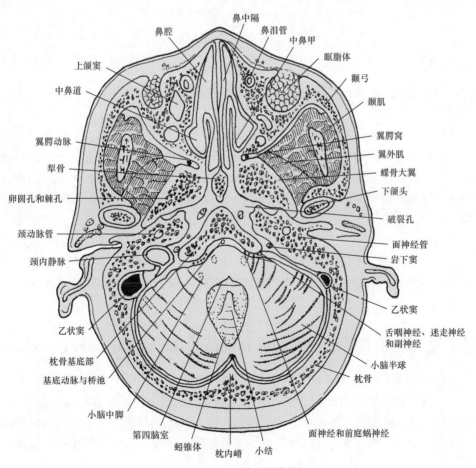

图 14-3　经下颌头的横断层

经寰枕关节的
CT 横断面

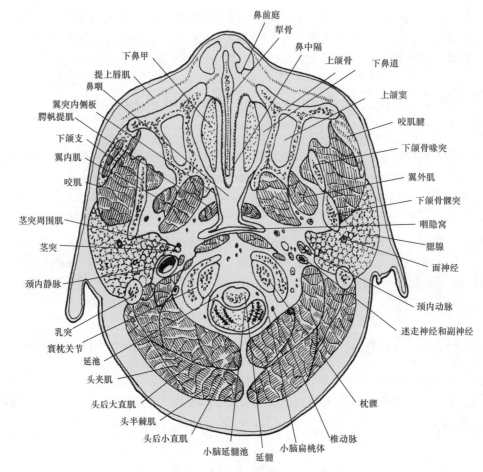

图 14-4　经寰枕关节的横断层

体伸至枕骨大孔平面以下 3 mm 属正常范围。自寰枕关节至乳突连线后方为夹肌、头半棘肌和枕下肌（头后大、小直肌）等占据。面部正中为鼻腔，鼻中隔两侧为下鼻甲，鼻腔外侧可见上颌窦腔。鼻腔后部为鼻咽，其后方与咽侧壁之间向外侧的深窝为咽隐窝，此窝为鼻咽癌的好发部位。咽隐窝的后外侧为咽外侧间隙，断面可见该间隙内侧界的腭帆张肌，外侧界的翼内肌和腮腺后部，间隙内有颈内动、静脉及迷走神经等。咽外侧间隙向内侧延伸为咽后间隙，该间隙位于咽后壁（颊咽筋膜）与椎前肌（椎前筋膜）之间。上颌骨后外侧面、颞肌、下颌支内面、茎突及咽侧壁之间为颞下间隙，内有上颌动、静脉，上颌神经及翼静脉丛。颞下间隙位于颌面部诸间隙的中央与周围有广泛交通，如向后内可与咽外侧间隙相通，向下在翼外肌下缘与翼颌间隙相通，因此颞下间隙的感染容易扩散至周围各筋膜间隙，引起继发性多间隙感染。在此断面下颌骨外侧为咬肌，咬肌后方为腮腺的断面，腺实质内可见穿行的面神经和下颌后静脉等。

四、经枢椎体上份的断层 Section through the upper part of axis body

此断层为 Reid 基线下方第 4 断层（图 14-5）。

断面后部为枢椎体周围的结构。椎体后方为颈髓，后外方为椎动、静脉，前方为椎前肌。覆盖椎前肌前方的椎前筋膜与枢椎体之间为椎前间隙，颈椎结核所致的寒性脓肿常积留于间隙的中份，形成咽后壁的慢性脓肿。脓肿若向下可蔓延至后纵隔。自腮腺至枢椎的连线后方主要为颈部肌占据。

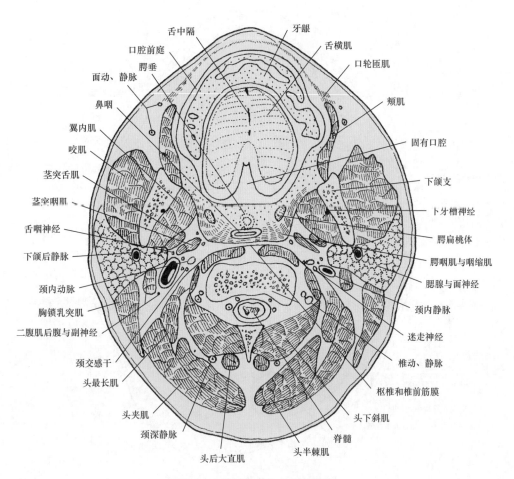

图 14-5　经枢椎体上份的横断层

断面前部主要为固有口腔。口腔前外侧界的上颌骨牙槽突呈马蹄铁形，包绕口腔中的舌体。口腔后方正中为鼻咽腔下部切面，腭扁桃体居腭垂两侧。咽后壁与椎前筋膜之间为咽后间隙。自咽后间隙向外通咽外侧间隙，茎突咽肌和茎突舌肌分此间隙为前、后两部：茎突前间隙较小，内有少数淋巴结和疏松结缔组织，其内侧邻腭扁桃体，扁桃体炎症可扩散至此；茎突后间隙较大，内有颈内血管、颈交感干及后四对脑神经（舌咽、迷走、副、舌下神经）。下颌支位于茎突前间隙外侧。下颌支前方和外侧可见颊肌和咬肌的断面。颊肌外侧的疏松结缔组织中有面动、静脉走行。

五、经第 4 颈椎体的断层 Section through the 4th cervical vertebral body

此断层为 Reid 基线下方的第 8 断层（图 14-6）。

断层分为面积基本相同的前、后两部。断层后部为第 4 颈椎体及其周围的肌。颈椎横突孔中有椎动、静脉，横突外侧为第 4 颈神经走出，椎孔中可见颈髓的横断面。

断层前部为颌面部诸结构。正中线偏后为喉咽。喉咽的前部正中为颏舌肌封闭口底，颏舌肌前方为呈弓形的下颌骨体断面，颏舌肌两侧为下颌舌骨肌，后外方为舌骨舌肌，三肌与下颌骨之间为舌下间隙，内有舌下腺。舌骨舌肌、下颌舌骨肌、二腹肌后腹与下颌骨体后缘之间为下颌下腺，该腺占据处为颌下间隙。喉咽后部为咽缩肌构成咽后壁，咽壁外侧可见水滴状舌骨大角切面。舌骨大角外侧为颈内、外动脉及颈内静脉，断面左侧切至颈总动脉分叉部。

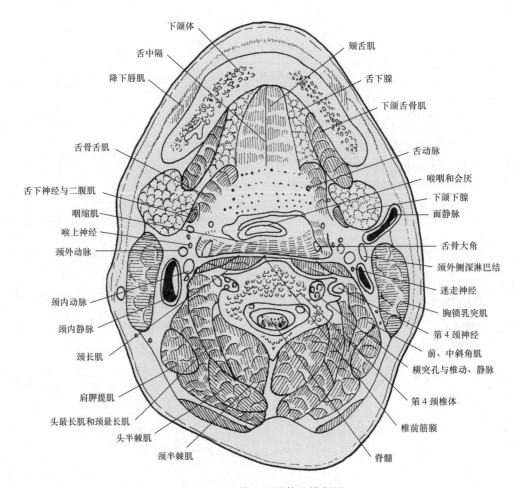

图 14-6　经第 4 颈椎体的横断层

六、经环状软骨的断层 Section through the cricoid cartilage

此断层为 Reid 基线下方的第 12 断层（图 14-7）。

断层切经第 6 颈椎椎体近下缘处和环状软骨水平。断面后部正中为第 6 颈椎椎体，椎体两侧可见椎动、静脉及其后方的颈神经；椎体后方与椎弓之间为脊髓横切面。棘突两侧为竖脊肌、夹肌等背深肌。斜方肌、肩胛提肌覆于背深肌浅方。横突两侧前方为中、后斜角肌的断面，肌间有第 5、6 颈神经下行加入臂丛。颈浅筋膜的外侧浅方，斜方肌前缘与胸锁乳突后缘之间为颈后三角，此处切经枕三角，三角内主要有副神经，此外可见颈外静脉的切面。

断层前部的正中为声门下腔的上部，断面较扁窄，向下渐宽。此处黏膜下组织疏松，炎症时易水肿，引起喉阻塞，导致呼吸困难。声门下腔前方为甲状软骨近下缘处，呈拱形；后方为环状软骨板，呈半环形，构成喉腔后壁。喉软骨周围为喉肌的断面。喉腔后方为喉咽腔下部，其向下与食管相续。喉两侧为甲状腺侧叶，甲状腺侧叶前方为舌骨下肌群，后外侧为包裹于颈动脉鞘内的颈总动脉、颈内静脉、迷走神经以及鞘后的颈交感干等。甲状腺肿大时可压迫其周围结构，造成呼吸、吞咽困难及声音嘶哑，甚至出现 Horner 综合征（压迫颈交感干）。

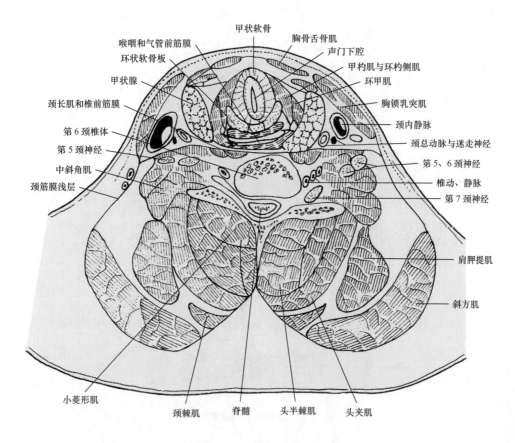

图 14-7　经环状软骨的横断层

第三节　面颈部冠状断层
Coronal Sections of Facial and Cervical Regions

　　头颈部冠状断层选择与眦耳线（canthomeatal line，CML）垂直的切面，自眶部向后切至枕部，观察方向为冠状断面的前面观。本节选择与颌面部关系密切的 3 个断层。

一、经眼球的断层 Section through the eyeball

　　断面可大致分为上、中、下 3 部。断面上部为颅腔中的脑，此处切经颅前窝，两大脑半球正中被大脑镰分隔。其上方有上矢状窦的切面，下方为筛骨的鸡冠。大脑半球切经额叶前部，自上至下为额上、中、下回，脑底面为眶回和直回。断面中部为眶、鼻腔。眶腔内容眼球，眼球上方为上直肌和上睑提肌，内上方为上斜肌，下方为下直肌，下外方为下斜肌，外方为外直肌。泪囊和泪腺分别位于眶腔内下角和外上角处。眶腔内诸结构之间充以眶脂体及走行于其间的血管、神经（血管、神经在 CT 图像上不易识别，只可依位置判定）。鼻腔正中为鼻中隔，外侧壁上有上、中、下鼻甲及上、中、下鼻道。鼻腔上部与眶之间为筛窦，鼻腔下部外侧为上颌窦，窦底壁为上颌骨牙槽突，邻上颌牙根。断面下部为口腔，其上壁借硬腭与鼻腔相隔。口腔内主要是舌，舌下方为舌下腺，舌下腺下方为封闭口底的下颌舌骨肌及二腹肌等。舌两侧上、下方为嵌于上、下颌骨牙槽突上的上、下牙。口腔外侧壁的软组织中有颊肌，肌浅面有面动、静脉走行于面部疏松结缔组织中（图 14-8）。

经眼球的CT
冠状断层

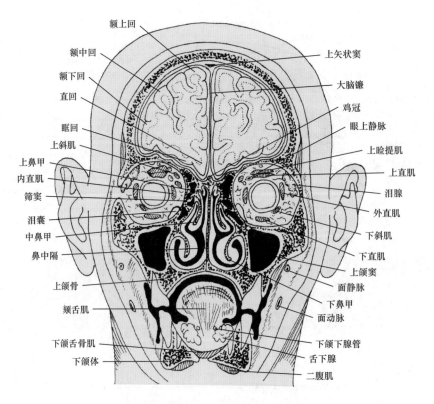

图 14-8　经眼球的冠状断层

二、经垂体的断层 Section through hypophysis

　　断面可分为上、下两部，上部为颅腔，下部为面部。颅腔正中上方为大脑镰，分隔左、右大脑半球，中部为透明隔分隔侧脑室前角，下方为第3脑室、垂体柄和垂体。中线的两侧，居上部的为外侧沟上方的额叶；外侧沟深方为岛叶皮质。在岛叶皮质与中线之间为基底核和内囊等结构。外侧沟下方为颞叶。垂体两侧为海绵窦，内含颈内动脉、展神经，窦壁上有动眼神经、滑车神经、眼神经和上颌神经。颅底下方为颌面部诸结构断面。正中线蝶骨体下方自上而下为鼻咽腔和口咽腔。鼻咽腔的顶为咽穹和咽隐窝，侧壁上有咽鼓管咽口及咽鼓管圆枕。口咽腔顶为腭垂，底为舌根。舌根下方有舌下腺及口底肌。鼻咽和口咽外侧为咽外侧间隙，间隙内侧界为腭帆张肌，外侧界为翼内肌和下颌支。颧弓和下颌支内侧为颞下窝，窝内有自卵圆孔出颅的下颌神经及翼内肌、翼外肌和颞肌等。下颌支外为咬肌（图 14-9）。

三、经胼胝体压部和第 4 脑室的断层 Section through the splenium of corpus callosum and 4th ventricle

　　颅腔内可分为上、下两部。上部正中大脑镰分隔左、右大脑半球，大脑镰下方为连结左、右半球的胼胝体压部。大脑半球上方为顶叶，下方为颞叶。半球髓质中为侧脑室三角部（内含脉络丛）。颅腔下部为小脑及延髓，大脑半球与小脑之间被"八"字形小脑幕分隔。两小脑半球之间的室腔为第4脑室，脑室下方为小脑蚓部，小脑扁桃体和延髓下部居枕骨大孔上方。小脑两侧为乙状窦，其外侧的颞骨内可见乳突小房的断面。颅腔下方为颈部。颈部正中为椎管，内含颈髓和颈神经根，枕骨大孔下方可见椎动脉经横突孔入颅。颈椎外侧自乳突下延为胸锁乳突肌，肌与脊柱之间可见肩胛提肌和颈长肌的断面及脂肪组织（图 14-10）。

经垂体的 CT
冠状断层

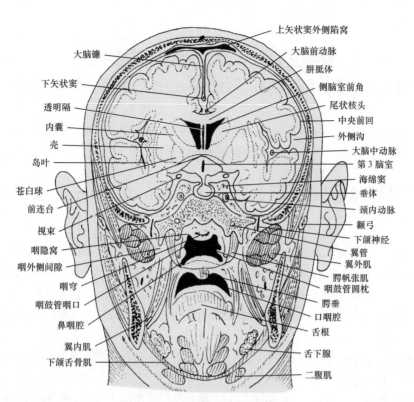

上矢状窦外侧陷窝
大脑前动脉
胼胝体
侧脑室前角
尾状核头
中央前回
外侧沟
大脑中动脉
第 3 脑室
海绵窦
垂体
颈内动脉
颧弓
下颌神经
翼管
翼外肌
腭帆张肌
咽鼓管圆枕
腭垂
口咽腔
舌根
舌下腺
二腹肌

大脑镰
下矢状窦
透明隔
内囊
壳
岛叶
苍白球
前连合
视束
咽隐窝
咽外侧间隙
咽穹
咽鼓管咽口
鼻咽腔
翼内肌
下颌舌骨肌

图 14-9　经垂体的冠状断层

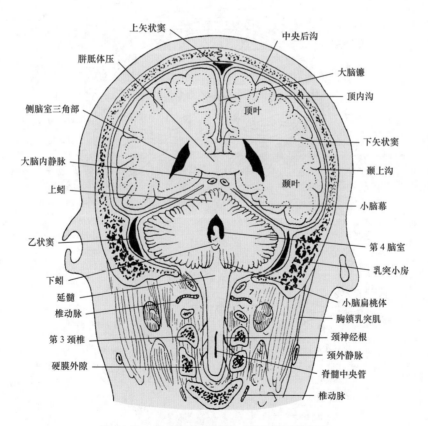

上矢状窦
中央后沟
胼胝体压
大脑镰
顶内沟
顶叶
下矢状窦
颞上沟
颞叶
小脑幕
第 4 脑室
乳突小房
小脑扁桃体
胸锁乳突肌
颈神经根
颈外静脉
脊髓中央管
椎动脉

侧脑室三角部
大脑内静脉
上蚓
乙状窦
下蚓
延髓
椎动脉
第 3 颈椎
硬膜外隙

图 14-10　经胼胝体后部第 4 脑室的冠状断层

第四节 面颈部矢状断层
Sagittal Sections of Facial and Cervical Regions

头颈部矢状断层以正中矢状断面为基准切面，向两侧每隔一定距离，平行于正中矢状面作矢状断层，两侧基本对称。本节选择两个矢状断层。

一、经尾状核内侧部的断层 Section through the internal part of caudate nucleus

断层自上而下可分为3部分，上部为颅脑，中部为颌面部，下部为颈部（图 14-11）。

颅脑部正中为胼胝体，包绕胼胝体的为端脑，自前向后依次为额叶、顶叶和枕叶。枕叶下方为小脑，二者之间借小脑幕相隔。胼胝体下方为侧脑室（前角、中央部和三角区）。侧脑室前角下方为尾状核头、内囊前肢和内囊膝。内囊下方为背侧丘脑。背侧丘脑下接脑干（中脑、脑桥和延髓）。

颌面部上方可见鼻旁窦的断面，居前上方为额窦，中部为筛窦，后方为蝶窦。鼻旁窦下方为鼻腔外侧壁，上有中鼻甲和下鼻甲。鼻腔下方为口腔，其上壁为腭，口底为颏舌骨肌、下颌舌骨肌及二腹肌前腹，前壁为上、下唇。口腔内为舌、舌下腺及上、下颌牙。鼻腔及口腔后部

CT 正中矢状
断层

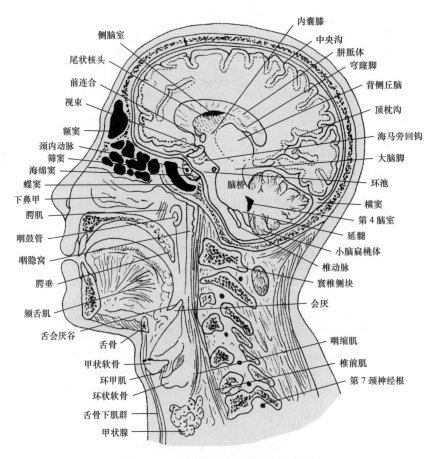

图 14-11 经尾状核内侧部的矢状断层

为咽腔断面，上方鼻咽腔侧壁可见咽鼓管咽口和咽隐窝，下续为口咽和喉咽。

颈部的前方自舌骨与会厌以下为喉，可见甲状软骨、环状软骨、环甲肌。喉下方为甲状腺侧叶切面。颈部后方为颈椎及项上部肌（头夹肌、头后小直肌、头后大直肌等）。

二、经豆状核外侧部（壳）的断层 Section through the lateral part of lentiform nucleus（putamen）

断层上部为颅脑。颅腔内主要为端脑和小脑，中心部为壳的切面，壳的上部自前向后切经额叶、顶叶和枕叶。壳的后方为内囊后肢、侧脑室的三角区和下角。枕叶下方为小脑半球（较上一层面缩小）。小脑前方的颞骨岩部内有颈内动脉的断面（图14-12）。

颌面部上方为眶腔，眶内有眼球、视神经和上、下直肌。眶上方为额窦的切面。眶下方为上颌窦，其后方为翼腭窝，窝内有神经、血管。上颌窦下方为鼻腔，鼻腔外侧壁仅见下鼻甲。鼻腔下方为口腔，口腔内主要为舌、舌下腺及上、下颌牙。口、鼻腔后部为咽。

颈部前方主要为喉和甲状腺侧叶。颈部后方为颈椎外侧部和项上部肌（夹肌、竖脊肌和斜方肌等）。

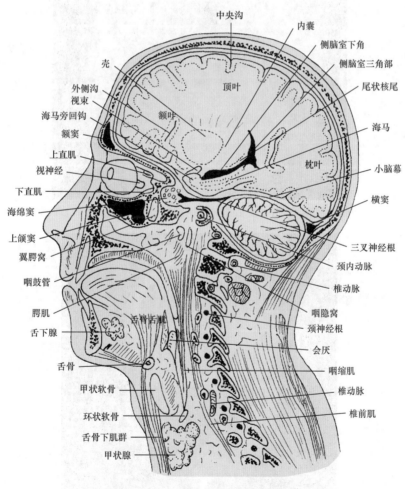

图 14-12　经豆状核外侧部的矢状断层

病例分析
Case analysis

1. 男性，30 岁，主因"左颧颞部受钝器伤 5 小时"入院，检查发现患者左颧颞部软组织肿胀，张口中度受限，拍 CT 检查，如图 14-13 所示，请根据所学断层解剖学知识辨认该 CT，并分析患者张口受限的原因。

2. 女性，46 岁，主因左侧腮腺咬肌区反复肿痛伴张口受限 2 年入院。检查：左侧面部肿胀，皮肤色、温正常，张口度 1.5 cm，开口时左侧颞下颌关节区疼痛明显。拍 CT 片，如图 14-14 所示，根据所学解剖知识描述病变累及的范围。

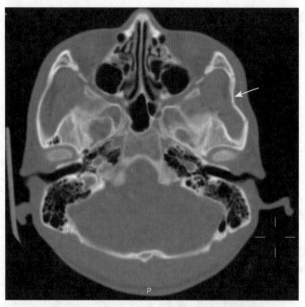

图 14-13　以 Reid 基线为准的经下颌头的 CT

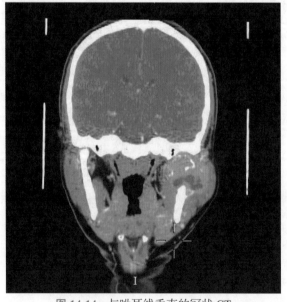

图 14-14　与眦耳线垂直的冠状 CT

第十四章　病例分析参考答案

（许向亮　赵士杰）

中英文专业词汇索引

Z

主要参考文献

［1］Agur AMR，Dalley AF，Grant JCB. Grant's Atlas of Anatomy. 13th ed. Philadelphia：Lippincott Williams & Wilkins，2013.

［2］Arx TV，Lozanoff S. Clinical Oral Anatomy. Berlin：Springer，2017.

［3］Berkovitz BKB，Holland GR，Moxham BJ. Oral Anatomy，Histology and Embryology E-Book：Elsevier，2017.

［4］Hiatt JL，Gartner LP. Textbook of Head and Neck Anatomy. Philadelphia：Lippincott William & Wilkins；2010.

［5］Janfaza P. Surgical anatomy of the head and neck. Cambridge：Harvard University Press，2011.

［6］Moore KL，Dalley AF，Agur AMR. Clinically Oriented Anatomy. Philadelphia：Lippincott Williams & Wilkins，2017.

［7］Stenhouse L. Crash Course Anatomy Updated Edition-E-Book. St. Louis：Mosby；2015.

［8］Susan S. Gray's anatomy. the anatomical basis of clinical practice. Amsterdam：Elsevier；2015.

［9］丁自海，韩卉，牛朝诗 . 临床解剖学：头颈部分册 . 2 版 . 北京：人民卫生出版社；2014.

［10］谷志远，傅开元，张震康 . 颞下颌关节紊乱病 . 北京：人民卫生出版社；2008.

［11］刘树伟 . 人体断层解剖学 . 北京：高等教育出版社；2006.

［12］皮昕 . 口腔解剖学彩色图谱 . 武汉：湖北科学技术出版社；2002.

［13］皮昕 . 口腔解剖生理学 . 6 版 . 北京：人民卫生出版社；2007.

［14］人体解剖学与组织胚胎学名词审定委员会 . 人体解剖学名词 . 2 版 . 北京：科学出版社；2014.

［15］王美青 . 口腔解剖生理学 . 7 版 . 北京：人民卫生出版社；2012.

［16］于恩华，刘扬，张卫光 . 人体解剖学 . 4 版 . 北京：北京大学医学出版社；2014.

［17］张震康，俞光岩 . 口腔颌面外科学 . 2 版 . 北京：北京大学医学出版社；2013.

［18］张志愿 . 口腔颌面外科学 . 7 版 . 北京：人民卫生出版社；2012.